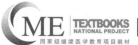

国家级继续医学教育项目教材

高血压进展 2018

主　编　孙宁玲

U0271215

中华医学电子音像出版社
CHINESE MEDICAL MULTIMEDIA PRESS
北　京

图书在版编目（CIP）数据

高血压进展. 2018/孙宁玲主编. —北京：中华医学电子音像出版社，2018. 7
ISBN 978-7-83005-035-1

Ⅰ. ①高…　Ⅱ. ①孙…　Ⅲ. ①高血压－诊疗　Ⅳ. ①R544. 1

中国版本图书馆 CIP 数据核字（2018）第 169303 号

网址：www.cma-cmc.com.cn（出版物查询、网上书店）

高血压进展 2018

GAOXUEYA JINZHAN 2018

主　　编：	孙宁玲
策划编辑：	冯晓冬　史仲静
责任编辑：	赵文羽
文字编辑：	王月红
校　　对：	龚利霞
责任印刷：	李振坤
出版发行：	中华医学电子音像出版社
通信地址：	北京市东城区东四西大街 42 号中华医学会 121 室
邮　　编：	100710
E - mail：	cma-cmc@cma. org. cn
购书热线：	010-85158550
经　　销：	新华书店
印　　刷：	廊坊市佳艺印务有限公司
开　　本：	889mm×1194mm　1/16
印　　张：	14. 75
字　　数：	428 千字
版　　次：	2018 年 7 月第 1 版　2018 年 7 月第 1 次印刷
定　　价：	70. 00 元

版权所有　　侵权必究

购买本社图书，凡有缺、倒、脱页者，本社负责调换

内容提要

　　本书由长期从事心血管高血压专业研究的著名专家编写,内容包括2017高血压指南、经典共识与科学声明解读、高血压与盐代谢、高血压典型或疑难病例等内容。本书突出先进性、时效性和实用性,反映了治疗高血压病的最新进展和最新成果,内容翔实,可供临床各专业医师阅读参考。

《高血压进展 2018》
编委会名单

主　　编　　孙宁玲　　陈源源

副 主 编　　祝之明　　王继光　　牟建军　　李玉明　　华　琦　　孙英贤

责任编委　　王鸿懿　　喜　杨

编　　委

孙宁玲　　北京大学人民医院

陈源源　　北京大学人民医院

祝之明　　重庆大坪医院

王继光　　上海交通大学医学院附属瑞金医院

牟建军　　西安交通大学第一附属医院

李玉明　　武警后勤学院附属医院

华　琦　　首都医科大学宣武医院

孙英贤　　中国医科大学附属第一医院

施仲伟　　上海交通大学医学院附属瑞金医院

李　燕　　上海交通大学医学院附属瑞金医院

喜　杨　　北京大学人民医院

吴海英　　中国医学科学院阜外心血管病医院

张新军　　四川大学华西医院

王鲁雁　　北京大学人民医院

姜一农　　大连医科大学附属第一医院

王鸿懿　　北京大学人民医院

杨　宁　　武警后勤学院附属医院

范　利　　解放军总医院

冯颖青　　广东省人民医院

马志毅　　北京大学人民医院

何明俊　　西安交通大学第一附属医院

宋　玮　　大连医科大学附属第一医院

赵　妍　　长春中医药大学附属医院

韦　倩　　长春中医药大学附属医院

姚舒蕾　　山西医科大学第二医院

张　婧　　首都医科大学附北京朝阳医院

刘小丽　　重庆大坪医院

张和轩　　重庆大坪医院

出 版 说 明

医药卫生事业发展是提高人民健康水平的必然要求，医药卫生人才队伍建设是推进医药卫生事业改革发展、维护人民健康的重要保障。继续医学教育作为医学终身教育体系的重要组成部分，是实施人才强卫战略和卫生人力资源开发的主要途径和重要手段。

《国家级继续医学教育项目教材》系列于2006年经全国继续医学教育委员会批准，由中华医学会组织编写，具有以下特点：一是权威性，由全国众多在本学科领域内有较深造诣和较大影响力的专家撰写；二是时效性，反映了经过实践验证的最新学术成果和研究进展；三是实用性、指导性和可操作性，能够直接应用于临床；四是全面性和系统性，以综述为主，代表了相关学科的学术共识。

纵观《国家级继续医学教育项目教材》系列，自2006年出版以来，每一分册都是众多知名专家智慧的结晶，其科学、实用的内容得到了广大医务工作者的欢迎和肯定，被全国继续医学教育委员会和中华医学会共同列为国家继续医学教育推荐教材，同时连续被国家新闻出版广电总局定为"十一五""十二五""十三五"国家重点出版物。

本套教材的编辑与出版得到了全国继续医学教育委员会、国家卫生和计划生育委员会科教司、中华医学会及其各专科分会与众多专家的支持和关爱，在此一并表示感谢！

限于编写时间紧迫、经验不足，本套教材会有很多不足之处，真诚希望广大读者谅解并提出宝贵意见，我们将在再版时加以改正。

《国家级继续医学教育项目教材》编委会

目　录

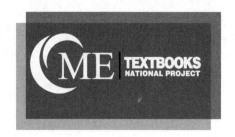

第一篇

2017高血压指南、经典共识和科学声明解读

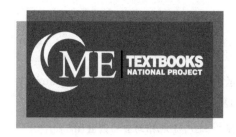

《2017 美国成人高血压预防、检测、评估和管理指南》介绍

第 1 章

喜 杨 孙宁玲
北京大学人民医院

　　《2017 美国成人高血压预防、检测、评估和管理指南》是对第 7 届美国预防、检测、评估及治疗高血压委员会(JNC 7)指南的更新,纳入了许多新的信息,包括基于诊室血压的相关心血管疾病(cardiovascular disease,CVD)危险因素、动态血压监测(ambulatory blood pressure monitoring,ABPM)、家庭血压监测(home blood pressure monitoring,HBPM)、远程医疗及其他领域的相关研究结果。与上一版指南比较,2017 版指南的变动较大。2017 版指南采用 2015 年 8 月更新的推荐等级(class of recommendation,COR)和证据水平(level of evidence,LOE)定义(表 1-1)。

表 1-1　2015 年高血压评估推荐等级和证据水平

推荐等级(强度)		证据水平(质量)	
Ⅰ级(强)	益处＞＞＞风险	A 级	
Ⅱa 级(中)	益处＞＞风险	B-R 级	随机
Ⅱb 级(弱)	益处≥风险	B-NR 级	非随机
Ⅲ级:无益(中)	益处＝风险	C-LD 级	有限数据
Ⅲ级:有害(强)	风险＞益处	C-EO 级	专家意见

　　注:推荐等级与证据水平是独立确定的(二者可任意匹配);具有 C 级证据水平的推荐并不代表该推荐是弱的;指南中提到的许多重要临床问题并不适于临床试验;尽管缺乏随机对照试验的数据,但可能具有非常清楚的临床共识,认为某一特定检查或治疗是有用的或有效的

一、血压的分级

　　根据测得的平均血压将血压水平分为 4 级(表 1-2)。

表 1-2　成人血压的分级

血压分级		收缩压		舒张压
正常		＜120 mmHg	和	＜80 mmHg
升高		120～129 mmHg	和	＜80 mmHg
高血压				
	1 级	130～139 mmHg	或	80～89 mmHg
	2 级	≥140 mmHg	或	≥90 mmHg

　　注:1mmHg＝0.133kPa

二、血压测量

诊室测血压、家庭自测血压、日间血压、夜间血压及 24h 动态血压中收缩压（systolic pressure，SBP）/舒张压（diastolic pressure，DBP）相对应的数值见表（表 1-3）。

表 1-3　诊室测血压、家庭自测血压、日间血压、夜间血压及 24h 动态血压中 SBP/DBP 相对应的数值（mmHg）

诊室测血压	家庭血压监测	日间 ABPM	夜间 ABPM	24h ABPM
120/80	120/80	120/80	100/65	115/75
130/80	130/80	130/80	110/65	120/75
140/90	135/85	135/85	120/70	130/80
160/100	145/90	145/90	140/85	145/90

注：SBP. 收缩压；DBP. 舒张压；ABPM. 动态血压监测；1mmHg＝0.133kPa

三、发病原因

高血压是一种复杂的多基因病，多种基因或基因组合影响血压。超重和肥胖、钠摄入、血钾、体育健身、乙醇（酒精）等均与高血压相关。

一般人群中，随着年龄增加，血压升高。早产与成年期的收缩压增加 4mmHg（1mmHg＝0.133kPa）和舒张压增加 3 mmHg 有关，且在女性中更显著。低出生体重也与后期较高的血压相关。

（一）高血压的继发原因

继发性高血压的筛查见图 1-1，表 1-4。

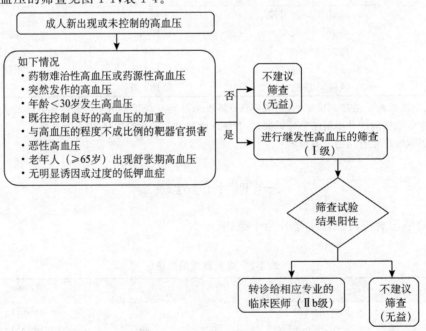

图 1-1　继发性高血压的筛查

靶器官损害：如脑血管疾病、高血压性视网膜病变、左心室肥厚、左心室功能异常、心力衰竭、冠状动脉粥样硬化性心脏病（冠心病）、慢性肾脏病（chronic kidney disease，CKD）、蛋白尿、外周动脉疾病（peripheral arterial disease，PAD）

表 1-4 继发性高血压的病因、临床表现及诊断性筛查试验

常见病因	患病率	临床表现	体格检查	筛查试验	额外的确证试验
肾实质病变	1%～2%	尿路感染;梗阻、血尿;尿频和夜尿;滥用镇痛药;多囊肾家族史;血肌酐水平升高;异常的尿液分析	腹部肿块(多囊肾)、皮肤苍白	肾脏超声	相关试验用于评估肾脏疾病的病因
肾血管性疾病	5%～34%	难治性高血压;突然发作或加重或难以控制的高血压;一过性肺水肿(动脉粥样硬化性);早发的高血压,尤其女性患者(纤维肌性增生)	腹部收缩-舒张期杂音;累及其他动脉的杂音(颈动脉粥样硬化或纤维肌性发育不良、股动脉)	肾脏彩色多普勒超声;磁共振血管成像(MRA);腹部CT	选择性双侧肾动脉造影
原发性醛固酮增多症	8%～20%	难治性高血压;高血压合并低钾血症(自发性或利尿药导致);高血压合并肌肉痉挛或无力;高血压合并偶发肾上腺肿瘤;高血压合并阻塞性睡眠呼吸暂停;高血压合并早发高血压或脑卒中家族史	心律失常(合并低钾血症),特别是心房颤动	血浆醛固酮/肾素比值高于标准化条件(低钾血症已纠正并已停用醛固酮拮抗药4～6周)	口服盐负荷试验(24h 尿醛固酮)或静脉盐水输注试验(输注 4h 的血浆醛固酮)、肾上腺 CT 扫描、肾上腺静脉取血
阻塞性睡眠呼吸暂停	25%～50%	难治性高血压;打鼾;睡眠中断;呼吸暂停;日间嗜睡	肥胖、Mallampati 分级 Ⅲ-Ⅳ;缺乏夜间血压正常的下降	柏林问卷、Epworth 嗜睡评分、夜间血氧饱和度	多导睡眠记录仪
药物或乙醇所致	2%～4%	含钠抗酸药;咖啡因;尼古丁(吸烟);乙醇;非甾体抗炎药;口服避孕药;环孢素或他克莫司;拟交感胺(去充血药、食欲抑制药);可卡因、安非他明及其他违禁药;神经精神药;促红细胞生成素;可乐定戒断;中草药制剂(麻黄、麻黄属植物)	细震颤、心动过速、出汗(可卡因、麻黄碱、单胺氧化酶抑制药)、急性腹痛(可卡因)	尿液药物筛选(违禁药物)	可疑制剂的戒断反应

罕见病因包括:嗜铬细胞瘤或副神经节瘤(0.1%～0.6%)、Cushing 综合征(<0.1%)、甲状腺功能减退症(<1%)、甲状腺功能亢进症(<1%)、主动脉缩窄(未确诊的或修复的,0.1%)、原发性甲状旁腺功能亢进症(罕见)、先天性肾上腺皮质增生症(罕见)、原发性醛固酮增多症以外的盐皮质激素过多综合征(罕见)、肢端肥大症(罕见)。

（二）原发性醛固酮增多症

关于原发性醛固酮增多症的推荐意见见表 1-5。

表 1-5　关于原发性醛固酮增多症的推荐意见

推荐等级	证据水平	推荐意见
Ⅰ	C-EO	成人高血压患者中，同时存在以下任一种情况时推荐进行原发性醛固酮增多症的筛查：难治性高血压、低钾血症（自发性或利尿药导致）、偶发肾上腺肿物、早发高血压或脑卒中家族史（年龄＜40 岁）
Ⅰ	C-LD	成人筛查原发性醛固酮增多症时，推荐使用血浆醛固酮/肾素比值
Ⅰ	C-EO	原发性醛固酮增多症筛查试验阳性的成人高血压患者，推荐转诊给高血压专家或内分泌学家进一步评估和治疗

（三）肾动脉狭窄

关于肾动脉狭窄的推荐意见见表 1-6。

表 1-6　关于肾动脉狭窄的推荐意见

推荐等级	证据水平	推荐意见
Ⅰ	A	推荐动脉粥样硬化性肾动脉狭窄的成年患者进行药物治疗
Ⅱb	C-EO	药物治疗无效的肾动脉狭窄成年患者（难治性高血压、肾功能恶化、难治性心力衰竭）及合并非动脉粥样硬化性疾病（包括肌纤维发育不良）患者，考虑再血管化［经皮肾动脉成形术和（或）支架置入］可能是合理的

（四）阻塞性睡眠呼吸暂停综合征

关于阻塞性睡眠呼吸暂停综合征（obstructive sleep apnea hyponea syndrome，OSAS）的推荐意见见表 1-7。

表 1-7　关于阻塞性睡眠呼吸暂停综合征的推荐意见

推荐等级	证据水平	推荐意见
Ⅱb	B-R	在合并阻塞性睡眠呼吸暂停的成年高血压患者中，连续气道正压通气（continuous positive airway pressure，CPAP）的降压有效性未被确认

四、非药物干预

非药物干预在降压方面是有效的，最重要的干预方式包括：减重、控制高血压膳食疗法（dietary approaches to stop hypertension，DASH）、限盐、增加钾摄入、增加体力活动、减少乙醇消耗。

五、患者评估

(一)实验室检查和其他诊断方法

新诊断的高血压患者均应进行实验室检查,以便获得 CVD 危险因素的特点、确定药物治疗的基线数据及筛查高血压的继发性原因。

(二)心血管靶器官损害

脉搏波传导速度、颈动脉内中膜厚度、冠状动脉钙化积分是血管靶器官损害和动脉粥样硬化的无创评估指标。

左心室肥厚是高血压的继发表现及未来心血管事件的独立预测因子,常通过心电图、超声心动图或磁共振成像进行检测。

六、药物治疗

启动降压治疗及通过风险评估,指导高血压的药物治疗的推荐意见见表 1-8。

表 1-8　启动降压治疗及通过风险评估指导高血压药物治疗的推荐意见

推荐等级	证据水平	推荐意见
I	SBP:A DBP:C-EO	合并 CVD 的患者进行 CVD 的二级预防,以及 10 年 ASCVD 风险≥10% 的成人进行一级预防;平均血压≥130/80 mmHg 时,推荐使用降压药物治疗
I	C-LD	无 CVD 病史且 10 年 ASCVD 风险<10% 的成人,平均血压≥140/90 mmHg 时,推荐使用降压药物进行一级预防

注:CVD. 心血管疾病;ASCVD. 动脉粥样硬化性心血管疾病,指首次冠心病死亡、非致死性心肌梗死,或致死性脑卒中或非致死性脑卒中

(一)一般原则

药物治疗一般原则的推荐意见见表 1-9。

表 1-9　药物治疗一般原则的推荐意见

推荐等级	证据水平	推荐意见
III:有害	A	ACEI、ARB 和(或)肾素抑制药的联合使用可能有害,不推荐用于治疗成人高血压

注:ACEI. 血管紧张素转化酶抑制药;ARB. 血管紧张素 II 受体拮抗药

(二)降压目标

高血压患者目标血压的推荐意见见表 1-10。

表 1-10　高血压患者目标血压的推荐意见

推荐等级	证据水平	推荐意见
I	SBP:B-R^{SR} DBP:C-EO	对于已确诊的高血压患者,同时合并已知 CVD 或 10 年 ASCVD 风险≥10%,推荐 目标血压<130/80mmHg
IIb	SBP:B-NR DBP:C-EO	对于已确诊的高血压患者,不同时合并增加的 CVD 风险,目标血压<130/80mmHg 可能是合理的

注:SBP.收缩压;DBP.舒张压;SR.系统评价;CVD.心血管疾病;ASCVD.动脉粥样硬化性心血管疾病

(三)起始药物选择

起始药物选择的推荐意见见表 1-11。

表 1-11　起始药物选择的推荐意见

推荐等级	证据水平	推荐意见
I	A^{SR}	对于降压药物的起始治疗,一线药物包括:噻嗪类利尿药、CCB、ACEI 或 ARB

注:SR.系统评价;CCB.钙通道阻滞药;ACEI.血管紧张素转化酶抑制药;ARB.血管紧张素 II 受体拮抗药

(四)起始单药治疗 vs 起始联合治疗的选择

起始单药治疗 vs 起始联合治疗的选择见表 1-12。

表 1-12　起始单药治疗 vs 起始联合治疗的推荐意见

推荐等级	证据水平	推荐意见
I	C-EO	2 级高血压或平均血压高于目标血压 20/10 mmHg 时,推荐起始使用 2 种不同种类的一 线降压药物进行联合治疗,可以自由联合,也可以使用固定复方制剂
IIa	C-EO	1 级高血压、目标血压<130/80 mmHg 且剂量滴定过程中或顺序加用其他药物使血压 达标时,起始单药治疗是合理的

七、高血压合并其他疾病

(一)稳定性缺血性心脏病

合并稳定性缺血性心脏病(stable ischemic heart disease,SIHD)的高血压患者治疗的推荐意见见表 1-13。

表 1-13 合并 SIHD 的高血压患者治疗的推荐意见

推荐等级	证据水平	推荐意见
Ⅰ	SBP:B-R DBP:C-EO	对于高血压合并 SIHD 的患者,推荐目标血压<130/80 mmHg
Ⅰ	SBP:B-R DBP:C-EO	合并 SIHD 的高血压患者(血压≥130/80 mmHg)因强适应证(如陈旧型心肌梗死、稳定型心绞痛)应使用相应的药物(如 GDMT β 受体阻滞药、ACEI 或 ARB)作为一线治疗,为进一步控制血压可加用其他药物[如二氢吡啶类 CCB、噻嗪类利尿药和(或)醛固酮受体拮抗药]
Ⅰ	B-NR	对于合并心绞痛、持续未控制的高血压的 SIHD 成年患者,除了 GDMT β 受体阻滞药外,推荐加用二氢吡啶类 CCB
Ⅱa	B-NR	对于已患心肌梗死或急性冠脉综合征的成年患者,持续使用 GDMT β 受体阻滞药超过 3 年作为高血压长期治疗药物是合理的
Ⅱb	C-EO	对于超过 3 年曾患心肌梗死且合并心绞痛的冠心病患者(无 HFrEF),可考虑使用 β 受体阻滞药和(或)CCBs 控制血压

注:SBP. 收缩压;DBP. 舒张压;SIHD. 稳定性缺血性心脏病;GDMT. 指南指导的药物治疗;ACEI. 血管紧张素转化酶抑制药;ARB. 血管紧张素Ⅱ受体拮抗药;CCB. 钙通道阻滞药;HFrEF. 射血分数减低的心力衰竭

(二)心力衰竭

成年高血压患者预防心力衰竭的推荐意见见表 1-14。

表 1-14 成年高血压患者预防心力衰竭的推荐意见

推荐等级	证据水平	推荐意见
Ⅰ	SBP:B-R DBP:C-EO	心力衰竭风险增加的成年高血压患者,最佳的血压应<130/80 mmHg

注:SBP. 收缩压;DBP. 舒张压

1. 射血分数减低的心力衰竭(HFrEF) 合并 HFrEF 的高血压患者治疗的推荐意见见表 1-15。

表 1-15 合并 HFrEF 的高血压患者治疗的推荐意见

推荐等级	证据水平	推荐意见
Ⅰ	C-EO	合并 HFrEF 的高血压患者应给予 GDMT,以使血压逐渐<130/80 mmHg
Ⅲ:无益	B-R	合并 HFrEF 患者的降压治疗不推荐使用非二氢吡啶类 CCB

注:HFrEF. 射血分数减低的心力衰竭;GDMT. 指南指导的药物治疗;CCB. 钙通道阻滞药

2. 射血分数保留的心力衰竭(HFpEF) 合并 HFpEF 的高血压患者治疗的推荐意见见表 1-16。

表 1-16　合并 HFpEF 的高血压患者治疗的推荐意见

推荐等级	证据水平	推荐意见
I	C-EO	具有容量负荷过重症状的 HFpEF 成年患者,应使用利尿药控制高血压
I	C-LD	降低容量负荷后仍为难治性高血压的 HFpEF 患者,应使用 ACEI 或 ARB 联合 β 受体阻滞药使血压逐渐降至<130 mmHg

注:HFpEF.射血分数保留的心力衰竭;ACEI.血管紧张素转化酶抑制药;ARB.血管紧张素 II 受体拮抗药

(三)慢性肾脏病

合并慢性肾脏病的高血压患者治疗的推荐意见见表 1-17;肾移植后高血压治疗的推荐意见见表 1-18。

表 1-17　合并慢性肾脏病高血压患者治疗的推荐意见

推荐等级	证据水平	推荐意见
I	SBP:B-R[SR] DBP:C-EO	合并 CKD 的高血压患者应使血压降至<130/80 mmHg
IIa	B-R	合并 CKD 的高血压患者[3 期或更高分期、或 1/2 期合并蛋白尿(≥300 mg/d 或≥300 mg/g 清蛋白/肌酐)],使用 ACEI 治疗以延缓肾脏病进展是合理的
IIb	C-EO	合并 CKD 的高血压患者[3 期或更高分期、或 1/2 期合并蛋白尿(≥300 mg/d 或≥300 mg/g 清蛋白/肌酐),如果不能耐受 ACEI,使用 ARB 治疗可能是合理的

注:SBP.收缩压;DBP.舒张压;SR.系统评价;CKD.慢性肾脏病;ACEI.血管紧张素转化酶抑制药;ARB.血管紧张素 II 受体拮抗药

表 1-18　肾移植后高血压治疗的推荐意见

推荐等级	证据水平	推荐意见
IIa	SBP:B-NR DBP:C-EO	肾移植后,将高血压患者的血压降至<130/80 mmHg 是合理的
IIa	B-R	肾移植后,基于改善的肾小球滤过率和肾脏存活,使用 CCB 治疗高血压是合理的

注:SBP.收缩压;DBP.舒张压;CCB.钙通道阻滞药

(四)脑血管病

1. 急性脑出血(intracerebral hemorrhage,ICH)　合并急性脑出血的高血压患者管理的推荐意见见表 1-19。

表 1-19　合并急性脑出血的高血压患者管理的推荐意见

推荐等级	证据水平	推荐意见
IIa	C-EO	SBP>220 mmHg 的脑出血患者,使用连续静脉输注药物和密切监测血压以降低 SBP 是合理的
III:有害	A	发病 6h 内的自发性脑出血患者,迅速将 SBP 降至<140 mmHg 或 150～220 mmHg,对于降低死亡或严重残疾是无益的,且可能有害

注:SBP.收缩压

2. 急性缺血性脑卒中　合并急性缺血性脑卒中的高血压患者管理的推荐意见见表 1-20。

表 1-20　合并急性缺血性脑卒中的高血压患者管理的推荐意见

推荐等级	证据水平	推荐意见
I	B-NR	适合接受静脉组织纤溶酶原激活物治疗的血压升高的急性缺血性脑卒中患者,溶栓治疗开始前应将血压缓慢降至＜185/110 mmHg
I	B-NR	急性缺血性脑卒中患者在使用静脉组织纤溶酶原激活物之前,血压应＜185/110 mmHg,启动药物治疗后至少在最初 24h 使血压维持在＜180/105 mmHg
Ⅱa	B-NR	除非禁忌,神经系统稳定且血压＞140/90 mmHg 的患者在住院期间启动或重新启动降压治疗是安全的,对于长期血压控制是合理的
Ⅱb	C-EO	未接受静脉阿替普酶或血管内治疗且不合并需要紧急降压治疗合并症的血压≥220/120 mmHg 的患者,在第 1 个 48～72h 启动或重新启动降压治疗的临床获益是不确定的。脑卒中发病后第 1 个 24h 期间将血压降低 15% 可能是合理的
Ⅲ:无益	A	未接受静脉阿替普酶或血管内治疗且不合并需要紧急降压治疗合并症的血压＜220/120 mmHg 的患者,在急性缺血性脑卒中后第 1 个 48～72h 启动或重新启动降压治疗对于预防死亡或依赖生存是无效的

3. 卒中二级预防　高血压患者卒中二级预防的治疗推荐意见见表 1-21。

表 1-21　高血压患者卒中二级预防的治疗推荐意见

推荐等级	证据水平	推荐意见
I	A	既往已接受降压治疗的患者发生脑卒中或 TIA,为降低再发脑卒中和其他血管事件的风险,应在事件后数天重新启动降压治疗
I	A	发生脑卒中或 TIA 的患者,使用噻嗪类利尿药、ACEI、ARB 或噻嗪类利尿药联合 ACEI 进行治疗是有用的
I	B-R	既往未接受降压治疗的患者发生脑卒中或 TIA,且血压≥140/90 mmHg,为降低再发脑卒中和其他血管事件的风险,应在事件后数天进行降压治疗
I	B-NR	发生脑卒中或 TIA 的患者,应根据患者的合并症和降压药物的种类,个体化地进行药物选择
Ⅱb	B-R	发生脑卒中或 TIA 的患者,目标血压＜130/80 mmHg 可能是合理的
Ⅱb	B-R	对于腔隙性脑卒中患者,SBP 的靶目标＜130 mmHg 可能是合理的
Ⅱb	C-LD	既往未接受降压治疗且 SBP＜140 mmHg、DBP＜90 mmHg 的患者发生缺血性脑卒中或 TIA 时,启动降压治疗的有效性尚未被证实

注:SBP. 收缩压;DBP. 舒张压;TIA. 短暂性脑缺血发作;ACEI. 血管紧张素转化酶抑制药;ARB. 血管紧张素 Ⅱ 受体拮抗药

(五)外周动脉疾病

合并外周动脉疾病高血压患者治疗的推荐意见见表 1-22。

表 1-22　合并外周动脉疾病高血压患者治疗的推荐意见

推荐等级	证据水平	推荐意见
I	B-NR	合并 PAD 的高血压患者应接受与不合并 PAD 的高血压患者相似的治疗

注:PAD. 外周动脉疾病

(六)糖尿病

合并糖尿病(diabetes mellitus,DM)高血压患者治疗的推荐意见见表 1-23。

表 1-23　合并糖尿病高血压患者治疗的推荐意见

推荐等级	证据水平	推荐意见
I	SBP:B-R[SR] DBP:C-EO	合并糖尿病的高血压患者,血压≥130/80 mmHg 时应启动降压治疗,目标血压<130/80 mmHg
I	A[SR]	合并糖尿病的高血压患者,全部一线降压药物(如利尿药、ACEI、ARB 和 CCB)均是有用和有效的
Ⅱb	B-NR	合并糖尿病的高血压患者,出现蛋白尿时可考虑使用 ACEI 或 ARB

注:SR. 系统评价;SBP. 收缩压;DBP. 舒张压;ACEI. 血管紧张素转化酶抑制药;ARB. 血管紧张素Ⅱ受体拮抗药;CCB. 钙通道阻滞药

(七)心房颤动

合并心房颤动(atrial fibrillation,AF)高血压患者治疗的推荐意见见表 1-24。

表 1-24　合并心房颤动高血压患者治疗的推荐意见

推荐等级	证据水平	推荐意见
Ⅱa	B-R	使用 ARB 治疗高血压有助于预防心房颤动再发

注:ARB. 血管紧张素Ⅱ受体拮抗药

(八)瓣膜性心脏病

合并瓣膜性心脏病高血压患者治疗的推荐意见见表 1-25。

表 1-25　合并瓣膜性心脏病高血压患者治疗的推荐意见

推荐等级	证据水平	推荐意见
I	B-NR	在无症状的主动脉瓣狭窄患者中,应采取药物治疗高血压,从小剂量开始,按需逐步增加剂量
Ⅱa	C-LD	在慢性主动脉瓣关闭不全的患者中,使用不减慢心率的降压药物治疗收缩期高血压是合理的

(九)主动脉疾病

合并主动脉疾病的高血压患者管理的推荐意见见表 1-26。

表 1-26 合并主动脉疾病的高血压患者管理的推荐意见

推荐等级	证据水平	推荐意见
I	C-EO	推荐 β 受体阻滞药作为合并胸主动脉疾病的高血压患者的首选降压药物

八、特殊的患者人群

(一)与性别相关的问题

年龄<50 岁女性的高血压发病率低于男性,年龄≥50 岁女性的高血压发病率则高于男性。妊娠期间的高血压治疗则有特殊推荐(表 1-27)。

表 1-27 妊娠期间高血压治疗的推荐意见

推荐等级	证据水平	推荐意见
I	C-LD	妊娠或计划妊娠的女性高血压患者,妊娠期间药物应改为甲基多巴、硝苯地平和(或)拉贝洛尔
Ⅲ:有害	C-LD	妊娠的女性高血压患者不应使用 ACEI、ARB 或直接肾素抑制药进行降压治疗

注:ACEI. 血管紧张素转化酶抑制药;ARB. 血管紧张素 Ⅱ 受体拮抗药

(二)老年人

老年高血压患者治疗的特殊推荐意见见表 1-28。

表 1-28 老年高血压患者治疗的推荐意见

推荐等级	证据水平	推荐意见
I	A	推荐平均 SBP≥130 mmHg 的社区居住成人(年龄≥65 岁)降压治疗的目标为 SBP<130 mmHg
Ⅱa	C-EO	对于存在多种合并症且预期寿命有限的老年高血压患者(年龄≥65 岁),关于降压程度和降压药物的选择,综合临床判断、患者的倾向、以团队为基础进行风险/获益的评估后做出决定是合理的

注:SBP. 收缩压

九、其他情况

(一)难治性高血压

难治性高血压的评估包括患者特征、假性难治性高血压(血压技术、白大衣性高血压、药物依从性)及筛查继发性高血压。

(二)高血压危象——高血压急症和高血压亚急症

关于高血压危象和高血压急症的推荐意见见表 1-29。

表 1-29　关于高血压危象和高血压急症的推荐

推荐等级	证据水平	推荐意见
Ⅰ	B-NR	高血压急症患者,为持续监测血压和靶器官损害及静脉用药,推荐收住 ICU
Ⅰ	C-EO	合并特殊情况的患者(如主动脉夹层、子痫前期或子痫、嗜铬细胞瘤危象),SBP 应在第 1 小时降至<140 mmHg,主动脉夹层时降至<120 mmHg
Ⅰ	C-EO	未合并特殊情况的患者,SBP 应在第 1 小时下降不超过 25%;如平稳则在随后的 2～6h 降至 160/100 mmHg;然后在随后的 24～48h 期间谨慎地降至正常水平

注:SBP. 收缩压;ICU. 重症监护室

(三)患者接受外科手术

接受外科手术患者的高血压治疗推荐意见见表 1-30。

表 1-30　接受外科手术患者的高血压治疗推荐意见

推荐等级	证据水平	推荐意见
术前		
Ⅰ	B-NR	拟行外科大手术的长期服用 β 受体阻滞药的高血压患者,β 受体阻滞药应继续服用
Ⅱa	C-EO	拟择期行外科大手术的高血压患者,继续高血压药物治疗直至外科手术的做法是合理的
Ⅱa	B-NR	拟行外科大手术的高血压患者,可考虑围术期停用 ACEI 或 ARB
Ⅱb	C-LD	拟择期行外科大手术的高血压患者,SBP≥180 mmHg 或 DBP≥110 mmHg,可考虑推迟手术
Ⅲ:有害	B-NR	拟行手术的患者,术前突然停用 β 受体阻滞药或可乐定可能是有害的
Ⅲ:有害	B-NR	之前未使用过 β 受体阻滞药的患者,手术当天不应开始使用 β 受体阻滞药
术中		
Ⅰ	C-EO	术中高血压应使用静脉药物进行治疗,直至能继续使用口服药物

注:ACEI. 血管紧张素转化酶抑制药;ARB. 血管紧张素 Ⅱ 受体拮抗药;SBP. 收缩压;DBP. 舒张压

十、血压阈值和药物治疗的血压目标

指南中推荐了一般和特殊合并症时高血压患者药物治疗的血压阈值和目标(表 1-31)。

表 1-31　高血压患者一般和特殊合并症时药物治疗的血压阈值和目标

临床情况	血压阈值(mmHg)	血压目标(mmHg)
一般情况		
临床 CVD 或 10 年 ASCVD 风险≥10%	≥130/80	<130/80
无临床 CVD 且 10 年 ASCVD 风险<10%	≥140/90	<130/80
老年(≥65 岁,社区居住成人)	≥130(SBP)	<130(SBP)

（续　表）

临床情况	血压阈值（mmHg）	血压目标（mmHg）
特殊合并症		
糖尿病	≥130/80	<130/80
CKD	≥130/80	<130/80
肾移植后的 CKD	≥130/80	<130/80
心力衰竭	≥130/80	<130/80
SIHD	≥130/80	<130/80
卒中二级预防	≥140/90	<130/80
卒中二级预防（腔隙性）	≥130/80	<130/80
PAD	≥130/80	<130/80

注：CVD. 心血管疾病；ASCVD. 动脉粥样硬化性心血管疾病；CKD. 慢性肾脏病；SIHD. 稳定性缺血性心脏病；PAD. 外周动脉疾病；SBP. 收缩压

参 考 文 献

[1] Whelton PK, Carey RM, Aronow WS, et al. 2017 ACC/AHA/AAPA/ABC/ACPM/AGS/APHA/ASH/ASPC/NMA/PCNA guideline for the prevention, detection, evaluation, and management of high blood pressure in adults: A report of the American College of Cardiology/American Heart Association Task Force on Clinical Practice Guidelines. Hypertension, 2017. [Epub ahead of print]

[2] ACCF/AHA Task Force on Practice Guidelines. Methodology manual and policies from the ACCF/AHA task force on practice guidelines. American College of Cardiology and American Heart Association, 2010[EB/OL]. http://assets.cardiosource. com/Methodology _ Manual _ for _ ACC _ AHA_Writing_Committees. pdf and http://professional. heart. org/idc/groups/ahamah-public/@ wcm/@ sop/documents/downloadable/ucm _ 319826. pdf. Accessed September 15, 2017.

[3] Halperin JL, Levine GN, Al-Khatib SM, et al. Further evolution of the ACC/AHA clinical practice guideline recommendation classification system: A report of the American College of Cardiology Foundation/American Heart Association Task Force on Clinical Practice Guidelines. Circulation, 2016, 133(14):1426-1428.

[4] Jacobs AK, Kushner FG, Ettinger SM, et al. AC-

CF/AHA clinical practice guideline methodology summit report: a report of the American College of Cardiology Foundation/American Heart Association Task Force on Practice Guidelines. Circulation, 2013, 127(2):268-310.

[5] Funder JW, Carey RM, Mantero F, et al. The management of primary aldosteronism: case detection, diagnosis, and treatment: an Endocrine Society clinical practice guideline. J Clin Endocrinol Metab, 2016, 101(5):1889-1916.

[6] Lenders JWM, Duh QY, Eisenhofer G, et al. Pheochromocytoma and paraganglioma: an endocrine society clinical practice guideline. J Clin Endocrinol Metab, 2014, 99(6):1915-1942.

[7] Katznelson L, Laws ER Jr, Melmed S, et al. Acromegaly: an endocrine society clinical practice guideline. J Clin Endocrinol Metab, 2014, 99(11):3933-3951.

[8] Cooper CJ, Murphy TP, Cutlip DE, et al. Stenting and medical therapy for atherosclerotic renal-artery stenosis. N Engl J Med, 2014, 370(1):13-22.

[9] Riaz IB, Husnain M, Riaz H, et al. Meta-analysis of revascularization versus medical therapy for atherosclerotic renal artery stenosis. Am J Cardiol, 2014, 114(7):1116-1123.

[10] Ettehad D, Emdin CA, Kiran A, et al. Blood pressure lowering for prevention of cardiovascular dis-

ease and death: a systematic review and meta-analysis. Lancet,2016,387(10022):957-967.

[11] Sundstrom J,Arima H,Woodward M,et al. Blood pressure-lowering treatment based on cardiovascular risk: a meta-analysis of individual patient data. Lancet,2014,384(9943):591-598.

[12] Sundstrom J,Arima H,Jackson R,et al. Effects of blood pressure reduction in mild hypertension: a systematic review and meta-analysis. Ann Intern Med,2015,162(3):184-191.

[13] Xie X,Atkins E,Lv J,et al. Effects of intensive blood pressure lowering on cardiovascular and renal outcomes: updated systematic review and meta-analysis. Lancet,2016,387(10017):435-443.

[14] SPRINT Research Group,Wright JT Jr,Williamson JD,et al. A randomized trial of intensive versus standard blood-pressure control. N Engl J Med,2015,373(22):2103-2116.

[15] Bundy JD,Li C,Stuchlik P,et al. Systolic blood pressure reduction and risk of cardiovascular disease and mortality: a systematic review and network meta-analysis. JAMA Cardiol,2017,2(7):775-781.

[16] Qureshi AI,Palesch YY,Barsan WG,et al. Intensive blood-pressure lowering in patients with acute cerebral hemorrhage. N Engl J Med,2016,375(11):1033-1043.

[17] Zhao D,Wang ZM,Wang LS. Prevention of atrial fibrillation with renin-angiotensin system inhibitors on essential hypertensive patients: a meta-analysis of randomized controlled trials. J Biomed Res,2015,29(6):475-485.

[18] Pucci M,Sarween N,Knox E,et al. Angiotensin-converting enzyme inhibitors and angiotensin receptor blockers in women of childbearing age: risks versus benefits. Expert Rev Clin Pharmacol,2015,8(2):221-231.

[19] Williamson JD,Supiano MA,Applegate WB,et al. Intensive vs standard blood pressure control and cardiovascular disease outcomes in adults aged ≥75 years: a randomized clinical trial. JAMA,2016,315(24):2673-2682.

[20] Andersson C,Merie C,Jorgensen M,et al. Association of β-blocker therapy with risks of adverse cardiovascular events and deaths in patients with ischemic heart disease undergoing noncardiac surgery: a Danish nationwide cohort study. JAMA Intern Med,2014,174(3):336-344.

[21] Roshanov PS,Rochwerg B,Patel A,et al. Withholding versus continuing angiotensin-converting enzyme inhibitors or angiotensin II receptor blockers before noncardiac surgery: an analysis of the vascular events in noncardiac surgery patients cohort evaluation prospective cohort. Anesthesiology,2017,126(1):16-27.

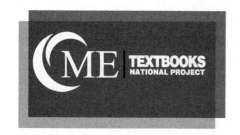

2017 加拿大高血压教育计划 高血压指南介绍

第 2 章

喜 杨 孙宁玲
北京大学人民医院

自 1999 年以来,加拿大高血压教育计划(Canadian Hypertension Education Program,CHEP)专家委员会每年制定以证据为基础的高血压诊断、评估、预防和治疗指南。高血压影响近 1/4 的加拿大成人,是心血管疾病、慢性肾脏病及死亡的主要危险因素。

2017 CHEP 高血压指南新增了 10 条建议,修订了 3 条既往建议,去除了 5 条既往建议。不再将年龄和衰弱状态作为启动降压治疗的依据。已发生大血管靶器官损害或合并存在独立心血管危险因素的患者,平均收缩压≥140 mmHg 时均应考虑启动降压治疗。对于舒张压增高的患者(合并或不合并收缩压增高),单片固定复方制剂(single pill combination,SPC)目前可作为一种起始治疗的选择。血管紧张素转化酶抑制药(angiotensin converting enzyme inhibitors,ACEI)或血管紧张素受体阻滞药(angiotensin receptor blockers,ARB)与钙通道阻滞药(calcium channel blocker,CCB)或利尿药所组成的联合治疗方案应作为首选。对于确诊为缺血性心脏病的患者,特别在合并左心室肥厚的情况下,应避免将舒张压降至≤60 mmHg。出血性脑卒中发病后的第 1 个 24h 内,不建议将收缩压降至<140 mmHg。该指南亦为肌纤维发育不良(fibromuscular dysplasia,FMD)所致的肾血管性高血压提出了筛查、初诊、评估和治疗的建议。

一、2017 CHEP 高血压指南:高血压的诊断和评估

(一)正确测量血压

1. 成年患者的每次随访中,均应由受过专业培训的医护人员进行准确的血压测量,以评价心血管疾病发生风险及评估降压治疗效果(D 级)。

2. 推荐采用标准化的检测技术和经过验证的血压测量设备[自动化诊室血压测量(automated office blood pressure,AOBP)、非 AOBP、家庭血压监测和动态血压监测](D 级)。使用经验证的电子(示波法)上臂血压计测量血压,准确度优于听诊法(C 级)。

3. 下述 4 种方法可用于评估血压。①AOBP:AOBP 应为诊室血压测量的首选方法。平均收缩压≥135 mmHg 或平均舒张压≥85 mmHg 提示血压增高(D 级)。②非 AOBP:平均收缩压≥140 mmHg 或平均舒张压≥90 mmHg 时提示血压增高;收缩压为 130～139 mmHg 和(或)舒张压为 85～89 mmHg,提示正常高值血压(C 级)。③动态血压监测:清醒状态下平均收缩压≥135 mmHg 或舒张压≥85 mmHg,或 24h 平均收缩压≥130 mmHg 或舒张压≥80 mmHg,可诊断为高血压(C 级)。④家庭血压监测:平均收缩压≥135 mmHg 或舒张压≥85 mmHg,可诊断为高血压(C 级)。

如果诊室血压测量结果增高,而家庭监测平均血压<135/85 mmHg,建议重复进行家庭血压监测以证实平均血压<135/85 mmHg,或进行 24h 动态血压监测以证实 24h 平均血压<130/80 mmHg 和清醒状态下平均血压<135/85 mmHg,此时可诊断为白大衣性高血压(D 级)。

(二)高血压诊断标准和随访建议

1. 首诊时有高血压急症或亚急症表现的患者应诊断为高血压,并需要立即进行治疗(D 级)。对于其他患者,则至少采集同次就诊中 2 次以上血压值进行判断。若采用 AOBP 进行测量,可直接显示血压结果;若采用非 AOBP 进行测量,则应舍去第 1 次读数,将后面的读数取均值作为最终血压结果。

2. 如果第 1 次访视测得的诊室血压为正常高值,则建议每年随访(C 级)。

3. 如果第 1 次访视的 AOBP 或非 AOBP 血压测量结果增高,应询问患者病史并进行体格检查;如果有临床提示,应在随后的 2 次随访中进行诊断性检查以寻找有无靶器官损害和相关的心血管危险因素。评估可诱发或加重高血压的外源性因素,并尽可能去除。1 个月内应计划进行第 2 次访视(D 级)。

4. 如果第 1 次访视的 AOBP 或非 AOBP 的平均收缩压≥180 mmHg 和(或)舒张压≥110 mmHg,则诊断为高血压(D 级)。

5. 如果第 1 次访视的 AOBP 的平均收缩压为 135~179 mmHg 和(或)舒张压为 85~109 mmHg,或非 AOBP 的平均收缩压为 140~179 mmHg 和(或)舒张压为 90~109 mmHg,则第 2 次访视前需进行诊室外血压测量(C 级):①动态血压监测是一种推荐的诊室外血压测量方法(D 级)。②如果由于患者不能耐受或个人原因或不易操作不能进行动态血压监测,也可将家庭血压监测作为推荐方法(D 级)。③如果诊室外血压均值未升高,则应诊断为白大衣性高血压,不应启动药物治疗(C 级)。

6. 如果第 1 次访视后,尽管推荐但患者并未进行诊室外血压测量,则可通过进行连续诊室血压测量的访视,并满足以下任意一项即可诊断为高血压:①在第 2 次访视中,合并大血管靶器官损伤、糖尿病或慢性肾脏病[肾小球滤过率<60 ml/(min·1.73m^2)]患者的非 AOBP 血压测量的平均收缩压≥140 mmHg 和(或)舒张压≥90 mmHg(D 级)。②在第 3 次访视中,非 AOBP 血压测量的平均收缩压≥160 mmHg 或舒张压≥100 mmHg。③在第 4 次或第 5 次访视中,非 AOBP 血压测量的平均收缩压≥140 mmHg 或舒张压≥90 mmHg。

7. 对于具有提示继发性高血压的临床和(或)实验室征象的患者,应启动有关继发性高血压的检测(D 级)。

8. 如果患者在最后一次诊断性访视中未诊断为高血压,也不具有大血管靶器官损伤的证据,则应每年进行血压评估(D 级)。

9. 对于积极调整其健康行为的高血压患者,应每 3~6 个月随访 1 次。对于血压较高的患者,需进行较短时间间隔(每 1~2 个月)的随访(D 级)。

10. 接受降压药物治疗的患者应根据血压水平每 1 个月或每 2 个月就诊 1 次,直至连续 2 次访视的血压水平均低于目标水平(D 级)。对于有症状、重度高血压、不耐受降压药物或合并靶器官损害者,需要缩短访视间隔(D 级)。当达到目标血压时,患者应每隔 3~6 个月就诊 1 次(D 级)。

(三)家庭血压监测

1. 家庭血压监测可用于诊断高血压(C 级)。

2. 高血压患者应考虑定期进行家庭血压监测,尤其是合并下述疾病或情况的患者:糖尿病(D 级);慢性肾脏病(C 级);依从性可能欠佳(D 级);白大衣效应(C 级);诊室血压正常,而家庭监测血压升高(隐匿性高血压)(C 级)。

3. 当家庭血压监测提示白大衣性高血压时,应通过重复的家庭血压监测或治疗前的动态血压监测进一步确定(D 级)。

4. 应建议患者购买或使用仅适合家庭血压监测的仪器设备(符合医疗器械协会的标准、英国高血压协会最新要求或经国际协议验证的自动血压测量设备)。应鼓励患者使用具有数据记录功能或数据传输功能的仪器,以增加家庭血压监测报告的可靠性(D 级)。

5. 家庭血压监测的收缩压≥135 mmHg 或舒张压≥85 mmHg 应考虑为血压升高,并与全因死亡风险的增加相关(C 级)。

6. 医护人员应确保对在家测量血压的患者进行足够的培训,必要时进行重复培训。患者应能准确测量血压,并对解读其血压记录提供充足的信息(D 级)。

7. 家庭血压监测用于评估白大衣性高血压或持续性高血压时,需连续 7d 进行早、晚血压的重复测量。第 1 天家庭血压值应不予考虑(D 级)。

(四)动态血压监测

1. 动态血压监测可用于诊断高血压(C 级)。已接受治疗的患者出现下述情况,怀疑存在诊室诱发的血压升高时,应考虑进行动态血压监测:①尽管接受了适当的长期降压治疗,但血压水平仍未达标(C 级)。②提示低血压症状(C 级)。③有血压波动的诊室血压记录(D 级)。

2. 必须使用已被独立验证的上臂动态血压监测设备(D 级)。

3. 患者 24h 动态血压监测的平均收缩压≥130 mmHg 和(或)舒张压≥80 mmHg,或清醒时平均收缩压≥135 mmHg 和(或)舒张压≥85 mmHg,应考虑调整治疗方案(D 级)。

4. 应根据动态血压监测结果并考虑夜间血压的变化程度,决定处方或停止药物治疗。因夜间血压下降<10% 与增加的心血管事件风险相关(C 级)。

(五)实验室常规检测项目选择

1. 所有高血压患者均应进行常规实验室检测项目:①尿常规(D 级)。②血生化(钾、钠、肌酐)(D 级)。③空腹血糖和(或)糖化血红蛋白(D 级)。④血清总胆固醇、低密度脂蛋白胆固醇、高密度脂蛋白胆固醇、非高密度脂蛋白胆固醇、三酰甘油(D 级)。⑤空腹或非空腹均可检测血脂(C 级)。⑥标准 12 导联心电图(C 级)。

2. 评估糖尿病患者的尿蛋白排泄率(D 级)。

3. 所有接受治疗的高血压患者均应根据最新的加拿大糖尿病指南检测新发糖尿病(B 级)。

4. 在高血压管理期间,电解质、肌酐、空腹血脂等均应定期重复检测,以反映临床情况(D 级)。

(六)心血管风险总体评估

1. 应评估总体心血管风险,多因素风险评估模型可用于更准确地预测个体的总体心血管风险(A 级)和更有效地进行降压治疗(D 级)。由于加拿大缺乏证明风险评估准确性的数据,因此,避免将风险的绝对值用于指导治疗方案的选择(C 级)。

2. 可考虑将总体心血管风险告知患者,以提高患者改变危险因素的有效性(B 级)。也可考虑使用描述相对风险的类似词语,如"心血管年龄""血管年龄"或"心脏年龄",告知患者所处的风险状态(B 级)。

(七)肾血管性高血压的评估

该指南建议将计算机断层扫描血管造影或磁共振血管造影作为最初的诊断方法。

1. 具有≥2个下述临床线索的患者,提示肾血管性高血压,应进一步检测(D级):①突然发作或恶化的高血压,年龄≥55岁或<30岁。②腹部出现杂音。③使用≥3种降压药物,高血压仍难以控制。④血肌酐水平升高≥30%与ACEI或ARB的使用相关。⑤其他动脉粥样硬化性血管疾病,尤其是对于吸烟或血脂异常患者。⑥与血压激增相关的复发性肺水肿。

2. 有条件时,推荐进行下述检查,有助于常规筛查肾血管疾病:卡托普利增强放射性核素肾脏扫描、超声、磁共振血管造影和计算机断层扫描血管造影(对于肾功能正常者)(B级)。卡托普利增强放射性核素肾脏扫描,不推荐用于慢性肾脏病患者[GFR<60 ml/(min·1.73m²)](D级)。

3. 具有至少1条下述临床线索的高血压患者应进行FMD相关肾动脉狭窄的检测(D级,新建议):①年龄<30岁,尤其是非肥胖女性。②使用≥3种降压药物,高血压仍难以控制。③相差显著的(>1.5 cm)、不能解释的不对称的肾脏大小。④不伴有明显动脉粥样硬化病变的腹部杂音。⑤存在其他血管区域的FMD。⑥FMD阳性家族史。

4. 在已确诊肾动脉FMD的患者中(D级,新建议):推荐进行头颈病变和颅内动脉瘤的相关筛查;在其他血管床分布区域出现相关症状,建议对其他血管床进行FMD的相关筛查。

5. 推荐磁共振血管造影和计算机断层扫描血管造影用于肾动脉FMD的筛查(均具有相似的敏感性和特异性)(D级,新建议)。

(八)内分泌性高血压的评估

1. 醛固酮增多症的筛查和诊断

(1)下述高血压患者应考虑进行醛固酮增多症的筛查(D级):①不能解释的自发性低钾血症(K⁺<3.5 mmol/L)或利尿药所致的显著的低钾血症(K⁺<3.0 mmol/L)。②使用≥3种降压药物,高血压仍难以控制。③偶发肾上腺腺瘤。

(2)醛固酮增多症的筛查应包括评估血浆醛固酮、血浆肾素活性或血浆肾素水平。

(3)疑似醛固酮增多症患者,通过至少1种检测方法确定异常的自发性醛固酮分泌过多,以便诊断原发性醛固酮增多症。一旦诊断成立,应进行定位诊断。

(4)有手术适应证、明确的肾上腺肿瘤的原发性醛固酮增多症患者,建议采集肾上腺静脉血以评估醛固酮分泌过多有无优势分泌。肾上腺静脉采血应在专门的部门、由经验丰富的工作团队完成操作(C级)。

2. 嗜铬细胞瘤和副神经节瘤的筛查和诊断(无修订)

(1)如果高度怀疑为嗜铬细胞瘤或副神经节瘤,患者应转诊至高血压专科中心,特别是生化筛查结果为阳性者(D级)。

(2)下述患者应考虑筛查嗜铬细胞瘤或副神经节瘤(D级):①阵发性、无法解释的、不稳定的和(或)严重的持续性高血压(血压≥180/110 mmHg),对常规降压治疗效果差的患者。②具有提示儿茶酚胺过量的多种症状(如头痛、心悸、出汗、无端惊恐、面色苍白)的高血压患者。③高血压因β受体阻滞药、单胺氧化酶抑制药、排尿、腹压改变、手术或麻醉引起。④偶然发现肾上腺肿瘤的患者。⑤具有遗传易感性的患者(如多发性内分泌腺瘤病2A或2B、von Reck Linghausen多发性神经纤维瘤1型或小脑脊髓血管瘤症)。⑥对于生化筛查结果为阳性的患者,嗜铬细胞瘤或副神经节瘤的定位应采用磁共振成像(优先)、计算机断层扫描(如磁共振成像不可用)和(或)¹³¹I-间碘苄胍显像(C级)。

(九)超声心动图的作用

1. 不推荐所有的高血压患者常规进行超声心动图评价(D级)。

2. 超声心动图对特定病例的左心室肥厚进行评估,有助于确定其未来心血管事件的发生风险

(C级)。

3. 对疑有左心室功能不全或冠心病的高血压患者,建议通过超声心动图评价左心室质量、左心室收缩和舒张功能(D级)。

4. 有心力衰竭证据的高血压患者应通过超声心动图或核素显像客观评价左室射血分数(D级)。

二、2017 CHEP 高血压指南:预防和治疗原则

(一)健康行为管理

1. 体育锻炼　非高血压人群(为了减少成为高血压的可能性)或高血压患者(为了降低血压),除日常生活的活动外,建议进行每周 4~7d 累计 30~60min 的中等强度运动(如步行、慢跑、骑车或游泳)(D级);较高强度的运动并非更有效(D级);非高血压人群或 1 级高血压患者,进行阻力或负重训练(如自由举重、固定举重或握力练习)不会对血压产生不利影响(D级)。

2. 减重　①测量所有成年人的身高、体重和腰围,并计算体重指数(body mass index,BMI)(D级)。②推荐保持健康的体重(BMI 为 18.5~24.9 kg/m²,男性腰围<102 cm,女性腰围<88 cm)用于非高血压的个人预防(C级)和高血压患者降低血压(B级)。建议所有超重的高血压患者均应减肥(B级)。③减肥应采取科学的方法,包括饮食教育、增加体力活动及行为干预(B级)。

3. 饮酒　为了预防高血压和降低高血压患者的血压,应限制每天饮酒≤2 杯,男性每周饮酒量不超过 14 个标准杯,女性每周饮酒量不超过 9 个标准杯(B级)。[注:1 标准杯相当于 13.6 g 或 17.2 ml 乙醇,或约 44 ml(1.5 oz)的 80 proof(40%)的烈性酒,或 355 ml(12 oz)的 5% 啤酒,或 148 ml(5 oz)的 12% 葡萄酒]。

4. 饮食　建议高血压患者和具有增加的发展为高血压风险的正常血压者,饮食以水果、蔬菜、低脂奶制品、富含食用纤维的全谷物、植物来源的蛋白质为主,以减少饱和脂肪和胆固醇摄入(B级)。

5. 钠的摄入　为了预防高血压、降低高血压患者的血压,考虑钠盐的摄入量减少至 2000 mg/d(5 g 盐或 87 mmol 钠)(A级)。

6. 钙和镁的摄入　不推荐补充钙、镁用于预防或治疗高血压(B级)。

7. 钾的摄入　在不具有高钾血症风险的患者中,增加饮食中的钾摄入量以降低血压(A级)。

8. 压力管理　在高血压患者中,压力可能导致血压升高,因此压力管理应被视为一种干预方法(D级)。当使用放松的方法时,个体化的认知行为干预可能对降压更有效(B级)。

(二)药物治疗适应证选择

对于无合并症的高血压患者,不再考虑年龄和衰弱状态对治疗的影响。

1. 无大血管靶器官损伤或其他心血管疾病危险因素的患者,平均收缩压≥160 mmHg 或平均舒张压≥100 mmHg 应给予降压治疗(A级)。

2. 存在大血管靶器官损伤或其他心血管疾病独立危险因素时,平均收缩压≥140 mmHg[140~160 mmHg 为 B 级;>160 mmHg 为 A 级(修订的建议)]、平均舒张压≥90 mmHg(A级)则应强烈建议给予降压治疗。

(三)治疗选择

1. 成年收缩-舒张期高血压和舒张期高血压的药物治疗适应证
(1)初始治疗应使用单药治疗或 SPC。①推荐的单药治疗的药物选择:噻嗪型/噻嗪样利尿药

（A级）[首选长效利尿药（B级，新建议）]、β受体阻滞药（＜60岁的患者，B级）、ACEI（非黑种人患者，B级）、ARB（B级）、长效CCB（B级）。②推荐的SPC包括：ACEI联合CCB（A级，新建议）、ARB联合CCB（B级，新建议）、ACEI或ARB联合利尿药（B级，新建议）。③使用噻嗪型/噻嗪样利尿药单药治疗的患者应避免出现低钾血症（C级）。

（2）如使用标准剂量的单药治疗后血压未达标，可加用其他降压药物（B级）。加用的药物应从一线药物中选择。可用的选择包括噻嗪型/噻嗪样利尿药或CCB联合：ACEI、ARB或β受体阻滞药（B级，噻嗪型/噻嗪样利尿药联合二氢吡啶类CCB；C级，二氢吡啶类CCB联合ACEI；D级，其他联合）。慎用非二氢吡啶类CCB联合β受体阻滞药（D级）。不推荐ACEI与ARB联合（A级）。

（3）若2种或多种一线药物联合治疗后血压仍未控制或发生不良反应，可加用其他降压药物（D级）。

（4）寻找治疗效果差的可能原因（D级）。

（5）α受体阻滞药不推荐作为无合并症的高血压患者的一线用药（A级）；β受体阻滞药不推荐作为年龄≥60岁、无合并症的高血压患者的一线用药（A级）；ACEI不推荐作为无合并症的黑种人高血压患者的一线用药（A级）。但是，这些药物可用于有特殊合并症的患者或联合治疗。

2. 单纯收缩期高血压患者的建议

（1）初始治疗应单用噻嗪型/噻嗪样利尿药（A级）、长效二氢吡啶类CCB（A级）或ARB（B级）。如发生不良反应，可使用本组的其他药物替代。低钾血症患者应避免单独使用噻嗪型/噻嗪样利尿药治疗（C级）。使用噻嗪型/噻嗪样利尿药单药治疗的患者应避免出现低钾血症（C级）。

（2）如使用标准剂量的单药治疗后血压未达标，可加用其他降压药物（B级）。加用的药物应从一线药物中选择（D级）。

（3）如使用2种或多种一线药物联合治疗后血压仍未控制或发生不良反应，可加用或替换为其他种类的药物（如α受体阻滞药、ACEI、中枢性降压药或非二氢吡啶类CCB）（D级）。

（4）寻找治疗效果差的可能原因（D级）。

（5）α受体阻滞药不推荐作为无合并症的单纯收缩期高血压的一线用药（A级）；β受体阻滞药不推荐作为年龄≥60岁单纯收缩期高血压患者的一线用药（A级）；但是，这两种药物均可用于有特殊合并症的患者或联合治疗。

（四）血管保护性治疗

1. 合并3个或3个以上心血管危险因素（A级，患者年龄＞40岁）或动脉粥样硬化性疾病（A级，不分年龄）的高血压患者，推荐使用他汀类药物治疗。

2. 年龄≥50岁的高血压患者，应考虑使用小剂量阿司匹林治疗（B级）。如果血压未控制则需谨慎（C级）。

3. 应定期了解所有患者的烟草使用情况，医护人员应明确建议患者戒烟（C级）。

4. 应为全部有戒烟目标的吸烟者提供联合药物治疗的建议（如伐尼克兰、安非他酮或尼古丁替代疗法）（C级）。

5. 对于年龄≥50岁且收缩压≥130 mmHg的高危患者，应考虑进行目标收缩压≤120 mmHg的强化治疗。通过自动化诊室血压测量的方法指导强化治疗。推荐选择合适的患者进行强化治疗，强化治疗在某些高危患者中需谨慎（B级）。

（五）治疗目标

已有证据提示，老年高血压患者与年轻患者同样可以从降压中获益。本指南中去除了既往指南中老年高血压患者的不同降压目标。治疗目标：收缩压＜140 mmHg（C级），舒张压＜90 mmHg（A级）。

三、各型合并症患者高血压的治疗

(一)合并缺血性心脏病

1. 合并冠心病的高血压患者的治疗建议

(1)对于大多数合并冠心病的高血压患者,推荐使用 ACEI 或 ARB(A 级)。

(2)对于合并冠心病但不合并收缩性心力衰竭的高血压患者,不推荐 ACEI 和 ARB 联用(B 级)。

(3)对于高危高血压患者,当需要联合用药时,应个体化选择降压药物。在特定的高血压患者中,ACEI 和二氢吡啶类 CCB 的联用优于 ACEI 和噻嗪型/噻嗪样利尿药的联用(A 级)。

(4)对于合并稳定型心绞痛但既往无心力衰竭、心肌梗死或冠状动脉旁路移植术史的患者,β受体阻滞药或 CCB 可以作为首选治疗药物(B 级)。

(5)不推荐使用短效硝苯地平(D 级)。

(6)将已确诊冠心病患者的收缩压降至目标水平时(尤其是单纯收缩期高血压),特别是合并左心室肥厚的患者,舒张压≤60 mmHg 时应谨慎,因为此时心肌缺血可能会加重(D 级,修订的建议)。

2. 近期发生过心肌梗死的高血压患者的治疗建议　①初始治疗药物应包括β受体阻滞药和 ACEI(A 级)。②如患者不能耐受 ACEI,可以使用 ARB(A 级,合并左心室收缩功能不全的患者)。③对于心肌梗死后患者,当β受体阻滞药禁用或无效时,可以使用 CCB。体检或胸部 X 线片提示肺淤血,进而证实存在心力衰竭时,不应使用非二氢吡啶类 CCB(D 级)。

(二)合并心力衰竭

1. 在收缩功能不全的患者中(射血分数<40%),推荐 ACEI(A 级)和β受体阻滞药(A 级)作为初始降压药物。近期因心血管疾病住院、急性心肌梗死、B 型钠尿肽或 N 端脑钠肽激素原水平升高,或纽约心脏病协会分级Ⅱ~Ⅳ级的患者,可加用醛固酮受体拮抗药(盐皮质激素受体拮抗药)(A级)。当 ACEI 或 ARB 基础上加用醛固酮拮抗药时,建议密切监测高钾血症。如有需要,建议使用其他利尿药作为辅助治疗(使用噻嗪型/噻嗪样利尿药控制血压,B 级;使用襻利尿药控制容量,D级)。除考虑控制血压外,除非出现明显的不良反应,否则应将 ACEI 或 ARB 的剂量滴定至试验中发现的有效剂量(B 级)。

2. 如患者不能耐受 ACEI,推荐使用 ARB(A 级)。

3. 如患者对 ACEI 或 ARB 禁忌或不耐受,推荐联用肼屈嗪和硝酸异山梨酯(B 级)。

4. 对于血压未得到控制的高血压患者,可在 ACEI 或其他降压药物基础上加用 ARB(A 级)。由于可能出现低血压、高血钾和肾功能恶化等潜在不良反应,所以联用 ACEI 和 ARB 时应密切监测上述指标(C 级)。其他的治疗药物可能也包括二氢吡啶类 CCBs(C 级)。

(三)合并脑卒中

1. 急性缺血性脑卒中的血压管理(自发病开始的 72h)

(1)对于不适合溶栓治疗的缺血性脑卒中患者,在确诊为急性缺血性脑卒中或短暂性脑缺血发作时,不应常规地进行高血压治疗(D 级)。对于血压极度升高(如收缩压>220 mmHg 或舒张压>120 mmHg),在降压治疗开始的 24h 内使血压下降约 15%(D 级),不超过 25%,随后逐渐减少(D级)。避免过度降压,因为这可能会加重现有的缺血状况或导致缺血发生,尤其是已确诊为颅内动脉闭塞、颅外颈动脉或椎动脉闭塞的患者(D 级)。应选择合适的药物和给药途径,以避免血压急剧下降（D级）。

（2）对于适合溶栓治疗的缺血性脑卒中患者，如果其血压很高（＞185/110 mmHg），在接受溶栓治疗的同时应进行降压治疗，以降低继发性脑出血的发生风险（B级）。

2. 急性缺血性脑卒中发生后的血压管理　①脑卒中急性期或短暂性脑缺血发作后，应强烈考虑开始降压治疗（A级）。②脑卒中急性期后，推荐将血压降至目标值＜140/90 mmHg（C级）。③首选 ACEI 和噻嗪型/噻嗪样利尿药联用（B级）。④对于脑卒中患者，不推荐 ACEI 和 ARB 联用（B级）。

3. 出血性脑卒中的血压管理（自发病开始的72h）　在脑出血患者的超急期（发病24h内），与目标值＜180 mmHg 相比无益（A级，新建议）且可能有害，因此应避免将收缩压降至＜140 mmHg。

（四）合并左心室肥厚

1. 合并左心室肥厚的高血压患者应进行降压治疗，以减少后期心血管事件的发生（C级）。

2. 初始降压治疗的选择可能受左心室肥厚的影响（D级）。初始治疗可使用的药物包括 ACEI、ARB、长效 CCB 或噻嗪型/噻嗪样利尿药。不应使用直接动脉血管扩张药，如米诺地尔或肼屈嗪。

（五）合并非糖尿病性慢性肾脏病

1. 对于合并非糖尿病性慢性肾脏病的高血压患者目标血压＜140/90 mmHg（B级）。

2. 对于合并蛋白尿性慢性肾脏病（尿蛋白＞500 mg/24h 或清蛋白/肌酐＞30mg/L）的高血压患者，初始治疗应使用 ACEI（A级）；如对 ACEI 不耐受，则使用 ARB（B级）。

3. 推荐噻嗪型/噻嗪样利尿药作为一种辅助的降压治疗药物（D级）。对于合并慢性肾脏病或容量负荷过重的患者，襻利尿药是一种可选的药物（D级）。

4. 在多数情况下，为使血压达标可能需要与其他降压药物进行联合治疗（D级）。

5. 不推荐 ACEI 和 ARB 联合用于治疗非蛋白尿性慢性肾脏病的高血压患者（B级）。

（六）合并肾血管性疾病

1. 由于肾动脉血管成形术和支架置入术不优于仅进行最佳的药物治疗，动脉粥样硬化性肾动脉狭窄导致的高血压应首选药物治疗（B级）。

2. 对于合并使用最大可耐受剂量的药物仍未能控制高血压、进行性肾功能丢失和急性肺水肿的严重动脉粥样硬化性肾动脉狭窄患者，可考虑肾动脉血管成形术和支架置入术（D级）。

3. 应建议已确诊为肾动脉 FMD 的患者就诊于高血压专科医师（D级，新建议）。

4. 对于 FMD 相关的肾动脉狭窄导致高血压的患者，应考虑血供重建（D级，新建议）。

5. 推荐对 FMD 相关的肾动脉狭窄患者进行不包括支架置入术的肾动脉血管成形术。由于有发生围术期夹层的风险，除非有必要，否则不推荐支架置入术。对于不易通过血管成形术治疗的复杂病变、与复杂动脉瘤相关的狭窄、经过2次失败的血管成形术后出现再狭窄的患者，应考虑外科血管重建术（D级，新建议）。

（七）合并糖尿病

1. 应将合并糖尿病的高血压患者的血压维持于收缩压＜130 mmHg（C级）和舒张压＜80 mmHg（A级）。如果收缩压高于目标血压 20 mmHg 或舒张压高于目标血压 10 mmHg，也可以考虑联用2种一线药物作为初始治疗（B级）。然而，对于血压大幅度下降或不耐受者应给予关注（如老年患者和合并自主神经病变者）。

2. 对于合并心血管疾病、肾脏病(包括微量清蛋白尿)，或合并糖尿病和高血压以外的其他心血管疾病危险因素的患者，推荐 ACEI 或 ARB 作为初始治疗(A 级)。

3. 对于上述建议中未包含的其他合并糖尿病和高血压的患者，合适的选择药物包括(按英文字母表顺序)：ACEI(A 级)、ARB(B 级)、二氢吡啶类 CCB(A 级)和噻嗪型/噻嗪样利尿药(A 级)。

4. 如果通过标准剂量的单药治疗未能达到目标血压，应使用其他降压药物。对于正在考虑与 ACEI 联用的患者，二氢吡啶类 CCB 优于噻嗪型/噻嗪样利尿药(A 级)。

(八)其他

1. 患者的依从性　可以通过多种方式提高患者的服药依从性。

2. 内分泌导致的继发性高血压　醛固酮增多症和嗜铬细胞瘤的治疗(略)。

3. 难治性高血压　目前已决定成立专门的分会，进行大量的文献综述，将来制定相关的指南。

总而言之，2017 CHEP 高血压指南中更新的内容包括：①不管年龄和衰弱状态，收缩压增高即应考虑治疗。②SPCs 也可作为一种起始治疗的选择。③推荐使用长效利尿药。④合并缺血性心脏病和左心室肥厚的患者避免舒张压≤60 mmHg。⑤出血性脑卒中后即刻，不建议收缩压<140 mm-Hg。⑥提供了 FMD 的治疗建议。该指南分别从诊断、评估、预防和治疗等方面给予相应的建议，对我国高血压的防治工作和指南的修订工作可能具有一定的参考价值，但其中部分建议和相关内容是否适合于中国高血压患者尚需进一步探讨。

参 考 文 献

[1] Padwal RS, Bienek A, McAlister FA, et al. Epidemiology of Hypertension in Canada：An Update. Can J Cardiol, 2016, 32(5)：687-694.

[2] Yusuf S, Hawkins S, Ounpuu S, et al. Effect of potentially modifiable risk factors associated with myocardial infarction in 52 countries (the INTERHEART study)：case-control study. Lancet, 2004, 364(9438)：937-952.

[3] Warwick J, Falaschetti E, Rockwood K, et al. No evidence that frailty modifies the positive impact of antihypertensive treatment in very elderly people：an investigation of the impact of frailty upon treatment effect in the hypertension in the very elderly trial (HYVET) study, a double-blind, placebo-controlled study of antihypertensives in people with hypertension aged 80 and over. BMC Med, 2015, 13：78.

[4] Williamson JD, Supiano MA, ApplegateWB, et al. Intensive vs standard blood pressure control and cardiovascular disease outcomes in adults aged≥75 years：A randomized clinical Trial. JAMA, 2016, 315(24)：2673-2682.

[5] Wright JT Jr, Williamson JD, Whelton PK, et al. A randomized trial ofintensive versus standard blood-pressure control. N Engl J Med, 2015, 373 (22)：2103-2116.

[6] Olde Engberink RH, Frenkel WJ, van den Bogaard B, et al. Effects of thiazide-type and thiazide-like diuretics on cardiovascular events and mortality：systematic review and meta-analysis. Hypertension, 2015, 65(5)：1033-1040.

[7] Roush GC, Ernst ME, Kostis JB, et al. Head-to-head comparisons of hydrochlorothiazide with indapamide and chlorthalidone：antihypertensive and metabolic effects. Hypertension, 2015, 65 (5)：1041-1046.

[8] Pareek AK, Messerli FH, Chandurkar NB, et al. Efficacy of low-dose chlorthalidone and hydrochlorothiazide as assessed by 24-h ambulatory blood pressure monitoring. J Am Coll Cardiol, 2016, 67 (4)：379-389.

[9] Xie X, Atkins E, Lv J, et al. Effects of intensive bloodpressure lowering on cardiovascular and renal outcomes：updated systematic review and meta-analysis. Lancet, 2016, 387(10017)：435-443.

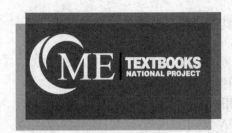

2017 年高血压合理用药指南——国产创新药物的摘要及解读

第 3 章

孙宁玲
北京大学人民医院

我国自 20 世纪 60 年代以来高血压的防治及药物治疗经历了一个过程。20 世纪 60 年代末靠"一片药一口水让高血压低头"的理念采用简单传统的高血压药物开创了治疗高血压的先河,20 世纪 70 年代 CCB 和 β 受体阻滞药进入中国市场,开始了多种药物对高血压治疗的选择。20 世纪 80 年代 ACEI 通过外企进入中国,开创了肾素-血管紧张素系统(RASI)降压及器官保护的治疗理念。20 世纪 90 年代初 ARB 进入中国降压领域的市场又强化了血压管理器官保护的概念,在外资企业新药不断进入中国市场的同时,各种国内仿制药也不断地产出,然而原研创新还是有限,但随着中国创新团队的出现也有了可喜的进展。本节介绍的是《高血压合理用药指南(第 2 版)》中的国产创新药物的部分内容。

一、20 世纪 70 年代的原研创新药物:复方利血平氨苯蝶啶片

复方利血平氨苯蝶啶片是我国自主研发的第一代国产固定复方制剂。自 20 世纪 70 年代开始应用于临床降压治疗,在降压有效性和安全性方面积累了较为广泛的临床经验。我国高血压患者人数众多,大量高血压人群分布于社会经济发展相对滞后的地区和农村,降压治疗的长期性应顾及药物经济学。复方利血平氨苯蝶啶片以其有效、安全、价廉及依从性好的优势,至今仍是我国基层最常用的降压药物种类之一。

(一)药理学

复方利血平氨苯蝶啶的主要降压成分及主要的药理学参数见表 3-1。

表 3-1 复方利血平氨苯蝶啶各组分药理学特点

药物成分	英文名称	每片含量	达峰时间(h)	半衰期(h)
氢氯噻嗪	hydrochlorothiazide	12.5 mg	4	15
氨苯蝶啶	triamterene	12.5 mg	6	1.5~2
硫酸双肼屈嗪	dihydralazine sulfate	12.5 mg	1~2	2~3
利血平	reserpine	0.1 mg	2~4	45~128

（二）创新点

复方利血平氨苯蝶啶片根据高血压联合治疗的基本原则结合当时可用降压药物种类和国情特点,采用优选法指导药物配伍,并经反复比较试验,筛选出疗效最佳、安全性最高的配方。4 种有效降压成分的合理剂量配伍体现了降压作用增强、不良反应减少的特点,因而大大提高了长期治疗的有效性和安全性。此外,由于组分中氢氯噻嗪的利血平的清除半衰期较长,血药浓度达到稳定状态后,该复方制剂可每日 1 次给药,发挥长效降压作用,有效克服了多药并用带来的服药负担,提高了患者长期治疗的依从性。另一方面,氢氯噻嗪引起的血钾下降可被氨苯蝶啶削减;利血平和硫酸双肼屈嗪可能造成的水钠潴留可因利尿药的作用而得以减轻;应用血管扩张药和利尿药后可能产生的反射性交感激活可被交感抑制药利血平拮抗等。就其优化联合的理论而言,对后期新型复方制剂的开发具有重要的启示作用。我国传统固定复方降压制剂在 20 世纪 70 年代的创新性研发并普及于临床实践,是对当代高血压治疗学的重要贡献。

（三）临床效果及安全性

复方利血平氨苯蝶啶片在我国高血压人群降压治疗中已积累较多临床证据。综合国内多项临床研究结果显示其降压作用明确,对各型高血压的近期治疗达标率可达 60% 以上,1~3 年降压达标率可达 80% 以上。在老年高血压研究中治疗 1 年后的降压达标率可达 90% 以上。与其他种类降压药物相比,其降压疗效相似。对大多数轻、中度高血压患者单用即可达到降压目标,部分中、重度高血压或难治性高血压患者联合其他类别降压药物后大部分可降压达标。复方利血平氨苯蝶啶片每日 1 次给药,降压作用基本可维持 24h,对夜间高血压和清晨高血压的降压作用明确。

复方利血平氨苯蝶啶片长期应用的不良反应包括头涨、乏力、鼻塞、消化道反应等。此外,复方利血平氨苯蝶啶片在基层大样本人群降压治疗研究中未见引起痴呆等认知功能障碍的相关报道。

中国循证医学证据及推荐级别见表 3-2。

表 3-2　复方利血平氨苯蝶啶片应用推荐

推荐建议	推荐等级	证据质量	参考文献
建议用于无禁忌的原发性高血压治疗	I	A	[168][169][191][194][195][197]
用于单药治疗不达标者	I	B	[191]
老年单纯收缩期高血压的降压治疗	IIa	B	[193]

二、尼群洛尔（复方制剂）

尼群洛尔（尼群地平/阿替洛尔）是由尼群地平与阿替洛尔组成的低剂量固定复方制剂,为国家一类抗高血压新药（注册分类化药 1.5 类）。于 2009 年获得新药证书,并由江苏吉贝尔药业股份有限公司独家生产上市。尼群洛尔片是国内唯一的钙离子拮抗药和 β 受体阻滞药组成的低剂量固定复方制剂,是《中国高血压基层管理指南 2014 年修订版》中推荐用药。

（一）药理作用

尼群地平为二氢吡啶类钙通道阻滞药,血管选择性较强,可抑制血管平滑肌和心肌的跨膜钙离子内流。本品引起冠状动脉、肾小动脉等全身血管的扩张,产生降压作用。阿替洛尔为选择性 β_1 肾上腺素受体阻滞药,不具有膜稳定作用和内源性拟交感活性,但不抑制异丙肾上腺素的支气管扩张作用。其降血压与减少心肌耗氧量的机制与普萘洛尔相同。

尼群地平与阿替洛尔两种组分作用机制互补协同,不良反应互相削减,避免了单药剂量大带来的不良反应。CCB 具有的扩张血管可以抵消 β 受体阻滞药的缩血管作用,CCB 在扩血管降压同时引起的反射性心率增快,可以被 β 受体阻滞药减慢心率的作用抵消。

(二)降压特点

心率是反映交感神经兴奋性的一个重要指标。心率加快、心收缩力加强,容易引起心脏左心室肥厚,而左心室肥厚的高血压患者猝死率明显增加,因此在控制血压的同时需要对心率进行管理。尼群洛尔片在这方面具有独特优势,尼群洛尔片尤其适用于高血压伴高心率患者。

在Ⅲ期临床研究中,动态血压监测(ABPM)结果显示 24h 血压曲线明显分离,收缩压和舒张压的谷峰比分别为 0.51 和 0.60,研究表明尼群洛尔片长效降压。大规模人群研究提示从第 2 周起,收缩压、舒张压与入组时相比下降即差异有统计学意义。在一项多中心开放设计,应用尼群洛尔治疗 2997 例社区轻、中度原发性高血压的为期 6 个月的研究结果表明,男、女性收缩压分别下降(22.7 ± 12.4)、(23.0 ± 12.6)mmHg,舒张压分别下降(12.6 ± 8.6)、(12.5 ± 8.9)mmHg;男、女性治疗总有效率分别为 88.1%、88.0%,控制率分别为 84.2%、87.9%。男女性心率平均下降(7 ± 9)min。总胆固醇、三酰甘油、高密度脂蛋白胆固醇显著下降。治疗期间总计有 5.47% 的患者发生不良反应,多数是轻、中度不良反应。低剂量单片固定复方制剂尼群洛尔片,每日 1 次,方便服用,药物经济性显著,提高患者治疗依从性,符合我国高血压患者防治需要。

(三)循证医学证据

尼群洛尔片应用推荐意见见表 3-3。

表 3-3　尼群洛尔片应用推荐

推荐建议	推荐等级	证据质量	参考文献
推荐用于高血压	Ⅱa	B	[199]
推荐用于轻、中度原发性高血压	Ⅱa	C	[200]

三、新型血管紧张素受体拮抗药阿利沙坦酯

阿利沙坦酯(商品名:信立坦™)是由我国自主研发的原化学药品 1.1 类口服抗高血压药物,属于非肽类 AT1 受体拮抗药,具有全新的化学结构。阿利沙坦酯是我国第一个自主研发的 ARB,深圳信立泰药业股份有限公司已申请到 7 项化学专利,填补了我国抗高血压药物研究和开发领域的空白。

(一)临床药理学

1. 主要药效学　阿利沙坦酯经大量存在于胃肠道的酯酶代谢,产生活性代谢产物 EXP-3174。EXP-3174 与 AT1 受体选择性结合,阻断任何来源或任何途径合成的 Ang Ⅱ 产生的相应生理作用。

2. 主要药动学　阿利沙坦酯口服吸收较好,活性代谢产物 EXP-3174 的达峰时间为 1.5～2.5h,半衰期约为 10h。在 60～240 mg 剂量范围内,C_{max} 与药物剂量的比例关系成立;AUClast 随

剂量的增加而增加,单次口服本品 80 mg、120 mg、240 mg 的 EXP-3174 AUClast 分别为 1.33、2.62 和 4.43(h・mg)/L;单次口服阿利沙坦酯 240 mg 和氯沙坦钾 100 mg 代谢生成的 EXP-3174 的 AUClast 相似。活性代谢产物在血浆中无明显蓄积,与人血浆蛋白结合率＞99.7%,表观分布容积可达 766 L,血浆表观清除率为 44 L/h,肾清除率为 1.4 L/h。在人血浆和尿液中未检测到原形药物,原形和活性代谢产物经三通道排泄:约 80% 经粪便排泄,剩余的经胆汁和尿排泄。

(二)创新点

其原创点在于口服后原药不经过肝代谢,在体内经胃肠道酯酶代谢产生活性代谢产物 EXP-3174,不需经肝 CYP 代谢。

(三)临床效果

目前已有的临床研究表明阿利沙坦酯可有效地降低轻、中度高血压患者的血压,服药 2 周明显起效,2 周血压降幅达 13.8/8.7 mmHg,收缩压下降幅度显著高于氯沙坦 50 mg($P<0.05$),4 周降压作用达最大,达标率高达 55.5%。中、低危原发性高血压患者为期 56 周的长期研究结果表明,阿利沙坦酯治疗 8 周后有效率＞70%,治疗 24～56 周时有效率维持在 80% 以上。ABPM 研究表明阿利沙坦酯具有长效、平稳降压作用,可有效地降低白天、夜间和 24h 收缩压及舒张压,且谷峰比值＞60%。

(四)安全性

目前已有的临床研究表明阿利沙坦酯的耐受性较好,一般不良反应轻微且短暂,大多以头晕和头痛为主,可自行缓解或对症处理后缓解。

(五)用法与用量

对大多数患者,通常起始和维持剂量为每日 1 次 240mg。治疗 4 周可达到最大降压效果。食物会降低本品的吸收,建议不与食物同时服用。

四、马来酸依那普利叶酸片

马来酸依那普利叶酸片(商品名依叶片),是 2008 年国家食品药品监督管理总局(CFDA)批准上市的 1.5 类原创单片固定复方制剂,由深圳奥萨制药有限公司研发和生产,2010 年列入国家医保目录(乙类),2013 年进入国家基本药物目录。

(一)开发背景

中国是卒中发病大国,是我国居民第一位死亡原因。高血压是导致脑卒中最重要的危险因素,中国高血压人群中最主要特征之一是约 75% 的患者伴有同型半胱氨酸(homocysteine,Hcy)升高。近期我国人群的一项研究显示,高血压合并 Hcy 升高显著增加卒中发病风险达 11.7 倍。同时,一系列荟萃分析的结果显示,叶酸治疗可以显著降低卒中发病风险在 11% 左右;叶酸剂量在 0.4～0.8 mg 疗效更佳。另有研究表明,ACEI 类降压药物与叶酸在降低心血管风险方面存在协同作用。因此,在降低血压的同时降低 Hcy,对防治我国高血压所导致脑卒中的发生及死亡具有重要的意义,将是降低我国当前脑卒中沉重疾病负担的重要策略。

（二）药理学

马来酸依那普利叶酸片口服吸收后其活性成分依那普利和叶酸分别发挥作用。其中，依那普利口服后在体内快速而完全地水解为依那普利拉，主要通过抑制肾素-血管紧张素-醛固酮系统产生降低血压的作用。叶酸可作用于甲硫氨酸循环，其一碳单位转化为甲基可使 Hcy 再甲基化生成甲硫氨酸。因此，外源性补充叶酸能够促进 Hcy 甲基化过程，降低血浆 Hcy 水平，同时缓解机体低叶酸水平状态。

（三）适应证

马来酸依那普利叶酸片为目前国内外唯一具有治疗伴有血浆 Hcy 水平升高的原发性高血压适应证的上市药物。其中依那普利降血压，叶酸降低血浆 Hcy、升高叶酸。

（四）原创点

1. 国内首个作用于多靶点，具有同时降低血压、能降低 Hcy、提高叶酸特点的单片固定复方制剂；独有控制脑卒中风险的叶酸剂量——0.8 mg/d。

2. 具有确凿的、我国人群的循证医学证据：针对我国高血压人群自身特点，较单纯降低血压更有效控制脑卒中、肾脏疾病及高尿酸血症风险。

（五）临床效果及安全性

注册临床试验结果显示，马来酸依那普利叶酸片（10.8 mg）组、马来酸依那普利叶酸片（10.4 mg）组、依那普利组降低血压或降 Hcy 有效率分别为 65.1%、59.6% 和 45.8%，2 个马来酸依那普利叶酸片治疗组均显著优于依那普利组；同时，马来酸依那普利叶酸片各种不良事件发生率与依那普利类似，表明马来酸依那普利叶酸片用于轻、中度原发性高血压患者降低血压和降低 Hcy 安全、有效。还有研究显示，马来酸依那普利叶酸片降低 Hcy 疗效也显著优于降压药和市售叶酸的联合用药，显示该复方药物在服药依从性、药物搭配、制剂工艺方面具有优势。

在药物安全性方面，马来酸依那普利叶酸片安全性、耐受性良好，与相同剂量的依那普利类似。马来酸依那普利叶酸片上市以来，使用患者已达数百万例，国家药监部门及生产企业均没有收到说明书所载之外的严重不良事件报告。

（六）药物规格

马来酸依那普利叶酸片的药物活性成分为依那普利和叶酸，有如下 3 个规格（表 3-4）。

表 3-4　马来酸依那普利叶酸片的 3 个规格

序号	规格	批准文号
1	马来酸依那普利 10 mg/叶酸 0.8 mg	国药准字 H20103723
2	马来酸依那普利 10 mg/叶酸 0.4 mg	国药准字 H20103724
3	马来酸依那普利 5 mg/叶酸 0.4 mg	国药准字 H20103783

（七）循证证据

1. 脑卒中　中国脑卒中一级预防研究（CSPPT）是一项多中心、随机、双盲对照临床试验。该研究共纳入 20 702 例原发性高血压病例,随机给予马来酸依那普利叶酸片 10.8 mg 或依那普利 10 mg 每日 1 片治疗,允许根据指南合并其他降压药控制血压,观察时间平均 4.5 年。结果表明,以马来酸依那普利叶酸片为基础的降压治疗方案,较以依那普利为基础的降压治疗方案进一步显著降低 21%[危害比(HR),0.79;95%CI,0.69~0.93;$P = 0.003$]首发脑卒中风险,20%复合心血管事件风险(心血管死亡、心肌梗死和脑卒中 3 项之和)(HR,0.80;95%CI,0.69~0.92;$P = 0.002$)和 24%缺血性脑卒中风险(HR,0.76;95%CI,0.64~0.91;$P = 0.002$);两组间不良事件的发生率无显著差异。

进一步分析表明,随着 Hcy 水平升高,马来酸依那普利叶酸片降低脑卒中疗效增加,高血压患者在 Hcy<10 $\mu mol/L$ 时未见显著获益,而在 Hcy 10~15 $\mu mol/L$ 及≥15 $\mu mol/L$ 时,马来酸依那普利叶酸片较单纯降压均可进一步显著降低脑卒中风险;同时,马来酸依那普利叶酸片较单纯降压可以降低 31%(HR,0.69;95% CI,0.56~0.84)胆固醇增高导致的脑卒中风险,降低 34%(HR,0.66;95% CI,0.46~0.97)糖尿病人群脑卒中风险;MTHFR C677T 基因多态性对马来酸依那普利叶酸片降低脑卒中和死亡风险的疗效具有修饰效应。

2. 肾脏病　马来酸依那普利叶酸片与单纯降压比较,能够降低高血压患者 21%的肾脏病进展风险[比值比(OR)0.79;95%CI,0.62~1.00],降低基线合并慢性肾脏病患者 56%的肾脏病进展风险(OR,0.44;95%CI,0.26~0.75);降低 51%高蛋白尿导致的死亡风险。

3. 高尿酸血症　马来酸依那普利叶酸片与单纯降压比较,可以显著降低高血压患者尿酸水平,降低的新发高尿酸血症风险(OR,0.89;95%CI,0.79~0.99),提高 31%高尿酸血症的控制率(OR,1.31;95%CI,1.01~1.70)。

4. 高血压伴高 Hcy　高血压伴高 Hcy 患者应用马来酸依那普利叶酸片的推荐意见见表 3-5。

表 3-5　高血压伴高 Hcy 患者应用马来酸依那普利叶酸片的推荐意见

推荐建议	推荐等级	证据质量	参考文献
高血压血管并发症:降低脑血管病的发生风险,减少复合心脑血管事件;减缓肾脏病进展	I	A	[184][214]
降低尿酸水平	I	B	[217]

注:Hcy. 同型半胱氨酸

五、左旋氨氯地平

左旋氨氯地平是我国拥有独立知识产权的抗高血压药物,属于国家 2.1 类创新新药。经过系列基础研究与临床研究证实该类药在高血压及心血管疾病防治中的可靠作用。

(一)药学部分

1. 左旋氨氯地平是降压药物中的手性药物　手性药物是以单一对映体使用,以达到减小剂量、降低不良事件发生风险和人体对药物代谢、清除负担。1992 年,美国 FDA 要求外消旋体药物必须以光学纯的单一对映体上市应用。CFDA 也同样做出了类似规定。我国自主研发的第一个手性降压药物左旋氨氯地平是由施慧达药业集团(吉林)有限公司通过手性拆分技术,去除氨氯地平中的右旋成分,首次得到纯净左旋体并获得化合物发明专利和知识产权,以"苯磺酸左旋氨氯地平(施慧达)"命名上市。2003 年由石药集团通过改变酸根方法生产出第 2 个手性左旋体的氨氯地平药物,称为"马来酸左旋氨氯地平(玄宁)",并获得知识产权。这两种药物均为我国制药工业研发的具有专利权和自主知识产权的创新药物。

2. 左旋氨氯地平的药学特征

(1)药效学特征:苯磺酸左旋氨氯地平和马来酸左旋氨氯地平的降压作用是右旋体的 1000 倍,是 1:1 外消旋体的 2 倍,右旋体几乎无降压作用,在敏感患者个体可引起头痛、肢端水肿、面部潮红等症状,但弱于消旋体的苯磺酸氨氯地平。

(2)药动学特征:服用外消旋体氨氯地平后,左旋体半衰期明显长于右旋体,前者为 50.6h,后者为 35.5h。且左旋体吸收优于右旋体。终末消除半衰期健康者约为 35h,高血压患者延长为 50h,老年患者延长为 65h,肝功能受损者延长为 60h,肾功能不全者不受影响。

(二)药理作用及临床循证

1. 降压疗效　通过手性药物拆分技术去除右旋体的左旋氨氯地平有效地保留了外消旋体氨氯地平的降压作用。

我国一项《苯磺酸左旋氨氯地平与苯磺酸氨氯地平治疗原发性轻、中度高血压的随机、双盲平行研究》显示,苯磺酸左旋氨氯地平 2.5 mg 与苯磺酸氨氯地平 5 mg 降压作用相似,两种药物治疗的总有效率分别为 84.91% 和 77.45%。同时观察发现药物漏服 24h 和 48h 后,仍能保持血压低于 140/90 mmHg,提示药物长效持久的降压作用。另一《马来酸左旋氨氯地平与苯磺酸氨氯地平治疗轻、中度原发性高血压》研究显示,二者同样长效平稳降压,马来酸左旋氨氯地平降压平稳、长效、安全,不仅可以有效控制 24h 血压,还可抑制清晨高血压。由于专利保护方面的原因,目前关于左旋氨氯地平在国际上的临床应用研究主要集中于包括韩国、印度在内的亚洲国家。

我国研究显示,苯磺酸左旋氨氯地平的降压幅度和降压有效率至少等同于其他常用降压药物。苯磺酸左旋氨氯地平与卡托普利、美托洛尔、卡维地洛或氢氯噻嗪等降压药物联合应用时,可以进一步提高降压效果。国家"十一五"高血压综合防治项目的亚课题《左旋氨氯地平对血压控制不良患者微量清蛋白尿逆转作用》研究结果显示,苯磺酸左旋氨氯地平联合 AT1 受体拮抗药,在血压达标的同时还可明显减少微量清蛋白尿;关于非杓型老年高血压患者的研究提示,不论是白昼还是晚上服用苯磺酸左旋氨氯地平,均可较好地纠正夜间的高负荷血压,提高夜间血压达标率,控制血压变异性。国家"十二五"新药创制科技重大专项《马来酸左旋氨氯地平与苯磺酸氨氯地平治疗高血压的比较效果研究》(LEADER 研究)针对中国高血压患者进行了大样本、多中心、前瞻性比较研究,探索适合我国的抗高血压药物治疗方案,研究显示,马来酸左旋氨氯地平与进口苯磺酸氨氯地平疗效相当,而药物安全性和药物经济学具有差异化优势,马来酸左旋氨氯地平不良反应少。在控制血压变异性方面,左旋氨氯地平(2.5~5 mg,每日 1 次)优于拉西地平(4~8 mg,每日 1 次)。

2. 靶器官保护作用　左旋氨氯地平(不论是苯磺酸氨氯地平,还是马来酸氨氯地平)单独或与其他降压药物联合应用,在有效降低血压的同时,均有逆转左心室肥厚、降低清蛋白尿、保护肾功能的作用。在改善动态动脉硬化指数、保护血管内皮功能方面进行相应的临床观察,确定左旋氨氯地平的器官保护作用。

(三)耐受性与安全性

左旋氨氯地平在有效保留外消旋氨氯地平降压药理效果的同时,使服药剂量减少 50%,降低治疗相关的不良反应发生率,使其具有更好的安全性和耐受性。与外消旋氨氯地平相比,左旋氨氯地平在治疗过程中,患者水肿和面部潮红等不良反应发生率较低,且依从性高,耐受性更好。应用氨氯地平、硝苯地平控释片/缓释片、非洛地平缓释片出现水肿的患者,改用左旋氨氯地平后下肢水肿不良反应发生率降低。

(四)临床推荐

1. 适应证　主要用于高血压与冠心病心绞痛的治疗。对于轻度高血压患者,可首选左旋氨氯地平单药治疗。对于难治性高血压或具有其他高危因素者,可与一种或多种其他降压药物联合应用,以保证血压达标。

2. 用药方法　通常口服起始剂量为 2.5 mg,每日 1 次,最大剂量为 5 mg,每日 1 次。瘦小者、体质虚弱者、老年患者或肝功能受损者起始剂量为 1.25 mg,每日 1 次,若 1~2 周后血压达标不理想或心绞痛。

3. 左旋氨氯地平应用推荐意见　见表 3-6。

表 3-6　左旋氨氯地平应用推荐意见

推荐建议	推荐等级	证据质量	参考文献
推荐用于高血压,尤其是老年高血压的治疗	Ⅰ	B	[236]~[245]
推荐用于高血压与冠心病心绞痛的治疗	Ⅱb	B	[224][246]
推荐用于合并(左心室肥厚、微量清蛋白尿、颈动脉硬化及斑块等)靶器官损害的高血压患者	Ⅱa	B	[225]~[233] [246]~[250]

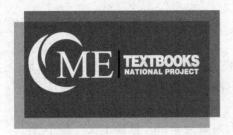

2017 年高血压领域重要进展

陈银涛　孙英贤
中国医科大学附属第一医院

第 **4** 章

高血压作为心脑血管病最重要的危险因素,在全球范围内流行态势严重,其主要并发症如卒中、心肌梗死、心力衰竭及慢性肾脏病等的致残致死率高,严重消耗医疗和社会资源,给家庭和社会造成沉重负担,已成为各个国家一项重要的公共卫生问题,并受到学术界和政府部门的重要关注。2017年末随着美国最新成人高血压指南的发布,又将高血压议题的讨论和关注推向高潮,而最具争议的收缩压干预试验(SPRINT)研究结果的影响已经逐渐体现在各大更新的指南中,现将今年高血压领域的重要进展做一简要总结。

一、2017 年高血压重要指南更新

1. 2017 年美国老年高血压患者降压临床实践指南　该指南由美国医师协会(ACP)与美国家庭医生学会(AAFP)于 2017 年联合颁布,聚焦于美国 60 岁以上老年高血压患者,主要依据现有的循证医学证据,比较和平衡较高(<150 mmHg)和更低(<140 mmHg)的降压目标值所带来的获益和危害后,提出了 3 条临床实践建议。①收缩压≥150 mmHg 的高龄患者需要启动降压治疗,以降低死亡、卒中与心脏事件(强推荐,高质量证据)。该指南认为鉴于目前证据显示患者经强化降压治疗后的结局不完全一致,积极控制血压带来的额外获益微小,目标值<150 mmHg 能够为多数高龄患者带来获益,无论是否伴有糖尿病。②存在卒中或短暂性缺血发作病史的高龄患者考虑启动或强化药物治疗,将收缩压降至<140 mmHg,以降低卒中再发风险(弱推荐,中等质量证据)。③心血管高危患者考虑启动或强化药物治疗,将收缩压降至<140 mmHg,以降低卒中和心脏事件风险(弱推荐,低质量证据)。

新指南同样注重血压测量的准确性和高血压诊断的严谨,临床医师在诊断高血压和启动降压治疗之前需要多次精确测量患者血压值并确认,或者使用动态血压监测的方法。对 60 岁以上的老年人,伴有多种慢性疾病、身体虚弱及使用多种药物,对其益处和危害的个体评估尤为重要。因为较高的心血管风险,理论上这些患者可能会受益于更积极的降压治疗。然而,在一些试验中,他们也更容易受到如晕厥和低血压等高发不良反应的严重损害。对于那些伴有多重疾病、脆弱的老年人来说,强化降压治疗的绝对获益不清楚,这也是目前试验的局限性所在。这些患者经常接受多种药物治疗,难以再进行药物治疗,并增加药物相互作用的成本和风险。很少有试验比较糖尿病患者和非糖尿病患者,因为在这些人群中得到相对治疗效果很困难。SPRINT 和糖尿病心血管病风险控制行动(ACCORD)研究之间的结果差异是否因糖尿病状态的不同尚不清楚,但该指南认为合理的解释是,在 SPRINT 研究中更低的降压目标所带来的获益最适用于没有糖尿病的患者人群。

2. 2017 年加拿大成人高血压指南　向来最具有时效性、知识点更新快等特点的加拿大指南,由加拿大高血压教育计划(CHEP)在 2017 年年初如期发布。新指南注重血压测量和评估的准确性,推荐血压测量的工具首选全自动电子血压计。对于高血压的定义仍然定为诊室测量血压值≥140/90 mmHg,把 130～139/85～89 mmHg 的血压值仍定义为正常高值。如果采用无人值守的自动化诊室测量血压(AOBP),血压值>135/85 mmHg 即可认为血压升高。若采用动态血压监测时,清醒时段血压≥135/85 mmHg 或 24h 平均血压≥130/80 mmHg,可诊断为高血压。而家庭自测平均血压值≥135/85 mmHg 即可诊断为高血压。

2017 年加拿大新指南提出了 10 条新的指南建议,其中修订了既往的 3 条建议,去除了 5 条建议。①其中年龄和衰弱状态不再作为启动降压治疗的依据,这一建议应该也是主要受到 SPRINT 研究结果的影响。②对于已发生大血管靶器官损害或合并存在独立心血管危险因素的患者,平均收缩压≥140 mmHg 时(非 AOBP)均应考虑降压治疗。③对于舒张压增高的患者(合并或不合并收缩压增高),可选择单片固定复方制剂用于起始治疗。ACEI 或 ARB 与 CCB 或利尿药所组成的联合治疗方案应作为首选。④如果选择利尿药作为单药治疗的药物,则首选长效的噻嗪类降压药。⑤对于确诊为缺血性心脏病的患者,特别在合并左心室肥厚的情况下,应避免将舒张压降至≤60 mmHg(非 AOBP)。⑥出血性脑卒中后的第一个 24h 内,不建议将收缩压降至<140 mmHg(非 AOBP)。⑦对为肌纤维发育不良所致的肾血管性高血压提出了筛查、初诊、评估和治疗的建议。

3. 2017 年 ADA 立场声明:糖尿病和高血压　糖尿病患者通常伴随着高血压,而近二十几年的大量证据显示糖尿病患者的动脉粥样硬化性心血管疾病(ASCVD)发病率和死亡率的降低,很大程度要归功于良好的血压控制。2017 年,美国糖尿病协会(ADA)发布了最新的糖尿病和高血压的立场声明。该文件认为:①对于糖尿病患者的高血压诊断(≥140/90 mmHg)需要诊室血压与家庭血压监测相结合,以鉴别是否为白大衣高血压。②强烈证据支持大多数的合并糖尿病和高血压的患者应该把血压降低到 140/90mmHg 以下。而更低的降压目标值(如 130/80mmHg)也许适合具有心血管疾病高危风险的并且没有过度治疗负担的人群。③对于血压>120/80 mmHg 的糖尿病患者,应该首先采取改善生活方式的干预措施,包括减重、减少饮食钠的摄入,增加钾的摄入,增加新鲜蔬果摄入,适量饮酒及增加体育锻炼。④对于血压>140/90 mmHg 的糖尿病患者,个体化的降压药物治疗及生活方式干预是降低动脉粥样硬化性心血管疾病、心力衰竭和微血管并发症风险的关键所在。

4. 2017 美国儿童和青少年高血压筛查和管理指南　2017 年美国儿科学学会(AAP)更新了儿童和青少年高血压筛查和管理指南,这一版是对 2004 年指南的更新,纳入了约 15 000 项新的证据。新指南的主要变化包括:①用“血压升高”代替高血压前期这一说法。②新的正常血压值范围是基于体重正常的儿童计算的,不包括超重和肥胖的儿童。③提供一个评估血压的简易筛选表,13 岁以下的儿童血压值>95th 百分位数至<95th 百分位数+12 mmHg,或在(130～139/80～89)mmHg 定义为 1 级高血压。而 13 岁及以上的儿童、青少年血压值在(130～139/80～89)mmHg 即定义为 1 级高血压,血压≥140/90 mmHg 定义为 2 级高血压。有意思的是,这与几个月后才发表的并引起巨大争议的 2017 年美国成人高血压诊断界值一致。也就是说,对于年龄≥13 岁的美国青少年,高血压的诊断标准与美国成年人一样。④在预防(健康)门诊以外的医疗机构检测血压,有可能会导致假阳性结果。儿童在疼痛或有其他健康问题时,其血压水平短时间内会升高。新指南建议儿童、青少年仅需每年在预防(健康)门诊中常规检测血压。并建议通过在实际生活中应用动态监测血压仪所测血压值来诊断高血压,避免白大衣高血压。⑤新指南认为儿童和青少年高血压患者在接受饮食和运动等生活方式调节、血压得到控制的条件下,做超声心动图检查并无益处。所以,只有在高血压患儿开始准备应用降压药时,才需要做超声心动图检查。⑥新指南强调,生活方式调节依然是儿童和青少年高血压患者的一线治疗。如不进行治疗,高血压长期存在会损害心、肾和大脑。

5. 低、中度心血管风险 1 级高血压成人抗高血压药物治疗临床观点:国际专家共识　该版本的国际专家共识发表在 2017 年美国成人高血压指南之前,1 级高血压仍定义为血压在(140～159/90～99)mmHg。低危是指 10 年心血管死亡率<1%,中危是 1%～5%。共识提出了对年龄<80 岁的低、中等绝对心血管总体风险的 1 级高血压患者的 4 条推荐意见:①只有"孤立性"1 级高血压才考虑进行一段时间的纯生活方式干预。"孤立性"1 级高血压是指无合并症,低心血管风险(总体绝对风险),且无其他主要心血管危险因素和风险修正。②中危 1 级高血压患者应立即给予抗高血压药物治疗。③男性≥55 岁、女性≥60 岁、无合并症的 1 级高血压患者,即使没有其他主要心血管危险因素和风险修正,也应归为中危。④中危 1 级高血压患者,在降压治疗的同时应给予他汀类药物,不考虑胆固醇水平。

6. 2017 美国成人高血压指南　2017 年 11 月,由 ACC、AHA 等多个学术机构联合制定的《2017 美国成人高血压预防、检测、评估和管理指南》发布,该指南是在继 2003 年 JNC 7 高血压指南颁布 14 年后的再次更新。由于新指南在高血压的定义、降压目标和治疗建议做了大幅度修改,一经发布就引起学术界和网络上的广泛热议。

最引人关注的是,高血压的定义界值被修订为 130/80 mmHg,在 JNC 7 指南里属于高血压前期的(130～139/80～89)mmHg 血压值被定义为 1 级高血压,而之前 1 级、2 级高血压范围都被划分为 2 级高血压(>140/90 mmHg)。毫无疑问,高血压定义界值的降低不仅扩大了高血压的患病人群,增加了患病率,还使现有高血压患者的控制率大大降低,使得美国成年人高血压的问题更为严峻。

与此同时,新指南提出了更为积极、全面的高血压治疗及管理建议,在较大程度上受到 SPRINT 研究影响,在降压目标上更加强调了强化的血压管理,认为只要没有非常大的安全性问题,将血压降得更低(<130/80 mmHg)会带来更大的获益。其中引进了几年前美国提出的动脉粥样硬化性心血管疾病(ASCVD)概念,通过计算个人的 10 年心血管疾病风险,将高血压人群(>130/80 mmHg)细分,分别采取不同的干预措施,并不是所有的高血压患者都需要立即启动药物治疗。高血压药物治疗推荐:①对于血压值<140/90 mmHg,曾经有过心血管疾病史的高血压患者,需要药物治疗把血压降低到 130/80 mmHg 以下,作为再发心血管疾病的二级预防。②对于血压值<140/90 mmHg,没有心血管病史,但是 10 年心血管疾病风险(ASCVD)>10%的高血压患者也需要启动药物治疗。③对于没有心血管病史且 10 年心血管疾病风险(ASCVD)<10%,而血压值>140/90 mmHg 的高血压患者,降压药物治疗应作为一级预防。因此,对于血压值<140/90 mmHg,没有心血管病史且 10 年心血管疾病风险(ASCVD)<10%的这部分高血压患者,指南推荐无须立即降压治疗,主要通过生活方式等非药物治疗方法进行干预。

二、新型降压药物研究与应用进展

1. 血管紧张素受体-脑啡肽酶双重阻滞药　LCZ696 是一类全新的降压药物,属于血管紧张素受体-脑啡肽酶双重阻滞药,由沙库必曲(sacubitril)和缬沙坦(valsartan)按照 1:1 摩尔比构成的复合物。LCZ696 通过 LBQ657 和缬沙坦协同互补,达到对脑啡肽酶和血管紧张素受体的双重阻滞。沙库必曲的代谢产物 LBQ657 可以抑制脑啡肽酶的活性,从而增加循环中钠尿肽的含量。钠尿肽可以引起血管扩张,增加肾小球滤过率,减少由肾分泌的肾素量,尿钠和尿量增加,减轻心肌肥厚和心肌纤维化。缬沙坦是血管紧张素受体阻滞药,减轻血管紧张素所引起的血管收缩和对心肌细胞的毒性作用。

2017 年最新研究报道相较于缬沙坦,LCZ696 短期的利钠、利尿作用更强,更能有效地降低亚洲人群盐敏感型高血压患者的诊室血压和动态血压,同时明显降低血浆 NT-proBNP 水平。今年 PA-RAMETER study 第一次报道了针对老年收缩期高血压或动脉硬化患者,与 ARB 类相比,LCZ696 能更有效地降低诊室及动态中心动脉压和上臂血压。至于不良反应,高血压患者长期(有研究报道

52 周)服用 LCZ696 总体上是安全和耐受良好的,与安慰剂和 ACEI/ARB 相比,LCZ696 不会增加药物不良反应,比如死亡、血管性水肿、低血压、高钾血症。

2. 新型降糖药物的降压作用　迄今为止,美国 FDA 只批准两种药物具有降低 2 型糖尿病患者心血管风险的适应证,即恩格列净[钠-葡萄糖协同转运蛋白 2(SGLT-2)抑制药]与利拉鲁肽[胰高血糖素样肽-1(GLP-1)类似物]。随着此类新型降糖药物的问世,为 2 型糖尿病患者的药物治疗带来新的思路,同时研究发现此类降糖药能够降低 2 型糖尿病患者的心血管事件风险。关于 SGLT-2 的获益机制仍然莫衷一是,血糖水平的降低肯定不是心血管事件减少的主要原因,降压作用可能是其获益的主要原因之一,降压作用通过渗透利尿作用、促进尿钠排泄和减轻体重实现。

2017 年关于新型降糖药物的降压作用又有了新的进展。一项随机双盲安慰剂对照试验,共纳入 2313 例确诊糖尿病与高血压的患者,结果显示与安慰剂组相比,坎格列净 100mg 组收缩压降低 3.3 mmHg,坎格列净 300mg 组收缩压降低 4.9 mmHg($P<0.05$)。2017 年《新英格兰》杂志上也发表了一篇纳入 10 142 例伴有高危心血管危险因素的 2 型糖尿病患者的临床试验,结果同样显示与安慰剂组相比,坎格列净组收缩压降低 3.93 mmHg,舒张压降低 1.39 mmHg($P<0.05$),而严重不良事件还相对较少。因此,对于合并糖尿病的高血压患者,新型降糖药 SGLT-2 抑制药也许是不错的选择。

3. 高血压疫苗　目前处于临床和临床前研究的高血压疫苗有 Ang Ⅰ-R、CYT006-AngQβ、Ang Ⅱ-KLH、pHAV-4AngIIs、ATRQβ-001 和 ATR12181,能够与 Ang Ⅱ结合,高血压动物对 Ang Ⅱ产生强烈的抗体反应,从而降低血液中血管紧张素的含量,实现降低血压的目的。最新日本学者研究报道接种 AT1R-PspA 疫苗后,SHR 大鼠随着周龄增长平均收缩压低于同周龄的对照组,对 Ang Ⅱ刺激的敏感性降低,同时血浆 Ang Ⅱ水平增高,而醛固酮水平降低。目前,高血压疫苗治疗,尤其对那些服药依从性较差的患者有好处。尽管目前高血压传统治疗方法比较成熟,但问题是有不少患者未能坚持规律服药,导致血压波动,甚至引发险情。相比之下,疫苗的有效时间可达几个月,降低服药依从性差可能导致的风险。但是,高血压的发病机制存在多样性、复杂性,目前的疫苗只是针对肾素-血管紧张素这一作用机制,对于其他类型、其他发病机制的高血压尚不能确定是否有效。因此,这种疗法既不能取代健康的生活方式,也不能完全取代其他药物。对于疫苗降低血压的作用机制还有待进一步摸清,与此同时,需要更大样本的多中心临床研究结果。

4. 肠道微生物菌群　肠道微菌群在维持全身和肠道免疫系统中起着重要的作用。肠道是一个主要的器官,因为其中的菌群的数量和组成随着宿主的年龄、饮食、生活方式和疾病状态而改变。最近有研究表明,肠道菌群失调和高血压、肥胖、糖尿病和代谢综合征相关。2017 年有研究报道与对照组相比,高血压前期和高血压患者的肠道微生物的丰富度和多样性有所下降,在健康相关的细菌种群减少的同时,中间普氏菌和克雷伯菌等细菌过度增长,疾病相关的微生物功能也逐渐表现出来。而且,高血压前期和高血压患者的肠道具有非常相似的微生物特点,其宿主代谢的改变与肠道菌群失调密切相关。进一步研究发现,采用粪便移植技术,将高血压人类捐赠者的肠道菌群移植到无菌小鼠,最终观察到移植后的无菌小鼠血压的升高,以及肠道微生物对宿主的动脉压力的直接影响。

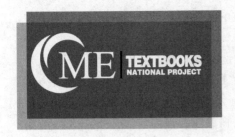

高龄老年人血压管理中国专家共识

通讯作者:华 琦 范 利 执笔专家:李 静 胡亦新
中国老年医学学会高血压分会

第5章

我国 80 岁以上高龄老人正以每年 5% 的速度增加,2020 年将会达到 3067 万,2040 年将增加到 7400 多万人。随着年龄的增长,高血压的患病率和病死率均显著增加。据世界卫生组织统计,每年高血压并发症引起的死亡人数为 940 万。冠心病导致的死亡 45% 与高血压相关,卒中导致的死亡 51% 与高血压相关,高血压是心血管疾病最重要的危险因素之一,是全球范围内重大公共卫生问题。

随着老龄化进程的加剧,包括中国在内的许多国家和地区均对老年人高血压的诊治提出了建议。然而,由于循证医学证据缺乏,80 岁以上的高龄老年患者的血压管理仍处于相对空白状态,血压达标率低于其他人群。

为了进一步加强我国高血压的防治工作,促进高龄老年人的血压管理,中国老年医学学会高血压分会结合我国现状及最近 5 年公布的临床研究结果,制订了《高龄老年人血压管理中国专家共识》。希望能够完善我国血压管理策略,有效降低高血压对高龄人群的危害。

一、高龄高血压的诊断及特点

(一)定义

1. 年龄≥80 岁,血压持续或 3 次以上非同日坐位收缩压≥140 mmHg 和(或)舒张压≥90 mmHg。若收缩压≥140 mmHg,舒张压<90 mmHg,则定义为单纯收缩期高血压(ISH)。

80 岁以上人群高血压的患病率占 70%～90%,以 ISH 为主。与舒张压相比,收缩压与心、脑、肾等靶器官损害的关系更为密切,是心血管事件更为重要的独立预测因素。

2. 家庭自测血压:≥135/85 mmHg。

3. 24h 动态血压监测:24h≥130/80 mmHg,白天≥135/85 mmHg,夜间≥120/70 mmHg。

HYVET 研究亚组分析发现,高龄人群动态血压与诊室血压差距大于 80 岁以下人群,因此,80 以上的高血压患者 24h 动态血压正常值的设定是否应该与其他人群不同,有待进一步研究。

(二)血压的测量

1. 一般测量患者坐位血压,测量血压前患者需静坐至少 5 min,且将血压袖带与心脏保持同一水平。

2. 与诊室血压测量相比,非诊室血压检测(家庭自测血压和 24h 动态血压)有助于提高血压评估的准确性。

3. 首次应测量双侧上肢血压。

4. 药物治疗前后或改变治疗方案后应监测立位血压,观察有无直立性低血压。

5. 若出现与进食有关的头晕症状,应检测餐后血压或 24h 动态血压。

(三)高龄高血压的特点

80 岁以上人群的血压不仅具有一般老年(65～79 岁)高血压特点,而且表现得更为明显,高龄高血压特点见表 5-1。

表 5-1　80 岁以上的高血压患者的特点

生理和病理生理改变	临床特点
·动脉硬化、弹性降低 ·左心室肥厚、舒张功能减退 ·压力感受器敏感性下降 ·肾功能下降或水、盐代谢能力减弱 ·胰岛素抵抗或糖代谢异常 ·内分泌功能减退	·收缩期高血压为主,脉压增大 ·昼夜节律异常常见(夜间血压下降＜10％或＞20％) ·直立性低血压常见:卧位改变为直立体位的 3min 内,收缩压下降≥20 mmHg 或舒张压下降≥10 mmHg,同时伴有低灌注的症状 ·餐后低血压常见:餐后 2h 内收缩压比餐前下降 20 mmHg 以上;或餐前收缩压≥100 mmHg,而餐后＜90 mmHg;或餐后血压下降未达到上述标准,但出现餐后心、脑缺血症状 ·白大衣高血压、假性高血压常见 ·并存多种危险因素和相关疾病、靶器官损害严重、病死率高

二、高龄高血压的治疗策略

(一)降压治疗的临床依据

1. 80 岁以上的高血压患者进行降压治疗,能够显著改善预后　早期的 EWPHE 试验显示,80 岁以上的人群不能从降压治疗中获益。后续研究和荟萃分析发现,高龄人群降压治疗显著降低卒中和卒中致死的风险,但总死亡率有增加趋势。SHEP 研究 22 年随访结果显示,接受 4.5 年的降压治疗使受试者较对照组有更大的可能活到 80 岁(81.3％ vs 57.6％)、85 岁(58.1％ vs 37.4％)、90 岁(30.5％ vs 22.0％)、95 岁(11.9％ vs 8.8％)和 100 岁(3.7％ vs 2.8％)。到目前为止,唯一的针对 80 岁以上高龄人群降压治疗的随机对照试验 HYVET 研究证实,降压治疗不仅明显降低卒中和非致死性心血管事件,更能显著降低全因死亡率,并节省医疗费用。因此,对于高龄高血压患者的降压治疗是合理的。

2. 85 岁以上的高血压患者,随年龄增长,降压治疗的获益减少　然而,HYVET 研究入选相对健康的高龄患者,与真实世界人群特征有较大差异。一项针对 1158 例 85 岁社区居民高血压降压治疗的前瞻性研究表明,社区 85 岁高龄人群罹患原发性高血压不影响其病死率;患有高血压且血压控制达标者预后较差。另一个纵向研究报道,90 岁以上人群的血压水平并不影响预后,接受降压治疗的患者 3 年死亡率有增加的趋势。HYVET 研究亚组分析也显示,85 岁以上的人群依然能够通过降压治疗获益,但随着年龄增加,降压治疗的获益有减少的趋势。由于目前循证医学证据仍不充分,对于 85 岁以上的高血压患者,降压治疗应非常谨慎。高龄老年人降压治疗的临床研究见表 5-2。

表 5-2　高龄老年人降压治疗的临床研究

来源	人数	年龄（岁）	平均血压（mmHg）	发表时间	随访年限	结果
INDANA 荟萃分析：纳入 EWPHE，Coope and Warrender，SHEP-P，SHEP，STOP，CAS-TEL，Syst-Eur	1679	81～99	173～204/73～101	1999	2.1～6.8	降低卒中风险 34%，主要心血管事件和心力衰竭分别降低 22% 和 39%。对心血管死亡没有影响，轻度增加总死亡率 6%
HYVET-Pilot	1283	79.5～96.1	181.5/99.6	2003	1.1	卒中风险下降 53%，卒中致死下降 43%，总死亡率增加 23%
SCOPE 研究亚组	1051	80～89	168.7/82	2005	3.6	主要心血管事件降低 5%，非致死性卒中降低 29%，致死性和非致死性卒中降低 17%
HYVET	3845	80～105	173/90.8	2008	1.8	卒中下降 30%，卒中致死下降 39%，心血管死亡率下降 23%，心力衰竭下降 64%，总死亡率下降 21%
荟萃分析：纳入 EWPHE，Coope and Warrender，SHEP-P，SHEP，STOP，CASTEL，Syst-Eur，HYVET-Pilot，HYVET	6701	79.5～105	173～204/73～101	2010	1.1～3.5	卒中下降 35%，心血管事件下降 27%，心力衰竭下降 50%，总死亡率增加 6%

（二）起始药物治疗的血压水平和降压目标值

1. 起始药物治疗的血压水平≥160/90 mmHg　表 5-2 中所示的临床研究，入选者起始收缩期血压均＞160 mmHg。HYVET 研究亚组分析中，入选者按照治疗起始血压水平分为 3 组（160～169 mmHg、170～179 mmHg 和≥180 mmHg），在降低死亡率和心血管事件的获益方面，3 组无显著差异。需要指出的是，卒中的相对风险分别为 0.82、0.63 和 0.54，提示随着初始血压水平的下降，卒中方面的获益有减少的趋势。因此，目前的证据支持对 80 岁以上且血压≥160/90 mmHg 者开始药物治疗，对于初始收缩期血压在 140～160 mmHg 的高龄患者，是否需要降压治疗仍无明确证据。

2. 降压治疗目标值　鉴于高龄患者身体状况与其他人群不同，高龄患者的降压目标值应采取分层、分阶段、个体化的原则。①高龄患者初步降压目标：＜150/90 mmHg。②身体健康且能良好耐受降压治疗的高龄者,血压目标值<145/80 mmHg。③高血压合并心、脑、肾并存疾病(如卒中、冠心病、心力衰竭、糖尿病和慢性肾功能不全等)的高龄患者,首先将血压降低至<150/90 mmHg,如果耐受性良好,则继续降到<140/90 mmHg。④高龄患者血压不宜低于130/60mmHg。

　　HYVET 研究入选身体相对健康的高龄患者,其中 40% 来自中国,血压降至 144/78 mmHg 能够带来显著获益。然而,一项包括 SHEP-Pilot、SHEP、EWPHE、Coope and Warrender、STOP、Syst-Eur、HYVET-Pilot、HYVET 的荟萃分析报道,高龄高血压降压治疗效果存在异质性,只有 HYVET 和 STOP 研究看到死亡率方面的获益,降压力度过大和血压过低可能对衰弱的患者不利。JATOS 入选了 1869 名 75～85 岁的高血压患者,强化治疗组和一般治疗组的血压控制目标分别为 132.3/74.0 mmHg 和 146.6/78.3 mmHg,两组并未看到明显的预后差异。PARTAGE 研究入选 1126 名需要专业护理的合并多种疾病的高龄老年人,平均年龄 88 岁,平均血压 138/73 mmHg,整体人群中,收缩压和舒张压每升高 10 mmHg,总死亡率分别下降 9%(95% CI,0.84～0.98)和 16%(95% CI,0.72～0.99)。因此,不同状态的高龄老年人最佳的血压目标有所不同,需要根据患者的健康状况确定个体化降压目标。

　　INVEST 研究亚组分析显示随着年龄的增加,降压获益的切点随之增加,≥80 岁的稳定型冠心病患者收缩压控制在 140 mmHg,比控制在<130 mmHg 患者的死亡、心肌梗死、卒中的风险更低;而且舒张压<70mmHg 心血管事件的风险也随之增加。另一项研究纳入 4071 名高龄高血压患者,2 年随访后发现,从收缩压 139 mmHg、舒张压 89 mmHg 开始,每降低 10 mmHg,死亡风险分别增加 18%(95% CI,0.74～0.91)和 15%(95% CI,0.78～0.92)。上述结果提示,应尽量避免高龄患者血压<130/60mmHg。

(三)降压药物的选择

　　1. 首先使用小剂量单药作为初始治疗。

　　2. 利尿药、血管紧张素转换酶抑制药(ACEI)、血管紧张素受体拮抗药(ARB)和钙通道阻滞药(CCB)作为可首选药物。

　　3. 若血压不达标,可缓慢加量或联合 2 种降压药,尽量避免 3 种以上的降压药物联用。

　　4. 高血压合并心肌梗死、慢性心力衰竭或心律失常的患者,应加用 β 受体阻滞药。

　　5. 应警惕多重用药带来的风险,表 5-3 列出了高龄老年人常用降压药物的注意事项。

　　HYVET 研究选择小剂量利尿药必要时与小剂量 ACEI 联用的降压方案,效果良好,收缩压和舒张压达标率分别为 71% 和 78%。INVEST 研究和 SCOPE 研究结果证实,CCB 和 ARB 均适合高龄老年高血压患者使用。

　　由于老年人通常存在多重用药,应警惕用药过多带来的不利影响。PARTAGE 研究发现,服用两种以上降压药物且收缩压<130mmHg 的患者,死亡率相对风险最高(HR,2.05;95% CI,1.37～3.06)。在最新一版的法国高血压指南中,明确指出避免高龄人群使用 3 种以上的降压药物。

　　当需要采取联合用药时,可选择小剂量联合的方案。HYVET 研究中小剂量利尿药加用小剂量 ACEI 可以使血压达标率加倍。我国人群难治性高血压的比例低,适合初始单药必要时两药联合的治疗方案。Hot-China 研究入选 3050 例中国高龄高血压患者,上述方案可使 80% 的患者血压达标。

表 5-3　高龄老年人降压药物使用注意事项

药物种类	主要不良反应	高龄老年人应用注意事项
利尿药		
• 噻嗪类	• 低钠血症,低钾血症,血糖升高,高尿酸血症和痛风,低血压,脱水	• 高龄高血压一线用药,吲达帕胺的疗效被 HYVET 研究所证实 • 小剂量利尿药(氢氯噻嗪不超过 25mg)安全性和耐受性良好
• 襻利尿药	• 低钠血症,低钾血症,低钙血症,低镁血症,低血压,脱水,高尿酸血症和痛风,血糖升高	• 在高龄高血压控制中并无明确指征,除非伴随严重肾功能不全[肌酐清除率<30ml/(min·1.73 m²)] • 可以单独应用于高血压合并心力衰竭的患者,也可与噻嗪类利尿药合用 • 当襻利尿药和噻嗪类利尿药联合使用时,应从小剂量开始,根据患者容量状态调整剂量。但是在高龄老年,尤其是虚弱的患者,容量状态有时候难以准确判断(例如,水肿可能是容量负荷过重,也可能是因为营养不良),因此应密切检测电解质和肌酐水平 • 与选择性 5-羟色胺再吸收抑制药类抗抑郁药合用时,增加严重低钠血症的风险 • 可能加重虚弱者的尿失禁,造成护理和性格的不利影响 • 经常户外活动的老人,尽量不选择襻利尿药作为单纯降压使用
• 醛固酮拮抗药	• 高钾血症,低钠血症,痉挛或腹泻等消化道症状,男性乳腺发育	• 严重肾功能不全或高血钾时禁用 • 调整剂量时应监测肌酐和电解质
钙通道阻滞药		
• 二氢吡啶类	• 头晕,面部潮红,头痛,低血压,外周水肿,心动过速	• 非常适合高龄患者使用 • 容易发生下肢水肿,被误认为心力衰竭的表现 • 下肢水肿可以引起社会活动和体力活动下降(如穿鞋行走困难)
• 非二氢吡啶类	• 心动过缓,房室传导阻滞,心力衰竭加重,便秘,低血压,疲劳,呼吸困难	• 高龄人群降压治疗的二线用药 • 地尔硫䓬可引起下肢水肿 • 维拉帕米通常不引起下肢水肿,但可造成便秘,从而引发恶心、厌食、谵妄和功能减退 • 维拉帕米不要与 β 受体阻滞药合用
• 血管紧张素转换酶抑制药(ACEI)	• 干咳,高钾血症,皮疹,血管神经性水肿,低血压,头晕,疲劳,急性肾功能不全	• 非常适合高龄高血压治疗,疗效在 HYVET 研究中被验证 • 可疑脱水的患者禁用 • 不要同时加用 ACEI 和利尿药,避免肾功能损害
• 血管紧张素受体拮抗药(ARB)	• 高钾血症,皮疹,血管神经性水肿,低血压,头晕,疲劳,急性肾功能不全	• 与 ACEI 相同 • 不要与 ACEI 或醛固酮拮抗药合用
• β 受体阻滞药	• 心动过缓,心力衰竭,外周血管收缩,支气管痉挛,疲劳,抑郁,头晕,意识混乱,血糖水平变化	• 高龄高血压的二线用药,除非合并心血管疾病 • β 受体阻滞药引起的疲劳容易被过度强调(老年人的疲劳感可能由多种原因造成) • β 受体阻滞药能够通过血-脑屏障时,尤其易发生噩梦、睡眠障碍、抑郁和意识混乱 • 影响心脏传导功能的问题可能在使用 β 受体阻滞药后加重 • 当与乙酰胆碱酯酶抑制药合用时(治疗阿尔茨海默病),心动过缓风险增加
• α 受体阻滞药	• 头晕,疲劳,恶心,尿失禁,直立性低血压,晕厥	• 不作为常用药 • 注意低血压(直立性低血压或餐后低血压)和晕厥的风险

(四)脉压

通常脉压>40 mmHg 视为脉压增大。老年人收缩压水平随年龄增长升高,而舒张压趋于降低,脉压可达 70～100 mmHg。脉压增大是老年高血压的重要特点,也是预后的独立预测因素。HYVET 研究证实脉压增大在治疗组和对照组均预示痴呆风险增加。目前缺少只降低收缩压而不降低舒张压的药物。高龄高血压的临床研究中,利尿药、肾素血管紧张素系统(RAS)抑制药或 CCB 治疗降低收缩压的幅度大于舒张压,脉压减小。PARAMETER 研究证实血管紧张素脑啡肽酶抑制药 LCZ696 不仅能够有效降低中心动脉收缩压、脉压和外周动脉收缩压,还能够使基线时动脉硬化最严重的患者颈-股动脉脉搏波传导速度改善更多,有望成为具有良好应用前景的治疗老年高血压的药物。

(五)降压治疗流程

高龄高血压的治疗流程见图 5-1。

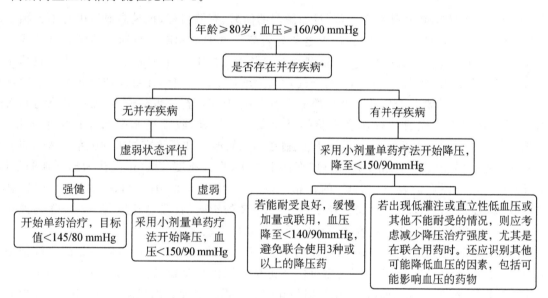

图 5-1　高龄患者降压治疗流程
* 并存疾病:卒中、冠心病、心力衰竭、糖尿病和慢性肾功能不全等

三、高龄高血压的特殊问题

(一)实际年龄与健康状况存在较大差异

同样年龄的高龄老人,精神状态、生命活力、运动能力、认知功能、营养状况、合并疾病可能完全不同,高血压对身体的影响、耐受降压治疗的程度也不相同。因此,身体的健康程度(或虚弱程度)评估,是决定个体化降压治疗策略的重要依据。近年来国际指南中,均推荐高龄高血压药物治疗前进行虚弱状况评估。

(二)虚弱的概念和评估

虚弱是体现老年生理功能减弱的一组综合征,指老年人生理储备下降和对应激原抵抗力下降,机体易损性增加的非特异性状态。虚弱发生的原因与增龄生理性改变及多病共存、增龄性肌少症、跌倒、慢性疼痛、营养不良及医源性并发症等有关。80 岁以上的高龄患者虚弱的发生率显著增加。2010 年中国台湾的研究报道虚弱的发生率在 65~69 岁年龄组为 15.3%,而 80~84 岁年龄组增长到 22.4%。虚弱的高龄老年人受到外界较小刺激即可引起临床事件的发生,更易发生不良转归,也给高龄高血压管理带来严峻挑战。

对老年虚弱的评估内容包括步速减低、握力下降、身体活动能力减退、体重丢失、自我报告疲乏感等指标,还有研究纳入了认知、视力下降、尿和便失禁状态。目前比较广泛采用的是 Fried 虚弱评估量表,步行速度、Geriatric 8(G8)或 SHARE-F175 评价量表。

(三)高龄患者进行虚弱评估的指标及意义

步行速度是评估和预测机体功能下降、诊断虚弱的简易、有效指标,也是高血压患者不良预后的有效预测指标。2012 年 Odden 报道,血压对老年患者死亡率的影响随步行速度不同而有差异。该研究入选 65 岁以上的老年人,发现与步行速度较慢的老年人相比,步行速度较快的老年人收缩压>140 mmHg 对死亡的预测风险价值更高,可使死亡风险增加 35%,提示在身体功能状态水平较好的老年患者,收缩压水平升高是全因死亡增加的危险因素;但对于步行速度较慢者,血压升高与心血管死亡无关;对于体弱无法完成步行速度试验的老年高血压患者,收缩压水平与死亡率呈负相关。2015 年有研究报道高龄高血压患者中步行速度、血压与认知改变和靶器官损害的关系。入选患者平均年龄为(80.6±7.5)岁,采用 4mGait 步行速度评定方法,步行速度<0.8m/s 作为诊断虚弱指标。发现步行速度与认知评定量表(SPMSQ)的正相关($r=0.49,P<0.001$),与估测的肾小球滤过率(eGFR)呈正相关($r=0.33,P=0.02$)。调节血压、eGFR 的影响后,步行速度与 SPMSQ 仍独立相关($P=0.002$),在年龄较高、步行速度和血压较低者认知损伤较重。

因此,在高龄高血压的管理中开展虚弱评估,有利于基于老年的生理储备而不是简单根据年龄来评估降压治疗的风险和获益,从中筛选出可以真正从降压治疗受益的高龄患者;并有助于确定合适的血压控制目标,降低患者功能减低、认知损伤和靶器官损害及死亡的风险。目前国际、国内尚缺少虚弱对高龄高血压降压方案和预后影响的大规模前瞻性、随机对照研究的证据,今后开展基于我国种族特征的虚弱评价标准非常重要。亟待对高龄高血压患者制定降压策略前和进行血压管理的过程中树立并开展虚弱评估。

在高龄高血压患者以虚弱评估为指导,进行血压管理可以参考以下流程:使用两步法评估高龄患者的虚弱状态及危险因素。首先进行快速、简易筛查,对评价结果提示有虚弱风险的高龄高血压患者,应进一步进行老年综合评估。

(四)以老年综合评估的理念指导多学科合作及综合治疗

1. 老年综合评估的概念和内容 老年综合评估是近年在老年医学领域广泛倡导的新理念和核心技术。其概念指从疾病、体能、认知、心理和社会等多层面对老年患者进行全面评估,在全面维护老年健康的基础上侧重管理老年不同阶段的主要健康问题,治疗以维持老年的功能、提高生活质量为目标,而并非以单一治愈疾病为目标。在医学问题的评估除慢性病、并存疾病外,还需评估多重用药、营养状态、视力和睡眠障碍、疼痛、排尿障碍等问题。

2. 老龄老年人生活方式干预 调整生活方式在改善高龄高血压患者转归方面尚缺少有力证据。

高龄老年人常合并有营养不良,体重迅速降低有可能引起老年虚弱的风险增加;过度强调严格的饮食控制和限制食盐摄入可能导致高龄老年人的营养障碍及电解质紊乱;已广泛提倡的有氧运动并非适用于所有高龄、已出现躯体功能减退和并存疾病的患者。

3. 以老年综合评估为理念指导进行高龄高血压的管理　高龄老年健康问题的特殊性在于年龄越高,其面临的功能下降、认知和心理障碍、社会支持不足等问题将越来越突出。对于降压获益人群和方案、降压目标的不当选择还可能使其失能风险增加、认知损伤加重;在制订高龄降压药物方案时更需综合评估多重药物不良反应和优先用药。在开展老年综合评估基础上制订个性化营养支持方案、有氧运动与抗阻运动等互相补充的运动方案研究将有助于提高对高龄患者的血压管理水平。

(五)推进家庭、社区和社会医疗卫生服务支持

随着年龄的增长,高龄高血压患者的血压类型表现多样,除常见的合并高收缩压的低舒张压,还有血压节律异常,如清晨高血压、高血压合并餐后低血压、直立性低血压,在血压管理上更需要加强家庭血压监测;高龄带来多病共存、多重用药矛盾、机体功能下降、虚弱发生增加、认知和心理问题突出需要由多学科医师、护士、康复科医师、心理科医师等共同参与,在综合评估的基础上确定降压获益人群、合理的降压靶目标和全面综合管理方案;高龄患者的反应能力、活动能力下降,其长期的生活方式管理、随访管理更需要家庭、社会和各级医疗卫生服务机构的全面合作与支持。

四、小　结

我国已进入高龄人口迅速增长阶段,高血压是高龄老年心血管病治疗的难点和重点。希望通过高龄患者血压管理共识的推广,提高各级医疗卫生机构的广大医务工作者、社区、家庭及患者本人对高龄老年人血压管理特殊性和复杂性的认识,在临床实践中更新高龄老年人血压管理观念;并在今后的工作中结合国际相关领域进展开展临床研究,积累我国高龄老年人血压管理的循证证据,使更多高龄高血压患者受益。

参 考 文 献

[1] Lewington S, Clarke R, Qizilbash N, et al. Age-specific relevance of usual blood pressure to vascular mortality: a meta-analysis of individual data for one million adults in 61 prospective studies. Lancet, 2002, 360(360): 1903-1913.

[2] James PA, Oparil S, Carter BL, et al. 2014 evidence-based guideline for the management of high blood pressure in adults: report from the panel members appointed to the Eighth Joint National Committee (JNC 8). Jama, 2014, 311(311): 507-520.

[3] Mancia G, Fagard R, Narkiewicz K, et al. 2013 ESH/ESC guidelines for the management of arterial hypertension: the Task Force for the Management of Arterial Hypertension of the European Society of Hypertension (ESH) and of the European Society of Cardiology (ESC). Eur Heart J, 2013, 34(34): 2159-2219.

[4] 中国高血压防治指南修订委员会. 中国高血压防治指南 2010. 中华高血压杂志, 2011, 19: 701-743.

[5] 中华医学会心血管病学分会, 中国老年学学会心脑血管病专业委员会. 老年高血压的诊断与治疗中国专家共识(2011 版). 中国医学前沿杂志(电子版), 2012, 4: 31-39.

[6] 中华医学会老年医学分会, 中国医师协会高血压专业委员会. 老年人高血压特点与临床诊治流程专家建议. 中华老年医学杂志, 2014, 33: 689-701.

[7] Franklin SS, Gustin Wt, Wong ND, et al. Hemodynamic patterns of age-related changes in blood pressure. The Framingham Heart Study. Circulation, 1997, 96(96): 308-315.

[8] 李艳芳, 赵瑞祥, 卜亚聪, 等. 80 岁以上老年人单

纯收缩期高血压患病率及相关因素分析. 中华心血管病杂志,2005,33:343-346.

[9] Bulpitt CJ,Beckett N,Peters R,et al. Does white coat hypertension require treatment over age 80?: Results of the hypertension in the very elderly trial ambulatory blood pressure side project. Hypertension,2013,61(61):89-94.

[10] 王文,张维忠,孙宁玲,等. 中国血压测量指南. 中华高血压杂志,2011,19:1101-1115.

[11] 范利. 高龄高血压防治的现代观念. 中国实用内科杂志,2012,32:21-23.

[12] 华琦,谭静,刘东霞,等. 高血压病患者颈-股动脉和颈-桡动脉脉搏波速度改变及其影响因素. 中华心血管病杂志,2005,33(12):1088-1091.

[13] 谭静,华琦,闻静,等. 高血压病患者脉搏波速度与心血管疾病危险因素. 中华高血压杂志,2007,15(10):807-811.

[14] 崔华,胡亦新,范利,等. 17 682 例不同年龄老年高血压患者并发症发生率的比较. 中华老年多器官疾病,2010,12:32-33.

[15] 李静,华琦. 白大衣高血压在不同类型人群中的发生率. 首都医科大学学报,2003,24:141-142.

[16] 樊晓寒,吴海英,惠汝太. 体位性低血压与心脑血管疾病. 中华高血压杂志,2009,17:858-861.

[17] Amery A,Birkenhager W,Brixko P,et al. Influence of antihypertensive drug treatment on morbidity and mortality in patients over the age of 60 years. European Working Party on High blood pressure in the Elderly (EWPHE) results: subgroup analysis on entry stratification. J Hypertens Suppl,1986,4(4):S642-647.

[18] Szucs TD,Waeber B,Tomonaga Y. Cost-effectiveness of antihypertensive treatment in patients 80 years of age or older in Switzerland: an analysis of the HYVET study from a Swiss perspective. J Hum Hypertens,2010,24(24):117-123.

[19] Brillac T,Mulazzi I,Amar J, Applicability of the HYVET study in primary care practice. Results of a preliminary cross-sectional study. Rev Prat,2010,60(60):9-12.

[20] Jacobs JM,Stessman J,Ein-Mor E,et al. Hypertension and 5-year mortality among 85-year-olds: the Jerusalem Longitudinal Study. J Am Med Dir Assoc,2012,13(13):759 e751-756.

[21] Gershinsky Y,Bursztyn M,Ein-Mor E,Stessman J. 2c. 03: Hypertension is not associated with survival in 90 years old: the jerusalem longitudinal study. J Hypertens,2015,33 Suppl 1(33 Suppl 1):e68.

[22] Beckett N,Peters R,Leonetti G,et al. Subgroup and per-protocol analyses from the hypertension in the very elderly trial. J Hypertens,2014,32(32):1478-1487;discussion 1487.

[23] Gueyffier F,Bulpitt C,Boissel JP,et al. Antihypertensive drugs in very old people: a subgroup meta-analysis of randomised controlled trials. INDANA Group. Lancet,1999,353(353):793-796.

[24] Bulpitt CJ,Beckett NS,Cooke J,et al. Results of the pilot study for the hypertension in the very elderly trial. J Hypertens,2003,21(21):2409-2417.

[25] Trenkwalder P,Elmfeldt D,Hofman A,et al. The study on cognition and prognosis in the elderly (SCOPE)-major CV events and stroke in subgroups of patients. Blood Press,2005,14(14):31-37.

[26] Beckett NS,Peters R,Fletcher AE,et al. Treatment of hypertension in patients 80 years of age or older. N Engl J Med,2008,358(358):1887-1898.

[27] Bejan-Angoulvant T,Saadatian-Elahi M,Wright JM,et al. Treatment of hypertension in patients 80 years and older: the lower the better? A meta-analysis of randomized controlled trials. J Hypertens,2010,28(28):1366-1372.

[28] Peters R,Beckett N,Burch L,et al. The effect of treatment based on a diuretic (indapamide) +/- ACE inhibitor (perindopril) on fractures in the hypertension in the very elderly trial (HYVET). Age Ageing,2010,39(39):609-616.

[29] Beckett N,Peters R,Tuomilehto J,et al. Immediate and late benefits of treating very elderly people with hypertension: results from active treatment extension to hypertension in the very elderly randomised controlled trial. BMJ,2012,344(344):d7541.

[30] Principal results of the Japanese trial to assess optimal systolic blood pressure in elderly hypertensive patients (JATOS). Hypertens Res,2008,31(31):2115-2127.

[31] Benetos A,Gautier S,Labat C,et al. Mortality and cardiovascular events are best predicted by low central/peripheral pulse pressure amplification but

not by high blood pressure levels in elderly nursing home subjects：the PARTAGE(predictive values of blood pressure and arterial stiffness in institutionalized very aged population) study. J Am Coll Cardiol,2012,60(60):1503-1511.

[32] Denardo SJ,Gong Y,Nichols WW,et al. Blood pressure and outcomes in very old hypertensive coronary artery disease patients：an INVEST sub-study. Am J Med,2010,123(123):719-726.

[33] Oates DJ,Berlowitz DR,Glickman ME,et al. Blood pressure and survival in the oldest old. J Am Geriatr Soc,2007,55(55):383-388.

[34] Benetos A,Rossignol P,Cherubini A,et al. Polypharmacy in the aging patient：Management of hypertension in octogenarians. JAMA, 2015, 314(314):170-180.

[35] Benetos A,Labat C,Rossignol P,et al. Treatment with multiple blood pressure medications, achieved blood pressure, and mortality in older nursing home residents：The PARTAGE study. JAMA Intern Med,2015,175(175):989-995.

[36] Blacher J,Halimi JM,Hanon O,et al. Management of hypertension in adults：the 2013 french society of hypertension guidelines. Fundam Clin Pharmacol,2014,28(28):1-9.

[37] Bulpitt CJ,Beckett NS,Peters R,et al. Blood pressure control in the hypertension in the very elderly trial（HYVET）. J Hum Hypertens, 2012, 26(26):157-163.

[38] Ma W,Zhang Y. Low rate of resistant hypertension in Chinese patients with hypertension：an analysis of the HOT-CHINA study. J Hypertens, 2013,31(31):2386-2390.

[39] 刘力生,张维忠,郝建生,等. 非洛地平缓释片在高血压治疗中的达标率和安全性研究. 中华心血管病杂志,2004,32:291-294.

[40] Peters R,Beckett N,Fagard R,et al. Increased pulse pressure linked to dementia：further results from the hypertension in the very elderly trial-HYVET. J Hypertens,2013,31(31):1868-1875.

[41] Williams B,Cockcroft JR,Kario K,et al. Rationale and study design of the prospective comparison of angiotensin receptor neprilysin inhibitor with angiotensin receptor blocker measuring arterial stiffness in the elderly（PARAMETER）study. BMJ Open,2014,4(4):e004254.

[42] Muller M,Smulders YM,de Leeuw PW. Treatment of hypertension in the oldest old：a critical role for frailty? Hypertension,2014,63(63):433-441.

[43] Aronow WS,Fleg JL,Pepine CJ,et al. ACCF/AHA 2011 expert consensus document on hypertension in the elderly：a report of the American College of Cardiology Foundation Task Force on Clinical Expert Consensus Documents developed in collaboration with the American Academy of Neurology,American Geriatrics Society,American Society for Preventive Cardiology,American Society of Hypertension,American Society of Nephrology,Association of Black Cardiologists,and European Society of Hypertension. J Am Soc Hypertens,2011,5(5):259-352.

[44] Cooper C,Dere W,Evans W,et al. Frailty and sarcopenia：definitions and outcome parameters. Osteoporos Int,2012,23(23):1839-1848.

[45] Chen CY,Wu SC,Chen LJ,et al. The prevalence of subjective frailty and factors associated with frailty in Taiwan. Arch Gerontol Geriatr,2010,50 Suppl 1(50 Suppl 1):S43-47.

[46] Landi F,Cruz-Jentoft AJ,Liperoti R,et al. Sarcopenia and mortality risk in frail older persons aged 80 years and older：results from ilSIRENTE study. Age Ageing,2013,42(42):203-209.

[47] Berrut G,Andrieu S,Araujo de Carvalho I,et al. Promoting access to innovation for frail old persons. IAGG（International Association of Gerontology and Geriatrics）,WHO（World Health Organization）and SFGG（Societe Francaise de Geriatrie et de Gerontologie）Workshop--Athens January 20-21, 2012. J Nutr Health Aging, 2013, 17(17):688-693.

[48] Romero-Ortuno R,Soraghan C. A Frailty Instrument for primary care for those aged 75 years or more：findings from the survey of health,ageing and retirement in Europe,a longitudinal population-based cohort study（SHARE-FI75＋）. BMJ Open,2014,4(4):e006645.

[49] Fried LP,Tangen CM,Walston J,et al. Frailty in older adults：evidence for a phenotype. J Gerontol A Biol Sci Med Sci,2001,56(56):M146-156.

[50] Odden MC,Peralta CA,Covinsky KE. Walking speed is a useful marker of frailty in older per-

sons-reply. JAMA Intern Med, 2013, 173 (173): 325-326.

[51] Baitar A, Van Fraeyenhove F, Vandebroek A, et al. Evaluation of the Groningen Frailty Indicator and the G8 questionnaire as screening tools for frailty in older patients with cancer. J Geriatr Oncol, 2013, 4(4): 32-38.

[52] Cesari M, Kritchevsky SB, Penninx BW, et al. Prognostic value of usual gait speed in well-functioning older people-results from the health, aging and body composition study. J Am Geriatr Soc, 2005, 53(53): 1675-1680.

[53] Studenski S, Perera S, Patel K, et al. Gait speed and survival in older adults. JAMA, 2011, 305 (305): 50-58.

[54] Odden MC, Peralta CA, Haan MN, et al. Rethinking the association of high blood pressure with mortality in elderly adults: the impact of frailty. Arch Intern Med, 2012, 172(172): 1162-1168.

[55] Basile G, Catalano A, Mandraffino G, et al. Cognitive impairment and slow gait speed in elderly outpatients with arterial hypertension: the effect of blood pressure values. J Am Geriatr Soc, 2015, 63(63): 1260-1261.

[56] Guralnik JM, Ferrucci L, Pieper CF, et al. Lower extremity function and subsequent disability: consistency across studies, predictive models, and value of gait speed alone compared with the short physical performance battery. J Gerontol A Biol Sci Med Sci, 2000, 55(55): M221-231.

[57] Abellan van Kan G, Rolland Y, Bergman H, et al. The I. A. N. A Task Force on frailty assessment of older people in clinical practice. J Nutr Health Aging, 2008, 12(12): 29-37.

[58] Sancarlo D, Pilotto A, Panza F, et al. A multidimensional prognostic index (MPI) based on a comprehensive geriatric assessment predicts short-and long-term all-cause mortality in older hospitalized patients with transient ischemic attack. J Neurol, 2012, 259(259): 670-678.

[59] Chen LK, Peng LN, Lin MH, et al. Predicting mortality of older residents in long-term care facilities: comorbidity or care problems? J Am Med Dir Assoc, 2010, 11(11): 567-571.

[60] Mattila K, Haavisto M, Rajala S, et al. Blood pressure and five year survival in the very old. Br Med J (Clin Res Ed), 1988, 296(296): 887-889.

[61] Askari M, Kiely DK, Lipsitz LA. Is pulse pressure a predictor of cardiovascular complications in a frail elderly nursing home population? Aging Clin Exp Res, 2004, 16(16): 206-211.

[62] Brook RD, Appel LJ, Rubenfire M, et al. Beyond medications and diet: alternative approaches to lowering blood pressure: a scientific statement from the american heart association. Hypertension, 2013, 61(61): 1360-1383.

[63] Cornelissen VA, Smart NA. Exercise training for blood pressure: a systematic review and meta-analysis. J Am Heart Assoc, 2013, 2(2): e004473.

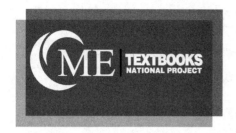

复方利血平氨苯蝶啶片临床应用中国专家共识

通讯作者　华　琦　孙宁玲
执笔专家　李　静
中国老年医学学会高血压分会
中国医师协会高血压专业委员会

第 6 章

高血压是心血脑管病最重要的危险因素,我国每年因血压升高导致的死亡人数高达 204 万,直接经济负担 2100 亿元。2012 年的统计显示,我国高血压患者中 41.0% 的患者接受药物治疗,血压达标的患者占 13.8%,较 2002 年的 24.7% 和 6.1% 有了明显提高。然而,在整体范围内,与发达国家仍然有着明显的差距,特别是我国经济发展水平较低的农村或边远地区情况尤为严重。

2014 年修订的《中国高血压基层管理指南》强调,高血压的治疗应考虑患者的经济承受力,选择适合的药物。同时指出,我国传统固定复方制剂降压效果明确且价格低廉,可作为基层降压药的一种选择。复方利血平氨苯蝶啶片(0 号),曾用名北京降压 0 号,是一种固定剂量的单片复方降压药,自问世以来,在我国人群中积累了大量的使用经验。在当前众多新药涌入市场情况下,复方利血平氨苯蝶啶片仍然是基层医疗单位治疗轻、中度高血压的常用药物之一。在此基础上,中国老年医学学会高血压分会和中国医师协会高血压专业委员会特邀请高血压领域的专家,起草、讨论《复方利血平氨苯蝶啶片临床应用中国专家共识》。共识回顾了该药相关的循证医学证据,并据此对药物的安全性、有效性、适用人群和使用方法进行总结、推荐和建议。希望借此共识为临床医师提供指导和帮助,进一步规范复方利血平氨苯蝶啶片的使用,也为中国高血压防治提供助力。

一、复方利血平氨苯蝶啶片的成分和药理特点

复方利血平氨苯蝶啶片每片含氢氯噻嗪 12.5mg、氨苯蝶啶 12.5mg、硫酸双肼屈嗪 12.5mg 和利血平 0.1mg 共 4 种药物成分。氢氯噻嗪和氨苯蝶啶为利尿药。氢氯噻嗪作用于远曲小管及髓襻升支皮质部,抑制钠离子的重吸收,起到排钠利尿的作用,减少水钠潴留,使循环血量下降,血压降低。氨苯蝶啶为保钾利尿药,与氢氯噻嗪合用可以增强利尿效果。硫酸双肼屈嗪为血管扩张药,能进入血管平滑肌细胞导致血管扩张而起到降压作用。利血平是一种具有中枢和外周双重作用的交感神经抑制药,通过影响中枢神经和外周交感神经末梢去甲肾上腺素的储存和释放而起到降压作用,效果持久。各组分的药动学特点见表 6-1。

复方利血平氨苯蝶啶片低剂量的 4 种成分具有协同作用:①氨苯蝶啶可减少氢氯噻嗪导致的低钾血症。②利尿药可抵消利血平和血管扩张药引起的水钠潴留。③排钠可以使血管壁钠离子浓度降低,血管对儿茶酚胺类物质及血管紧张素的反应性减弱,引起血管扩张和外周血管阻力降低,增加其他降压药物的降压效果。④利血平可对抗血管扩张药和利尿药引起的交感神经兴奋、心率增快。

表 6-1 复方利血平氨苯蝶啶片各组分的药动学

药物	常规用量	每片所含剂量	浓度达峰时间	半衰期	起效时间	持续时间	代谢途径
氢氯噻嗪	$6.25\sim25$ mg/d	12.5 mg	4h	15h	2h	$6\sim12$h	原形由尿排泄
氨苯蝶啶	$25\sim100$ mg/d	12.5 mg	2h	$1.5\sim2$h	$2\sim4$h	$7\sim9$h	肝
硫酸双肼屈嗪	$25\sim100$ mg/d	12.5 mg	$1\sim2$h	$2\sim3$h	1h	24h	肝和肠壁
利血平	$0.05\sim0.25$ mg/d	0.1 mg	$2\sim3$h	27h	1 周	$3\sim4$ 周	肝

二、临床效果

(一)降压疗效

大量证据显示,降压治疗可以有效降低心血管风险,其获益主要来自于血压的降低。多项临床研究以我国人群为观察对象,对复方利血平氨苯蝶啶片的作用进行评价,结果证实,该药具有良好的短期和长期降压疗效。

一项多中心研究入选全国 14 个城市社区医院的 11 861 名原发性高血压患者,基线收缩压和舒张压分别为(148±14)mmHg 和(91±10)mmHg,服用复方利血平氨苯蝶啶片 2 周时平均收缩压和平均舒张压分别降至(137±12)mmHg 和(85±10)mmHg;单药治疗 4 周时,轻、中、重度高血压患者的达标(<140/90 mmHg)比例分别为 80.9%、68.2%和 54.6%。北京大学人民医院等 10 家医疗中心入选舒张压在 95~114 mmHg 且收缩压<180 mmHg 的原发性高血压患者。单独使用复方利血平氨苯蝶啶片治疗 12 个月时,血压<140/90 mmHg 和<130/85 mmHg 的患者比例分别为 84.6%和 52.6%。国家"十五"科技攻关项目对以复方利血平氨苯蝶啶片为基础的降压治疗方案和常规降压治疗方案(患者自主选择就医方式和服药种类)进行对比,1799 例社区高血压患者接受为期 3 年的随访,复方利血平氨苯蝶啶片组的收缩压和舒张压下降幅度均大于常规治疗组,两组的血压达标率分别为 90.0%和 79.5%。老年单纯收缩期高血压及 75 岁以上人群亚组分析显示,以复方利血平氨苯蝶啶片为基础的治疗方案 1 年时的血压达标率分别为 92.1%和 91.7%。

(二)降压治疗的平稳性

研究显示,复方利血平氨苯蝶啶片收缩压谷峰比 88.9%,舒张压谷峰比 73.3%;收缩压和舒张压平滑指数分别为 4.1 与 3.8,每日 1 次服药可以平稳地降低血压,并维持 24h 疗效。此外,清晨或晚间服用复方利血平氨苯蝶啶片均能明显改善非构型原发性高血压患者的诊室偶测血压和动态血压,有效降低夜间血压。

(三)靶器官保护

临床研究发现,复方利血平氨苯蝶啶片治疗 6~18 个月可以显著降低室间隔厚度、左心室后壁厚度和左心室质量指数。一项动物实验报道,应用复方利血平氨苯蝶啶片治疗 4 个月,能够减轻肾小球纤维化和肾血管硬化。上述作用来自于对血压的有效控制,更多的靶器官保护证据有待于进一步研究积累。

(四)与其他常用降压药物的比较

一项荟萃分析对复方利血平氨苯蝶啶片与常用降压药物(包括钙拮抗药、利尿药、血管紧张素转换酶抑制药和其他复方制剂)的降压疗效进行系统评价,共有 19 项研究的 2434 例患者符合纳入标准。结果证实,复方利血平氨苯蝶啶片与常规降压药物的疗效相当。社区高血压和农村原发性高血压的研究显示,以复方利血平氨苯蝶啶片为基础的治疗方案可以达到良好的血压控制。

(五)联合用药

复方利血平氨苯蝶啶片与其他常用降压药物具有良好的协同作用,联合用药可以进一步降低血压。一项研究入选全国 9 家医院的 461 例原发性高血压患者,基线平均血压 156.8/92.9 mmHg。起始复方利血平氨苯蝶啶片治疗,若不达标则联用其他降压药。治疗 6 个月时,有 62.9% 的患者接受联合用药,其中钙拮抗药 108 例(38.6%),血管紧张素转化酶抑制药 82 例(29.3%),血管紧张素受体拮抗药 30 例(10.7%),β 受体阻滞药 60 例(21.4%),血压达标率在 87% 以上。因此,对于单药治疗难以控制的高血压,复方利血平氨苯蝶啶片与其他常用降压药物联用能够提高达标率。

(六)药物经济学

对 2505 名社区高血压患者进行为期 1 年的治疗,复方利血平氨苯蝶啶片组和常规治疗组(患者通过自主就医方式来决定降压药物的使用)的成本/效果比分别为 418.1 和 1057.7,即在达到相同的血压达标率时,复方利血平氨苯蝶啶片组节省 639.6 元。增量分析显示,常规治疗组较复方利血平氨苯蝶啶片组提高 1% 的血压达标率需多花费 200 元,并且血压达标率的提高并不随着费用的增加而保持线性增加。该研究说明,复方利血平氨苯蝶啶片能达到与其他常规降压药相同的降压效果,且所需的费用仅为常规降压药的 40%。因此,在基层高血压人群中推广应用将获得良好的成本效果。

三、安全性与耐受性

高血压患者需要终身服用降压药物进行治疗,因此,药物的安全性与耐受性一直受到医务人员和患者的密切关注。

(一)常见的不良反应

迄今为止的多项临床研究证实,复方利血平氨苯蝶啶片的不良反应发生率与其他常用降压药相似。可能的不良反应为乏力、头痛、头晕、头涨、鼻塞等。这些不良反应并非复方利血平氨苯蝶啶片药物成分特异性。全国 14 个省会城市 11 861 例社区原发性高血压患者使用复方利血平氨苯蝶啶片治疗 4 周,不良反应发生率为 5.9%。一项研究对 1799 例社区高血压患者进行 3 年随访,复方利血平氨苯蝶啶片组不良反应发生率为 2.6%。将 19 项研究共 2434 例高血压患者的资料进行荟萃分析,复方利血平氨苯蝶啶片组与常规治疗组(包括钙拮抗药、利尿药、血管紧张素转换酶抑制药、其他复方制剂或中成药)的不良反应发生率分别为 10.8% 和 10.9%,因不良反应退出治疗的比例与常规治疗组相似。

(二)对血电解质水平、糖脂代谢和血尿酸的影响

利尿药是治疗高血压的主要药物之一,长期大量服用利尿药可能对电解质水平和代谢造成不良影响。近年来,高血压的治疗中通常采用小剂量氢氯噻嗪(6.25～25 mg/d),且多与其他降压药配伍使用,降低了不良反应的发生率。近期的 PATHWAY-3 研究中,半量的氢氯噻嗪(12.5 mg)与保钾利尿药(阿米洛利)合用,不仅降压疗效比单独使用全量氢氯噻嗪或阿米洛利更佳,血糖和血钾也能够保持稳定。

几项多中心研究对服用复方利血平氨苯蝶啶片后电解质水平和代谢指标的变化进行观察。一项研究报道,1162 例高血压患者服用复方利血平氨苯蝶啶片 1 年,血钾降低 0.05 mmol/L,血钠升高 1.0 mmol/L,血尿酸下降 27 μmol/L。另一项研究中,1799 例高血压患者服用复方利血平氨苯蝶啶片 3 年,对血电解质水平、糖脂代谢和血尿酸水平无显著不良影响。这与该药中利尿药的剂量较低有关,同时各组分的不同作用在一定程度上抵消了对电解质和代谢的不良影响。

(三)对肝功能、肾功能和血小板的影响

多数短期和长期研究未见复方利血平氨苯蝶啶片对肝功能、肾功能和血液系统有不良影响。个别研究显示,复方利血平氨苯蝶啶片服用 8 周可见一过性血肌酐升高和血小板计数减少,但变化均在正常范围内。

(四)对精神抑郁和神经系统认知功能障碍的影响

复方利血平氨苯蝶啶片每片含利血平仅为 0.1 mg,使用小剂量利血平的不良反应发生率极低。一项研究采用 Zung 量表评价服药 8 周、6 个月、12 个月时患者的精神状态,未见抑郁倾向。几项多中心研究和荟萃分析未发现复方利血平氨苯蝶啶片对精神状态有不良影响。此外,临床研究中未见该药影响认知功能的报道。

(五)其他

大剂量的双肼屈嗪(>200 mg/d)可能引起狼疮综合征、心率增快并诱发心绞痛。复方利血平氨苯蝶啶片中的双肼屈嗪含量小,每片仅为 12.5 mg,利血平具有拮抗血管扩张药引起的反射性心动过速的作用。因此,临床研究中上述不良反应罕见。此外,几项多中心研究和荟萃分析中,服用复方利血平氨苯蝶啶片后消化道出血的发生率未见显著增加。

四、临床应用建议

(一)适应证及用量用法

该药用于轻、中度高血压的治疗。推荐剂量为每天 0.5～1 片,一般为清晨用药,也可以根据血压节律调整用药时间。

(二)联合用药

1. 对于重度高血压或单药血压控制不佳者,可考虑与其他降压药物联用,以增加降压效果。
2. 联合用药前,应了解各成分的药理作用和禁忌证,避免不良反应。
3. 复方利血平氨苯蝶啶片可以与钙拮抗药、血管紧张素转换酶抑制药或血管紧张素受体拮抗药联用,具有良好的协同降压作用。
4. 复方利血平氨苯蝶啶片与减慢心率药物(如 β 受体阻滞药和非二氢吡啶类钙离子拮抗药)联合使用时,应密切关注心率变化。
5. 与利尿药或含利尿药的固定复方制剂联用时应谨慎。

(三)特殊人群用药建议

1. 难治性高血压患者,应用其他药物血压控制不佳时,可联合应用复方利血平氨苯蝶啶片。

2. 本药适用于老年单纯收缩期高血压患者,高龄老年(80 岁及以上)高血压患者服用本药时,建议减量应用。

3. 轻度肾功能不全的患者应用本药时,建议初始剂量为每天 0.5 片,服药后根据肾功能变化调整治疗方案。

4. 合并糖、脂代谢紊乱和尿酸升高的患者,使用复方利血平氨苯蝶啶片时应密切观察代谢指标变化。

5. 既往有胃、十二指肠溃疡病史的患者,慎用复方利血平氨苯蝶啶片。

6. 不稳定型心绞痛、急性心肌梗死或严重心律失常(包括心动过缓和心动过速)的患者,慎用本药。

7. 运动员慎用复方利血平氨苯蝶啶片。

8. 对于儿童使用复方利血平氨苯蝶啶片,目前尚无相关资料。

(四)禁忌证

复方利血平氨苯蝶啶片的禁忌证包括对本药过敏者、活动性消化道溃疡患者、溃疡性结肠炎患者、抑郁症患者、严重肾功能障碍患者、孕妇和哺乳期妇女。

(五)其他注意事项

服用复方利血平氨苯蝶啶片后偶见乏力、头晕、鼻塞、嗜睡等不适,多为一过性,若上述不适持续存在或出现其他可能与用药相关的不良反应,减量或停药即可消失。

长期使用复方利血平氨苯蝶啶片降压疗效明确且无不良反应的患者可继续维持治疗,不必改换其他药物。

五、总　结

复方利血平氨苯蝶啶片是我国自主研发和生产的一种单片固定复方制剂,降压疗效明确,使用方便,价格低廉,可作为基层降压治疗的选择之一。目前,以复方利血平氨苯蝶啶片为基础治疗方案的 CHINOM 研究(中国血压正常高值伴心血管危险因素者的干预研究)已经入选 10 689 例受试者,该研究随访期为 5 年,预计 2018 年公布研究结果。该研究结果的公布将有助于进一步评估复方利血平氨苯蝶啶片的疗效和安全性及其在我国高血压防治中的地位。

参 考 文 献

[1] 陈伟伟,高润霖,刘力生,等.《中国心血管病报告2015》概要.中国循环杂志,2016,31:624-632.

[2] 国家卫生计生委合理用药专家委员会,中国医师协会高血压专业委员会.高血压合理用药指南.中国医学前沿杂志(电子版),2015,7(6):22-64.

[3] Mancia G,Fagard R,Narkiewicz K,et al. 2013 ESH/ESC guidelines for the management of arterial hypertension:the task force for the management of arterial hypertension of the European Society of Hypertension (ESH) and of the European Societyof Cardiology (ESC). Eur Heart J,2013,34:2159-2219.

[4] James PA,Oparil S,Carter BL,et al. 2014 evidence-based guideline for the management of high blood pressure in adults:report from the panel members appointed to the Eighth Joint National Committee (JNC 8). JAMA,2014,311:507-520.

[5] 《中国高血压基层管理指南》修订委员会.中国高血压基层管理指南(2014 年修订版).中华健康管理学杂志,2015,9:10-30.

[6] Beckett NS,Peters R,Fletcher AE,et al. Treatment of hypertension in patients 80 years of age or older. N Engl J Med,2008,358:1887-1898.

[7] Benetos A,RossignolP,Cherubini A,et al. Polyp-

harmacy in the aging patient: management of hypertension in cctogenarians. JAMA, 2015, 314: 170-180.

[8] 中华医学会心血管病学分会,中国老年学学会心脑血管病专业委员会.老年高血压的诊断与治疗中国专家共识(2011版).中国医学前沿杂志(电子版),2012,4:31-39.

[9] 中华医学会老年医学分会,中国医师协会高血压专业委员会.老年人高血压特点与临床诊治流程专家建议.中华老年医学杂志,2014,33:689-701.

[10] Aronow WS, Fleg JL, Pepine CJ, et al. ACCF/AHA 2011 expert consensus document on hypertension in the elderly: a report of the American College of Cardiology Foundation Task Force on Clinical Expert Consensus Documents developedin collaboration with the American Academy of Neurology, American Geriatrics Society, American Society for Preventive Cardiology, American Society of Hypertension, American Society of Nephrology, Association of Black Cardiologists, and European Society of Hypertension. J Am Soc Hypertens, 2011, 5:259-352.

[11] 张奕,秦雪英,武轶群,等.降压0号治疗原发性高血压短期疗效和安全性分析.中华疾病控制杂志,2010,14:5-7.

[12] 吴彦,孙宁玲,洪昭光,等.北京降压0号治疗轻中度原发性高血压的长期疗效观察.中华心血管病杂志,2003,31:408-412.

[13] 张奕,胡永华,曹卫华,等."降压0号"治疗原发性高血压长期疗效和安全性评价.中华流行病学杂志,2008,29:286-291.

[14] 范雯怡,武轶群,曹洋,等.降压0号治疗老年单纯收缩期高血压的疗效和安全性评价.现代预防医学,2012,39:1008-1011.

[15] 吴彦,孙宁玲,卢熙宁,等.北京降压0号治疗原发性高血压动态血压观察.中华临床医药杂志,2002,3:22-24.

[16] 耿学藩,沈潞华,张学功,等.北京降压0号和吲达帕胺对左室肥厚的逆转作用.中华高血压杂志,2007,15:246-248.

[17] 谭静,华琦,刘荣坤.动态血压监测比较北京降压0号和氢氯噻嗪的降压疗效.首都医科大学学报,2006,27:222-225.

[18] 荆珊,王鸿懿,孙宁玲.复方利血平氨苯蝶啶片研究协作组.不同时间服用复方利血平氨苯蝶啶片对非杓型原发性高血压患者血压节律和24小时动态血压的影响研究.中国全科医学,2013,16:133-139.

[19] 田志明,张海锋,韩建平,等.非杓型高血压病的时间治疗学探讨.北京医学,2008,30:87-91.

[20] Ze-An Lu, He-Hui Xie, Ding-Feng Su, et al. Clinical and Experimental Pharmacology and Physiology, 2003, 30:49-54.

[21] 田志明,张海锋.北京复方利血平氨苯蝶啶片对左室肥厚的逆转作用.中华高血压杂志,2006,14(11):921-922.

[22] 田志明,刘治晏.降压0号与氨氯地平远疗效的对比性研究.中国现代医学杂志,2007,17(15):1873-1878.

[23] 武轶群,何柳,宋岩,等.降压0号治疗原发性高血压有效性和安全性的系统评价.中华疾病控制杂志,2009,13:225-231.

[24] 孙宁玲,吴彦,洪昭光,等.北京降压0号与氨氯地平治疗原发性高血压的临床对比试验.中国临床药理学杂志,2002,18:171-173.

[25] 薛小临,赵玲珑,王新兰,等.西北农村地区北京降压0号和吲达帕胺降压疗效观察.中国全科医学,2009,12:1063-1065.

[26] 王馨,段雪英,王增武,等.社区复方制剂抗高血压治疗研究:2年干预效果分析.中国循环杂志,2015,30:449-454.

[27] 荆珊,王鸿懿,孙宁玲,等.复方利血平氨苯蝶啶片联合其他抗高血压药物治疗非杓型原发性高血压患者的血压达标情况及其安全性.中国慢性病预防与控制,2013,21:45-47.

[28] 武轶群,胡永华,任涛,等."降压0号"治疗原发性高血压的成本效果分析.中华流行病学杂志,2008,29:383-386.

[29] Brown MJ, Williams B, Morant SV, et al. Effect of amiloride, or amiloride plus hydrochlorothiazide, versus hydrochlorothiazide on glucose tolerance and blood pressure (PATHWAY-3): a parallel-group, double-blind randomised phase 4 trial. Lancet Diabetes Endocrinol, 2016, 4:136-147.

[30] 曹洋,武轶群,范雯怡,等.降压0号对社区高血压患者电解质和血尿酸的影响.中国慢性病预防与控制,2011,19:126-128.

[31] 曹洋,武轶群,范雯怡,等.降压0号对社区高血压患者脂质代谢影响的流行病学调查.中华疾病控制杂志,2011,15:275-278.

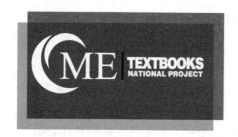

老年人异常血压波动诊治策略中国专家共识

通讯作者　华　琦　范　利

执笔专家　李　静　谭　静　朱玮玮　孙希鹏

中国老年医学学会高血压分会

第 7 章

一、背　景

血压波动又称血压变异，是指一定时间内血压的变化程度，是人体内部心血管调节机制与器官功能及外部环境和行为因素综合作用的结果，也是最基本的生理特征之一。年龄与血压密切相关，老年人不仅血压水平较中、青年人高，而且更易出现异常的血压波动，表现为昼夜节律异常、晨峰血压过高、直立性低血压、餐后低血压、白大衣高血压、随访间血压波动等。

几项重要研究和荟萃分析表明，异常血压波动能够引起靶器官损害、心血管事件和死亡率增加，其对预后的影响独立于血压的绝对水平。因此，血压波动有可能成为心血管风险的预测指标和潜在的治疗靶点，近年来受到广泛关注。然而，目前仍缺乏大样本临床研究数据，检测手段、评价指标、诊断方法及治疗方案尚无统一的标准。如何应对异常血压波动成为临床实践中困扰医务人员及患者的重要问题，给老年人的血压管理带来严峻挑战。

在此背景下，中国老年医学学会高血压分会邀请国内著名的高血压专家，结合现有的循证医学证据和临床实践经验，讨论和制订了本共识。共识总结老年人异常血压波动的临床特征和诊断方法，并提出治疗对策，希望借此共识进一步提高老年人的血压管理水平。

- 血压波动是正常的生理现象，如昼夜高低的血压 24h 节律。
- 血压波动的机制非常复杂，是多种因素共同作用的结果，包括遗传背景、自主神经功能失调、体液因素、血管弹性、血流变学、情感因素、行为因素、机械因素、环境因素、生活方式、治疗因素（药物、依从性）等。上述因素可能共同存在于同一个体，对血压波动的影响不完全相同。
- 多数临床研究发现，异常血压波动与不良预后有关，但是结论并不一致。

二、分类和机制

(一)分类

目前临床上常根据时间跨度将血压波动分为短时变异和长时变异。前者包括心脏搏动之间的血压波动、数分钟内的血压波动（例如，随访内的变异）、24h 内的血压波动（例如，昼夜节律变化）。

长时变异包括数日内、数周(例如,随访间变异)、数月甚至数年的血压波动(例如,季节间变异)。

(二)机制

老年人容易出现异常血压波动,可能与下列机制有关:①老年人动脉硬化内皮功能减退和压力反射敏感性降低,导致自主神经功能失调和血压调节能力下降。②一些疾病或状态可以影响血压波动,如高血压、2 型糖尿病、心脑血管病、肾脏病、呼吸道疾病、炎症等,老年人患上述疾病的比例较高。③多重用药、治疗依从性、血压测量的准确性均可影响老年人的血压波动。④老年人异常血压波动还与肾脏排钠能力和容量调节能力下降、内分泌功能减退、睡眠障碍等因素有关。⑤继发性因素,如动脉粥样硬化性血管病、原发性醛固酮增多症等可以导致老年人异常血压波动。了解异常血压波动的机制,有助于采取相应的预防和治疗措施。

异常血压波动通过如下机制导致靶器官损害。较多的研究关注 24h 血压昼夜节律异常、晨峰血压和随访间的血压波动对预后的影响。
- 血管内皮细胞的损伤。
- 体液调节系统(例如,RAS 系统)被激活。
- 心肌细胞凋亡增加。
- 炎症反应。

三、异常血压波动的诊断

(一)临床表现

1. 血压昼夜节律异常　正常人的血压表现为夜低昼高型,即"杓型"现象,对适应机体活动、保护心血管结构和功能起着十分重要的作用。随着年龄增加,这种节律逐渐弱化。目前,根据(夜间血压-白天血压)/白天血压×100% 得出的数值,把血压的昼夜节律分为杓型(10%~20%)、非杓型(<10%)和超杓型(>20%)。如果夜间血压高于白天血压则称为反杓型。60 岁以上的老年人中非杓型血压的发生率可高达 69%,80 岁以上的老年人有 83.3% 丧失正常的杓型血压节律。血压昼夜节律异常是靶器官损害和心血管事件的独立预测因素。

2. 与体位有关的异常血压波动　老年人变动体位时可发生剧烈的血压变化,是血压调节能力下降的表现之一,具体形式如下。

(1)直立性低血压:是指由卧位变为直立体位的 3 min 内,收缩压下降≥20 mmHg 或舒张压下降≥10 mmHg。在年龄 65 岁及以上人群中总体患病率可达 20%~50%;在我国 80 岁以上高龄人群中发生率为 27.2%,合并高血压的患者发生率更高。

直立性低血压可以出现脑灌注不足的症状,其中头晕目眩最为常见,超过 50% 的患者会出现难以聚精会神、心不在焉,部分患者发生晕厥、跌倒,影响生活质量。部分患者则发展成为反复发作的血管迷走性晕厥。也有不少老年性直立性低血压患者并无症状,但在体位性刺激加大的条件下,比如餐后、环境温度升高、劳累后,大部分的"无症状"患者都会出现症状。直立性低血压的老年人,发生心绞痛、心肌梗死、卒中和死亡的风险显著增加。

(2)直立性高血压是指体位由卧位转为直立后的 3 min 内收缩压升高>20 mmHg。老年人体位性高血压发生率为 8.7%~11%,以舒张压升高多见。临床通常无特异性表现,严重者可出现心慌、易疲倦等症状。

(3)直立性低血压合并卧位高血压是老年人常见的临床类型,指有直立性低血压,且卧位时收缩压≥140 mmHg 和(或)舒张压≥90 mmHg,发病率高达 30%。

3. 晨峰血压过高　人体由睡眠状态转为清醒并开始活动,血压从相对较低水平迅速上升至较高水平,这种现象即为"血压晨峰",是正常的生理现象。如果晨峰血压过高,可导致心血管事件发生率增加。《2010 年中国高血压指南》把起床后 2h 内的收缩压平均值-夜间睡眠时收缩压最低值(夜间血压最低值前后共 3 次收缩压的平均值)≥35 mmHg 定义为晨峰血压增高。我国老年人群晨峰血压过高的发生率为 21.6%,高血压患者高于非高血压人群。一项研究对 8 个国家的 5645 名受试者进行 11.4 年的观察,晨峰血压增高的受试者,心脑血管事件和全因死亡率均显著增加。

4. 餐后低血压　餐后低血压指餐后 2h 内收缩压比餐前下降 20 mmHg 以上;或餐前收缩压≥100 mmHg,而餐后<90 mmHg;或餐后血压下降未达到上述标准,但出现餐后心脑缺血症状。在我国人群统计的发生率为 59.3%,住院老年患者中为 74.7%,发生率随着年龄增加,高血压患者更为多见。餐后低血压可表现为头晕、乏力、视物模糊、嗜睡、跌倒、晕厥等临床症状。一项随访 4.7 年的研究显示,老年人发生餐后低血压且收缩压降至 120 mmHg 以下,全因死亡率增加 69%。

5. 白大衣高血压(white coat hypertension,WCH)　表现为诊室血压升高≥140/90 mmHg,但诊室外血压不高的现象。在普通人群的发生率约为 13%,老年人尤其高发,其发生率可高达 40%。目前认为,白大衣高血压并非一个良性的状态,该类人群发生高血压、靶器官损害及死亡风险显著高于正常血压者。

6. 睡眠暂停低通气综合征高血压　睡眠暂停低通气综合征(OSAHS)是老年人常见的一种呼吸节律障碍性疾病,由于本病引起通气障碍、低氧血症及睡眠结构改变,故临床可出现血压升高、嗜睡、心律失常等多种症状。约 30% 的高血压患者合并 OSAHS,50%~80% 的 OSAHS 患者合并高血压,且随年龄增大患病率更高。一些老年 OSAHS 患者,睡眠时血压杓型变化的规律性减弱或消失,夜间血压呈非杓型曲线,出现不同程度的夜间高血压或血压升高。

7. 继发性高血压　继发性高血压约占老年高血压的 19.6%。对于突发、波动性血压增高的老年患者,应考虑是否存在继发性高血压。例如,动脉粥样硬化性肾动脉狭窄、原发性醛固酮增多症等。

8. 随访间血压波动和季节间波动　指多次随访之间和不同季节间的血压差异,二者均属于血压的长时变异,前者与治疗方案、依从性密切相关,后者受温度、生活方式变化的影响。多项研究证实,长时变异较短时变异能够更好地预测远期心血管事件和死亡风险。然而来自 Sys-Eur 研究的分析报道,4695 例老年高血压患者经过 2 年随访,随访间的血压波动与预后无关。因此,血压长时变异作为风险预测的指标,计算方法及其可靠性仍有待进一步确定。

(二)评价指标

对于老年人短时血压波动,如直立性低血压、餐后低血压、昼夜节律异常等,根据其定义,通过规范和准确地测量诊室血压、24h 动态血压或家庭自测血压,较为容易诊断。如果需要量化血压波动,则应计算一些特定的指标。

1. 标准差(SD)　是利用记录的多个血压值的标准差作为血压波动性指标,该法计算简单,但是受血压水平的影响,血压越高,标准差法的测得血压波动也越大。

2. 变异系数(CV)　一段时间内的血压值标准差除以平均血压乘以 100% 得到变异系数,该法避免了血压水平对血压波动的影响。

3. 实际血压均值(ARV)　将取得的连续测量数值排成一列,利用后一个减去前一个,把这些差值的绝对值相加,最后除以测量值的个数。该方法有效地剔除了生理性血压昼夜节律对血压波动的影响。此外,还有血压变异比值(BPVR)、加权标准差(wSD)、独立于均值的变异系数(VIM)、连续血压读数绝对差的平均值(ASV)等。无论是利用诊室血压、动态血压检测还是家庭自测血压,都可以根据不同时间段测得的血压数值来计算上述指标,以反映短时或长时血压波动。例如,昼夜波动、日间波动、随访间波动、季节波动。此外,也可以选择收缩压、舒张压或脉压来计算上述指标。收缩压或脉压波动的预后意义可能大于舒张压波动。

然而,由于缺乏正常血压人群的大样本数据,优化的血压波动评价指标及其正常值尚不确定。上述指标多以连续变量的形式应用于临床科研工作中,由研究者根据自己的研究目的进行选择。

- 目前缺乏标准化的评价血压波动的指标和正常值。
- 异常血压波动的治疗缺乏足够的循证医学证据,需要结合临床经验进一步摸索。
- 老年人血压波动不可能完全避免。
- 强调预防为主和非药物治疗。
- 注意减少医源性的异常血压波动。
- 一些短时血压波动通常不需要治疗。

四、治　疗

(一)原则

老年人异常血压波动在病因学、病理生理学、预防和治疗学等方面有共性,目前尚无特异性治疗。首先是基础疾病的防治,尽快纠正可能的诱因,非药物治疗比药物治疗更重要和简便可行。治疗原则包括:①重在预防、去除诱因。②加强生活方式干预和非药物治疗。③根据动态血压监测、家庭自测血压情况,掌握患者血压波动特点,调整治疗药物和用药时间。④药物治疗的方案不应单纯追求降低血压,应兼顾低血压所致的器官灌注不足及高血压所致的靶器官损害,降压应缓慢,维持血压稳定性以保证生活质量及生活自理能力。⑤临床实践中应避免医源性因素所致血压更大波动。⑥应结合循证医学证据、临床经验和患者特点采取个体化的治疗措施。⑦对于无症状数分钟内的血压波动,如直立性血压波动、餐后低血压等,可暂不予处理,密切观察即可。若出现严重症状或持续时间延长,应予以相应治疗。

1. 病因筛查与防治　遇到老年患者异常血压波动,必须首先对其原因进行筛查:①了解患者降压治疗的依从性(未坚持服药、漏服或多服)。②可能引起血压较大波动的药物(利尿药、α 受体阻滞药、血管扩张药、硝酸酯类、三环类抗抑郁药物等)。③容量不足,如失血、脱水、过度利尿或限盐等。④并存其他疾病和不良状态,如肾上腺功能不全、失眠、前列腺肥大(夜尿次数多而影响睡眠)、慢性疼痛和长期焦虑、失眠等。⑤存在继发性高血压因素(夜间呼吸睡眠暂停综合征、肾动脉狭窄等在老年患者中相对更常见)。如存在上述因素,应先针对病因治疗,治疗原发病、去除可消除的诱发因素等。

2. 综合干预　老年患者往往同时存在多个心血管危险因素、并存靶器官损害,伴发临床疾病,上述因素和疾病均能影响血压波动。因此,应强调综合干预,例如调节血脂、控制体重、改善代谢异常、治疗糖尿病和肾功能不全等。

3. 血压监测、患者教育和多方面协助　鼓励家庭自测血压,了解老年人血压波动的特点。加强患者教育,正确合理用药,提高患者治疗依从性。应该提倡社会、社区和家庭成员的参与和协助,利用远程通信手段等措施,提高老年人的血压管理水平。

(二)具体治疗方案

1. 昼夜节律异常

(1)不同时段的运动组合,有助于改善昼夜节律异常。老年人不应过度限盐,否则加重血压昼夜节律异常。

(2)对于非杓型高血压患者,需要控制夜间睡眠时血压,可晚间睡前服用长效缓释的降压药,改善夜间杓型血压节律模式,使其恢复至正常的血压节律。

(3)深杓型血压患者需要降低日间血压,可日间口服中、短效降压药物,应用24h动态血压监测摸索规律服用,避免夜间服用降压药物,以免加重深杓型血压模式。

(4)反杓型血压需要通过大幅度降低夜间血压水平,将其血压类型转为杓型,可通过口服长效＋短效降压药物,在服用长效降压药物达到24h平稳降压基础上,睡前或夜间加用短效降压药物使血压节律恢复或接近至正常的杓型。

(5)在个体化服用降压药物同时鼓励家庭自测血压,记录日间血压及睡前血压,观察血压节律是否恢复正常,必要时复查24h动态血压,及时调整用药方案。

2. 与体位有关的血压异常波动

(1)直立性低血压:① 预防和非药物治疗。提醒长期卧床的患者在站立时动作缓慢,站立前先做轻微的四肢活动;睡眠者醒后几分钟再坐起,随后在床边坐3min,逐渐过渡到站立,这样有助于促进静脉血向心脏回流,避免直立性低血压发生。尽可能减少卧床时间,避免洗澡水过热和洗澡时间过长。减少增加腹腔或胸腔压力的动作,如便秘、排尿时用力过度或抬重物时憋气等。饱餐(尤其是高糖类食品)和大量饮酒容易诱发低血压,提倡少食多餐、戒酒,餐后适当休息,同时坚持适当的体育锻炼,如游泳、跳健美操、骑自行车、步行等,增强体质、尽量避免劳累和长时间站立。②药物治疗。临床研究中,治疗直立性低血压的药物主要有氟氢可的松和α肾上腺素受体激动药米多君等,氟氢可的松可增加肾对钠的重吸收,增加血容量,但由于药物不良反应及个体化差异,仅适用于特定的患者。

(2)直立性高血压:① 去除影响因素。由于药物治疗有利有弊,且个体差异大,目前主张去除影响因素,加强体育锻炼,一般情况下不需要服药治疗。②药物治疗。只有对个别症状明显者,可服用适量神经功能调节药(如谷维素等)、中枢及周围神经营养药或安定类镇静药辅助治疗。α_1受体拮抗药哌唑嗪抑制交感神经活性,有助于直立性高血压的控制,适用于合并前列腺肥大的老年人。但它与利尿药及抗精神病药物合用时可以增加直立性低血压风险,故应谨慎使用。

3. 晨峰血压过高

(1)生活方式干预:戒烟限酒,低盐饮食,避免情绪波动,保持夜间良好睡眠,晨起后继续卧床片刻、起床动作放缓,起床后避免剧烈活动等。

(2)服用长效降压药物:选择谷峰比值(T/P ratio)＞50％和平滑指数(SI)＞0.8的长效降压药可以减少血压的大幅波动,半衰期在24h以上、每日服药1次的长效降压药,可以避免因不能按时服药或漏服药导致的晨峰血压过高。如长效二氢吡啶类钙拮抗药不仅有效地降低诊室血压和24h动态血压,还可改善血压昼夜节律异常。深杓型血压患者需要降低日间血压,可日间口服中、短效降压药物,避免夜间服用降压药物,以免加重深杓型血压模式。反杓型血压需要通过大幅度降低夜间血压水平,将其血压类型转为杓型,可通过口服长效＋短效降压药物,在服用长效降压药物达到24h平稳降压基础上,睡前或夜间加用短效降压药物使血压节律恢复或接近至正常的杓型。

(3)调整服药时间:按照高血压患者血压的生物学节律与靶器官损害的关系,降低昼夜整体血压水平,有效抑制晨峰现象,维持夜间血压的适度下降(杓型血压),减少血压的变异性。在一项药物不同时间治疗对纠正血压异常节律及靶器官保护的研究中显示,晚上服用长效钙拮抗药组比晨起服药组非杓型节律纠正率更高,两组差异有统计学意义。因此,对于单纯清晨高血压的患者,可以调整为晚上服药。

(4)联合用药或复方制剂的使用:联合用药不仅有利于血压达标,同时可以有效控制晨峰血压。常用的联合降压方案包括血管紧张素转换酶抑制药或血管紧张素受体拮抗药联合利尿药、血管紧张素转换酶抑制药或血管紧张素受体拮抗药联合钙离子拮抗药、β受体阻滞药联合利尿药及固定剂量的单片复方制剂。

4. 餐后低血压

(1)非药物治疗:①饮水疗法。研究发现,自主神经系统功能障碍的患者,餐前饮水 350～480ml 可使餐后血压下降幅度减少 20 mmHg,并有效减少症状的发生。最佳的水摄入量还不确定,饮水量应根据患者具体情况个体化制订,对于需要限水的严重心力衰竭及晚期肾病患者需慎重。②少食多餐。可以减少血向内脏转移的量和持续时间,对餐后低血压患者可能有利,但进餐量与血压的关系还有待深入研究。③减少糖类摄入。糖类、脂肪和蛋白质这 3 种营养物质中,糖类胃排空最快,对诱导胰岛素释放作用最强,因此摄入富含糖类的食物更容易导致餐后血压迅速下降,可适当改变饮食成分配比,减少糖类摄入。

(2)药物治疗:一些临床研究发现,某些药物有助于改善餐后低血压,如 α-葡萄糖苷酶抑制药,适用于合并糖尿病的患者。其他药物如咖啡因、奥曲肽、瓜尔胶、二肽基肽-4 抑制药、地诺帕明联合米多君及血管加压素等,使用方法不明确,疗效缺乏有效验证,不良反应难以避免,应用时因谨慎。

5. 白大衣高血压

(1)对于无危险因素的白大衣高血压患者,暂不给予药物治疗,而是进行健康宣教、生活方式干预,并做好定期随访,评估心血管风险。已被证实能有效低血压的生活方式和措施包括戒烟、限酒、低脂饮食、多食蔬菜和水果、控制或减轻体质量、经常参加体育锻炼。

(2)对于合并代谢紊乱危险因素的患者,需要针对相应的危险因素进行药物治疗。此时药物治疗是对生活方式改变的补充(具体措施包括体质量干预饮食或药物方法减肥;调节糖代谢,控制血糖;调节血脂治疗),并定期随访。

(3)对于合并无症状性靶器官损害的患者,在生活方式改变和血压监测的基础上,需给予相应的药物治疗,包括适当降低血压、保护靶器官功能等药物治疗。

6. 睡眠呼吸暂停综合征高血压 当前对于阻塞性睡眠呼吸暂停合并高血压的治疗方法,主要包括改善生活习惯、药物治疗、口腔矫正器、连续气道正压通气(CPAP)及手术治疗等。近年来迅速发展的 CPAP 成为阻塞性睡眠呼吸暂停治疗的热点,具有方便、安全、无损伤的特点,能够改善睡眠结构和质量,有助于控制血压水平和异常波动。

共识顾问:刘力生、范利
共识主持:华琦、范利
共识执笔:李静、谭静、朱玮玮、孙希鹏
专家组成员(以姓氏笔画为序)

丁文惠(北京大学第一医院)　　　　　　占平云(南安市海都医院)

丁存涛(首都医科大学宣武医院)　　　　卢新政(江苏省人民医院)

马青峰(首都医科大学宣武医院)　　　　付　研(首都医科大学附属同仁医院)

王　文(中国医学科学院阜外医院)　　　皮　林(北京垂杨柳医院)

王　青(首都医科大学附属复兴医院)　　朱玮玮(首都医科大学宣武医院)

王　春(南京鼓楼医院)　　　　　　　　华　琦(首都医科大学宣武医院)

王艳玲(首都医科大学宣武医院)　　　　刘　蔚(卫生部北京医院)

毛拥军(青岛大学附属医院)　　　　　　刘力松(和睦家医院)

方宁远(上海交通大学医学院附属仁济医院)　刘梅林(北京大学第一医院)

许立庆(首都医科大学宣武医院)

孙　刚(包头医学院第二附院)

孙希鹏(首都医科大学宣武医院)

严晓伟(中国医学科学院协和医院)

李　静(首都医科大学宣武医院)

李东宝(首都医科大学附属友谊医院)

李南方(新疆维吾尔自治区人民医院)

李虹伟(首都医科大学附属友谊医院)

李艳芳(首都医科大学附属安贞医院)

李瑞杰(朝阳区第二医院)

杨　明(首都医科大学附属复兴医院)

杨　伟(首都医科大学宣武医院)

杨锐英(宁夏医科大学总医院)

杨新春(首都医科大学附属朝阳医院)

吴海英(中国医学科学院阜外医院)

何　青(卫生部北京医院)

余　静(兰州大学第二医院)

张　丽(中国人民解放军 301 医院)

张宇清(中国医学科学院阜外医院)

张新军(四川大学华西医院)

张源明(新疆医科大学第一附属医院)

陈　红(北京大学人民医院)

陈步星(首都医科大学附属天坛医院)

陈晓平(四川大学华西医院)

陈鲁原(广东省人民医院)

陈源源(北京大学人民医院)

范　利(中国人民解放军 301 医院)

范振兴(首都医科大学宣武医院)

周宪梁(中国医学科学院阜外医院)

赵兴山(北京积水潭医院)

赵兴胜(内蒙古自治区人民医院)

俞晓薇(北京市大兴区医院)

闻　静(北京海淀医院)

姜一农(大连医科大学附属第一医院)

祝之明(第三军医大学大坪医院)

秦　俭(首都医科大学宣武医院)

秦明照(首都医科大学附属同仁医院)

袁　洪(中南大学湘雅三医院)

党爱民(中国医学科学院阜外医院)

郭艺芳(河北省人民医院)

曹　剑(中国人民解放军 301 医院)

崔　华(中国人民解放军 301 医院)

崔连群(山东省立医院)

鲁卫星(中医药大学第三附属医院)

谢良地(福建医科大学附属第一医院)

蔡　军(首都医科大学附属朝阳医院)

谭　静(首都医科大学宣武医院)

参 考 文 献

[1] 崔华,范利,张梦,等.1993—2008 年影响住院老年高血压患者靶器官损害危险因素的回顾性分析.中华心血管病杂志,2012,40(4):307-312.

[2] Cacciolati C,Tzourio C,Hanon O. Blood pressure variability in elderly persons with white-coat and masked hypertension compared to those with normotension and sustained hypertension. Am J Hypertens,2013,26(26):367-372.

[3] Rothwell PM. Limitations of the usual blood-pressure hypothesis and importance of variability,instability,and episodic hypertension. Lancet,2010,375(9718):938-948.

[4] Rothwell PM,Howard SC,Dolan E,et al. Effects of β blockers and calcium-channel blockers on within-individual variability in blood pressure and risk of stroke. The Lancet Neurology,2010,9(5):469-480.

[5] Webb AJ,Fischer U,Mehta Z,et al. Effects of antihypertensive-drug class on interindividual variation in blood pressure and risk of stroke:a systematic review and metaanalysis. The Lancet,2010,375(9718):906-915.

[6] Rothwell PM,Howard SC,Dolan E,et al. Prognostic significance of visit-to-visit variability,maximum systolic blood pressure,and episodic hypertension. Lancet,2010,375(9718):895-905.

[7] 焦坤,冯玉宝,苏平. 血压变异性与心血管疾病的研究进展.中国循环杂志,2016,31(5):518-520.

[8] Kato T,Kikuya M,Ohkubo T,et al. Factors associated with day-by-day variability of self-measuredblood pressure at home:the Ohasama study. Am J Hypertens,2010,23(9):980-986.

[9] Boggia J,Li Y,Thijs L,et al. On behalf of the international database on ambulatory blood pressure monitoring in relation to cardiovascular outcomes (IDACO) investigators. Prognostic accuracy of day versus night ambulatory blood pressure:a cohort study. Lancet,2007,370:1219-1229.

[10] Tan J, Pei Y, Hua Q, et al. Aortic pulse wave velocity is associated with measures of subclinical target organ damage in patients with mild hypertension. Cell Biochem Biophys, 2014, 70(1): 167-171.

[11] 苏定冯, 缪朝玉. 血压波动性的研究. 高血压杂志, 2005, 13(7): 394-397.

[12] Quinaglia T, Martins LC, Figueiredo VN, et al. Non-dipping pattern relates to endothelial dysfunction in patients with uncontrolled resistant hypertension. J Hum Hypertens, 2011, 25(11): 656-664.

[13] Fukui M, Ushigome E, Tanaka M, et al. Home blood pressure variability on one occasion is a novel factor associated with arterial stiffness in patients with type 2 diabetes. Hypertens Res, 2013, 36: 219-225.

[14] von Kanel R, Jain S, Mills PJ, et al. Relation of nocturnal blood pressure dipping to cellular adhesion, inflammation and hemostasis. J. Hypertens, 2004, 22(22): 2087-2093.

[15] Okamoto LE, Gamboa A, Shibao C, et al. Nocturnal blood pressure dipping in the hypertension of autonomic failure. Hypertension, 2009, 53(53): 363-369.

[16] Pistrosch F, Reissmann E, Wildbrett J, et al. Relationship between diurnalblood pressure variation and diurnal blood glucose levels in type 2 diabetic patients. Am J Hypertens, 2007, 20(20): 541-545.

[17] Parati G, Ochoa JE, Lombardi C, et al. Assessment and management of blood-pressure variability. Nat Rev Cardiol, 2013, 10(3): 143-155.

[18] Haynes WG. Role of leptin in obesity-related hypertension. Exp Physiol, 2005, 90(5): 683-688.

[19] Johansson JK, Niiranen TJ, Puukka PJ, et al. Factors affecting the variability of home-measured blood pressure and heart rate: the Finn-home study. J Hypertens, 2010, 28(9): 1836-1845.

[20] Kario K, Mitsuhashi T, Shimada K. Neurohumoral characteristics of older hypertensive patients with abnormal nocturnal blood pressure dipping. Am J Hypertens, 2002, 15: 531-537.

[21] Staessen JA, Gasowski J, Wang JG, et al. Risks of untreated and treated isolated systolic hypertension in the elderly: meta-analysis of outcome trials. Lancet, 2000, 355: 865-872.

[22] Muxfeldt ES, Bloch KV, Nogueira AR, et al. Twenty-four hour ambulatory blood pressure monitoring pattern of resistant hypertension. Blood Press Monit, 2003, 8: 181-185.

[23] Verdecchia P, Angeli F, Mazzotta G, et al. Day-night dip and early-morning surge in blood pressure in hypertension: prognostic implications. Hypertension, 2012, 60(60): 34-42.

[24] 华琦, 皮林, 李东宝, 等. 高血压病患者昼夜血压节律对心脏结构和功能的影响. 中华心血管病杂志, 2003, 31(8): 594-596.

[25] Hiitola P, Enlund H, Kettunen R, et al. Postural changes in blood pressure and the prevalence of orthostatic hypotension among home-dwelling elderly aged 75 years or older. J Hum Hypertens, 2009, 23: 33-39.

[26] 沈丹彤, 林仲秋, 谢志泉, 等. 发作频率不同的血管迷走性晕厥预后分析. 中华心血管病杂志, 2012, 40(12): 1016-1019.

[27] 林仲秋, 潘春梅, 黎蔚华. 老年体位性低血压与心肌梗死的关系. 中华内科杂志, 2012, 51(07): 520-523.

[28] 林仲秋, 谢志泉, 吴自强. 老年体位性低血压与心血管疾病风险的关系. 中华医学杂志, 2011, 91(36): 2530-2533.

[29] Igenbrodt ML, Rose KM, Couper DJ, et al. Orthostatic hypotension as a risk factor for stroke: the atherosclerosis risk in communities (ARIC) study, 1987-1996. Stroke, 2000, 31(31): 2307-2313.

[30] E Fagard RH, De Cort P. Orthostatic hypotension is a more robust predictor of cardiovascular events than nighttime reverse dipping in elderly. Hypertension, 2010, 56(56): 56-61.

[31] Kario K. Orthostatic hypertension: a measure of blood pressure variation for predicting cardiovascular risk. Circ J, 2009, 73: 1002-1007.

[32] 李华, 李锐洁. 老年人体位性低血压合并卧位高血压. 中华高血压杂志, 2007, 15(4): 346-349.

[33] 中国高血压防治指南修订委员会. 中国高血压防治指南 2010. 中华高血压杂志, 2011, 19(8): 701-743.

[34] 谢志泉, 林仲秋, 王银玲, 等. 广州军队高龄老年高血压的特点. 中华高血压杂志, 2011, 19(6): 557-560.

[35] 王银玲, 谢志泉, 邓玉. 中老年男性高血压患者血压晨峰临床分析. 中华内科杂志, 2011, 50(12):

1030-1033.

[36] Li Y,Thijs L,Hansen TW,et al. Prognostic value of the morning blood pressure surge in 5645 subjects from 8 populations. Hypertension,2010,55（55）:1040-1048.

[37] Zou X,Cao J,Li JH,et al. Prevalence of and risk factors for postprandial hypotension in older Chinese men. J Geriatr Cardiol,2015,12（12）:600-604.

[38] 官玉红,蹇在金,彭雯,等.住院老年人餐后低血压的临床研究.实用老年医学,2002,16（6）:295-297.

[39] Fisher AA,Davis MW,Srikusalanukul W,et al. Postprandial hypotension predicts all-causemortality in older,low-level care residents. J Am Geriatr Soc,2005,53（53）:1313-1320.

[40] 李静,华琦.白大衣高血压在不同类型人群中的发生率.首都医科大学学报,2003,24（2）:141-143.

[41] 李静,华琦.白大衣高血压对心脏结构和功能的影响.中国医学影像技术,2002,18（6）:573-575.

[42] Strandberg TE,Salomaa V. White coat effect,blood pressure and mortality in men:prospective cohort study. Eur Heart J,2000,21:1714-1718.

[43] 中国高血压防治指南修订委员会.中国高血压防治指南 2010.中华心血管病志,2011,39（7）:579-616.

[44] Hla KM,Young T,Finn L,et al. Longitudinal association ofsleep-disordered breathing and nondipping of nocturnal blood pressure in the wisconsin sleep cohort study. Sleep,2008,31:795-800.

[45] Anderson GH,Blakeman N,Streeten DH. The effect of age on prevalence of secondary forms of hypertension in 4429 consecutively referred patients. J Hypertens,1994,12:609-615.

[46] Muntner P,Shimbo D,Tonelli M,et al. The relationship between visit-to-visit variability in systolic blood pressure and all-cause mortality in the general population:findings from NHANES Ⅲ,1988 to 1994. Hypertension,2011,57（57）:160-166.

[47] Mancia G,Messerli F,Bakris G,et al. Blood pressure control and improved cardiovascular outcomes in the international verapamil SR-Trandolapril study. Hypertension,2007,50（50）:299-305.

[48] Hara A,Thijs L,Asayama K,et al. Randomised double-blind comparison of placebo and active drugs for effects on risks associated with blood pressure variability in the systolic hypertension in Europe trial. PLoS One,2014,9（9）:e103169.

[49] 刘力松,华琦.脉压对老年高血压病患者左心室肥厚的影响.中华老年心脑血管病杂志,2003,5（3）:165-167.

[50] 刘力松,华琦,刘荣坤,等.24 小时平均脉压和诊所脉压对高血压病患者左室结构的影响.中国医学影像技术,2003,19（5）:595-598.

[51] Asayama K,Wei FF,Hera A,et al. Prognosis in relation to blood pressure variability:con side of the argument. Hypertension,2015,65（65）:1170-1179.

[52] Cannon CP,Blazing MA,Giugliano RP,et al. Ezetimibe added to statin therapy after acute coronary syndromes. N Engl J Med,2015,372（25）:2387-2397.

[53] Park S,Jastremski CA,Wallace JP. Time of day for exercise on blood pressure reduction in dipping and nondipping hypertension. J. Hum. Hypertens,2005,19（19）:597-605.

[54] 李小鹰.老年高血压的 5 大特点与临床诊治路径.中华老年心脑血管病杂志,2013,15（6）:670-672.

[55] Mancia G,Omboni S,Parati G,et al. Twenty-four hour ambulatory blood pressure in the Hypertension Optimal Treatment（HOT）study. J Hypertens,2001,19（10）1755-1763.

[56] 黄晓明,庞振瑶,梁凌,等.非洛地平缓释片（波依定）对高血压病患者的血压昼夜节律及左室舒张功能影响的临床研究.岭南心血管病杂志,2003,9（39）:182-184.

[57] 孙宁玲,喜杨,荆珊,等.左旋氨氯地平的时间药理学对纠正老年非杓型高血压的作用.中华高血压杂志,2007,15（1）:26-29.

[58] Deguchi K,Ikeda K,Sasaki I,et al. Effects of daily water drinking onorthostatic and postprandial hypotension in patients with multiple system atrophy. J Neurol,2007,254（6）:735-740.

[59] Gentilcore D,Hausken T,Meyer JH,et al. Effects of intraduodenal glucose,fat,and protein on blood pressure,heart rate,and splanchnic blood flow in healthy older subjects. Am J Clin Nutr,2008,87（1）:156-161.

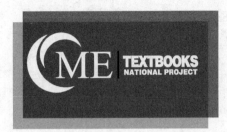

高血压患者心率管理中国专家共识内容精粹

施仲伟

上海交通大学医学院附属瑞金医院

第 8 章

心率变化与心血管疾病密切相关,诸多观察性研究显示,静息心率增快伴随着增高的心血管疾病风险和全因死亡率。然而,有关高血压患者是否需要管理心率及如何管理的问题,迄今缺乏比较权威的说法。有鉴于此,在中国医疗保健国际交流促进会高血压分会、中国医师协会高血压专业委员会和北京高血压防治协会的指导下,由孙宁玲教授牵头,27 位专家协力,经反复讨论和推敲,编写完成《高血压患者心率管理中国专家共识》(以下简称心率共识)。心率共识分为前言、高血压患者心率检测、心率增快的原因和机制、高血压患者需要心率管理的证据、高血压患者心率干预的切点、高血压心率管理的干预方法、高血压合并特殊疾病的心率管理和临床建议等 8 个部分。

一、写心率共识的原因

高血压患者通常心率增快。例如,法国人群调查研究结果显示,未治疗的高血压患者平均心率较正常血压者增快 6/min。在意大利一项大样本队列研究中,30% 以上的高血压患者静息心率≥80/min。2014 年我国 115 229 例高血压患者的横断面调查显示,心率≥80/min 的患者占 38.2%。因此,我国高血压患者的心率增快发生率可能高于欧美人群。

近年来,高血压患者的心率管理问题逐渐受到重视。2013 年我国《β 受体阻滞药在高血压应用中的专家指导建议》提出对各类高血压患者要进行血压和心率的管理,在血压达标的同时,应关注心率达标。2016 年欧洲高血压学会发表第 2 版《高血压伴心率增快患者管理的共识声明》,再次强调了高血压患者测量心率的重要性。

然而,对于高血压患者而言,心率增快是否导致靶器官损害和心血管疾病事件增加、通过治疗减慢心率后能否改善临床预后、如何规范测量心率、如何界定心率增快和如何适当管理心率等问题,均存在着较大争议。心率共识专家组成员认真复习相关文献,逐个讨论上述问题,对有争论的问题求同存异,提出了针对我国高血压患者心率管理的共识性建议。

二、心率增快是否是心血管疾病的危险因素

1. **心率增快与高血压发生率及靶器官损害** 一些纵向队列研究结果显示,心率增快伴随着血压升高和(或)靶器官损害。日本一项研究将 4331 例正常血压成人按基线心率的快慢分成 4 组,随访 3 年后基线心率较快组(≥71/min)高血压发生率较心率较慢组(≤58/min)增高 61%($P<0.05$)。意大利一项研究对 1103 例未接受治疗的 1 级高血压患者平均随访 6.4 年,基线心率增快者

（≥85/min）发生持续性高血压的相对危险 2 倍于心率不快者（<85/min）。还有研究显示，在高血压患者中，基线心率增快可加重主动脉僵硬程度或增加微量清蛋白尿。

对全球 13 项普通人群队列研究所进行的汇总分析显示，静息心率与高血压发生率呈线性正相关：静息心率每增快 10/min，发生高血压的相对危险增加 11%（95% CI 7%～15%）；在亚洲地区人群中（7 项队列研究），静息心率每增快 10/min，高血压危险增加 15%（95% CI 10%～21%）。

2. 心率增快与心血管疾病事件及全因死亡率　迄今为止，已有 12 项研究在高血压患者中评价静息心率与心血管疾病事件或死亡率的关系，其中 11 项研究显示心率与不利后果呈阳性相关（表 8-1）。例如，Framingham 研究对 4530 例 35～74 岁未治疗的高血压患者随访 36 年，发现在校正年龄和收缩压水平后，高血压患者心率每增快 40/min，其全因死亡率男性增加 118%，女性增加 114%；心血管疾病死亡率男、女分别增加 68% 和 70%。欧洲收缩期高血压试验的安慰剂组纳入 2293 例未经治疗的 60 岁以上老年单纯收缩期高血压患者，平均随访 24 个月。与基线心率≤79/min 者相比，基线心率≥80/min 的患者全因死亡率增高 89%（P<0.001）。特别值得指出的是，大多数研究所显示的心率增快与不利后果的相关关系，在校正传统危险因素、体力状况及肺功能指标后仍然存在。因此，从流行病学角度来看，心率增快可以视为一项独立的心血管疾病危险因素。

表 8-1　显示高血压患者静息心率与不利后果相关的队列研究或临床试验

研究	研究类型	例数	随访时间（年）	心率增快定义	心率增快伴随的不利后果
ARIC	高血压前期患者队列	3275	10	≥80/min	与心率 60～69/min 亚组相比，基线心率≥80/min 亚组患者的全因死亡率增加 47%
Framingham	高血压患者队列	4530	36	未定义	心率每增加 40/min，男性全因死亡率增加 118%、女性全因死亡率增加 114%
French study（Benetos）	高血压患者队列	19 386	18	未定义	基线心率增快是非心血管疾病死亡率的独立危险因素。在男性人群中，心率 81～100/min 患者的心血管疾病死亡率较心率<60/min 患者增加 44%
French study（Thomas）	高血压患者队列	60 343	14	>80/min	男性人群中，心率最快且脉压最大亚组患者的心血管疾病死亡率，是心率最慢且脉压最小亚组患者的 4.8 倍
Glasgow Clinic	高血压患者队列	4065	2.5	>80/min	基础心率及随访心率始终>80/min 的患者，全因死亡率较基础心率及随访心率均<80/min 的患者增加 78%
Cooper Clinic	高血压患者队列	53 322	15	≥80/min	与心率<60/min 亚组相比，基线心率≥80/min 亚组的全因死亡率增加 66%、心血管疾病死亡率增加 87%

（续　表）

研究	研究类型	例数	随访时间（年）	心率增快定义	心率增快伴随的不利后果
Syst-Eur	老年单纯收缩期高血压患者试验	2293	2	≥80/min	心率增快患者的全因死亡率较心率不增快患者增加89%
INVEST	高血压冠心病患者试验	22 192	2.7	未定义	心率为55～100/min的患者，心率每增加 5/min，主要终点事件（死亡、心肌梗死或卒中）增加6%
LIFE	高血压左心室肥厚患者试验	9190	5	≥84/min	心率增快患者的心血管疾病死亡率增加89%、全因死亡率增加97%
ASCOT	高危高血压患者试验	12 759	5	未定义	基线心率增快（每增加 5/min）不能预测主要心血管疾病事件、冠心病事件或卒中
VALUE	高危高血压患者试验	15 193	5	≥79/min	与心率＜58/min 亚组相比，基线心率≥79min 的亚组主要心血管疾病事件发生率增加73%
ONTARGET/TRANSCEND	高血压心血管疾病患者试验	31 531	5	未定义	基线心率与主要心血管疾病事件发生率呈连续正相关，心率每增加 10/min，主要心血管疾病事件、心血管疾病死亡率和全因死亡率分别增加 12%、18% 及 15%（均 $P<0.000\,1$）

　　3. 心率增快与心血管疾病事件相关的病理机制　一般认为，心率增快与交感神经活性增高有关，而交感神经激活是促发高血压和多种心血管疾病的重要机制之一。此外，心率增快还会直接损伤心血管系统，包括增加心肌耗氧、加速动脉粥样硬化、降低斑块稳定性和触发心律失常。在动物实验中，长期心率增快可增加剪切应力，后者通过诱导内皮基因表达和影响细胞信号通路，导致血管氧化应激、内皮功能异常和管壁结构改变。

　　交感神经系统过度激活是高血压主要发病机制之一，而心率快慢常作为评估交感活性的简易临床指标。然而 Grassi 等发现，在一个包括健康人、肥胖者、高血压和慢性心力衰竭患者的人群中，仰卧位静息心率与血浆肾上腺素浓度及节后肌肉交感神经活性测值呈显著正相关（均 $P<0.0001$）；但在高血压患者亚组中，这种相关性不显著。因此，静息心率作为高血压患者交感神经激活程度的指标，可能存在敏感性不足的问题。

　　4. 高血压患者 β 受体阻滞药减慢心率的效益存在争议　减慢心率的药物主要有 β 受体阻滞药、非二氢吡啶类钙通道阻滞药和依伐布雷定。其中 β 受体阻滞药最为常用，且其抑制交感神经活性的作用机制，至少在理论上特别适用于心率增快的高血压患者。然而在随机对照的高血压临床试验中，β 受体阻滞药降低主要心血管疾病事件的幅度并未超越不能减慢心率的其他类别降压药，尤其是阿替洛尔的疗效还不如其他降压药物。非二氢吡啶类钙通道阻滞药的临床效益也不优于其他降压药物，而依伐布雷定没有降压作用。

　　因此从临床角度来看，目前还不能认定心率增快是高血压患者独立的心血管危险因素，因为证据链不够完整,缺乏高质量的前瞻性随机对照试验来证实减慢心率的临床效益。2007 年版欧洲高血压指南曾考虑将心率增快列为一种危险因素。2013 年版欧洲高血压指南中没有这一提法,但仍然强调心率检测是诊室血压测量过程中的常规组成部分,推荐在测量血压的同时测定静息心率(Ⅰ类推荐,B 级证据水平)。

三、心率检测方法

心率检测可通过触摸脉搏、心脏听诊、电子血压计、心电图、动态血压等进行。心律失常尤其是心房颤动时,触摸脉搏或电子血压计测量可能造成误差,推荐通过心脏听诊计数心率。

心率测量方式主要有诊室心率、家庭自测心率和动态心率监测 3 种,各有其优缺点,以诊室心率最为常用。为了最大限度地减少生理、心理和环境等因素对心率的影响,测量静息心率应规范化(表8-2)。家庭自测心率有可能避免白大衣效应,建议每天早、晚各测量 2 次,取其平均值。动态心率可通过 24h 心电图或 24h 血压测量获得,但价格偏高,不作常规推荐。

关于动态心率监测能否评估高血压患者预后及是否优于诊室心率的问题存在争论。在一项难治性高血压患者的研究中,24h 平均心率>75/min 伴随着增高的全因死亡率和心血管疾病死亡率。

表 8-2　静息心率测量的建议

1. 测量前应避免运动、吸烟、饮酒及饮用咖啡
2. 至少休息 5min
3. 根据患者情况适当延长休息时间
4. 避免噪声和交谈
5. 室温适宜
6. 首选坐位,取舒适坐位,双腿不交叉
7. 通过触摸脉搏计数心率时,时间不应短于 30s
8. 每次测量完血压后应测量心率,至少测量 2 次心率并取平均值
9. 通过心电图计数心率可以接受,但不推荐

四、高血压患者心率干预的切点

传统上正常窦性心率的定义为 60～100/min。但多项临床研究显示,在此范围内,较快的心率就会显著增加高血压患者的心血管疾病事件和死亡率。因此,以静息心率<100/min 作为高血压患者心率干预的靶目标是不合适的。

在多项队列研究和临床试验中,心率增快的定义为>80/min(见表 8-1)。我国一项高血压社区管理研究纳入 205 900 名高血压患者,这些患者的平均收缩压和舒张压水平均随着心率的增快而升高(P 均<0.001),其中心率为 60～79/min 的患者平均血压水平最低且血压达标率最高。欧洲高血压学会专家组认为,根据现有流行病学数据,高血压患者和普通人群的心率干预切入点为 80～85/min。心率共识专家组综合分析现有的循证医学证据,参考欧洲高血压学会的意见,建议将我国高血压患者心率干预的切点定义为静息心率>80/min、24h 平均心率>75/min。

五、高血压心率管理的干预方法

1. 排查心率增快的诱因和病理原因　引起心率增快的原因众多。生理性窦性心动过速较常见,体位改变、情绪激动、妊娠、饮酒、饮咖啡、饮茶等也可使心率增快。某些药物如阿托品、肾上腺素和

麻黄碱等可引起心率增快。心血管疾病(如急性心肌梗死、心力衰竭、低血压、心肌炎、心肌病、心包炎)和全身性疾病(如贫血、疼痛、感染、发热、甲状腺功能亢进)均可导致窦性心动过速。因此,对心率增快患者首先要查原因,纠正和治疗诱发因素及原发疾病。

2. 单纯高血压伴心率增快患者首选非药物干预 对于静坐少动、超重、肥胖或有代谢综合征的高血压患者,首选改善生活方式。要有计划、渐进性地增加体育锻炼和有氧运动,控制体重,增强身体素质和运动耐力。如此可改善胰岛素抵抗,降低交感活性,同时能增加迷走张力,控制增快的静息心率。吸烟、酗酒及大量饮用咖啡可促进交感神经兴奋,使心率增快,应予以劝诫。

3. 高血压伴心率增快的药物治疗 首选兼有减慢心率作用的抗高血压药物β受体阻滞药,推荐有临床试验相关亚组分析结果的选择性β_1受体阻滞药美托洛尔和比索洛尔,也可使用β受体和α受体阻滞药卡维地洛、阿罗洛尔或奈必洛尔。不能耐受β受体阻滞药或非交感激活的快心率患者,可选择非二氢吡啶类钙通道阻滞药地尔硫䓬缓释片或维拉帕米缓释片。窦房结I_f电流抑制药伊伐布雷定能减慢心率,但无降压作用,故不推荐用于无并发症的高血压患者。

4. 高血压合并特殊疾病的心率管理 高血压合并心力衰竭、心房颤动、冠心病或急性主动脉夹层的患者,应按照相关指南进行规范化治疗,其心率管理有比较明确的靶目标(表8-3)。

表8-3 高血压相关疾病心率控制推荐

疾病	推荐或建议	推荐类别	证据水平
高血压合并左心室射血分数下降的心力衰竭	静息窦性心律<70/min,首选β受体阻滞药(比索洛尔、美托洛尔缓释片或卡维地洛)	Ⅱa	B
	无法达到靶心率或不能耐受β受体阻滞药的患者,推荐使用伊伐布雷定		
高血压合并心房颤动	建议将快速心房颤动的心室率控制于<110/min	Ⅱa	B
高血压合并冠心病	急性冠脉综合征患者建议将静息窦性心律维持于50~60/min;慢性稳定性冠心病患者静息心率控制于55~60 bpm	I	B
	推荐使用无内在拟交感活性的高选择性β_1受体阻滞药。不能耐受β受体阻滞药或有禁忌证的患者,可选择非二氢吡啶类钙通道阻滞药(无该类药物禁忌证时)		
	劳力性心绞痛患者经上述两类药物治疗后心率仍然无法控制时,可考虑使用伊伐布雷定		
高血压合并急性主动脉夹层	急性期应尽快将收缩压控制于100~120 mmHg,心率控制于50~60/min	I	C
	首选β_1受体阻滞药,联合应用乌拉地尔、硝普钠等血管扩张药		

六、高血压患者心率管理的流程

对于无心血管并发症(如心力衰竭或冠心病)的高血压患者,首先血压达标,同时兼顾心率管理(图8-1)。确定高血压和静息心率增快,应基于非同日至少3次测量血压和心率的结果。

七、心率共识的7条临床建议

1. 所有高血压患者在血压测量的同时应测量诊室静息心率,测量前至少休息5min,听诊或触摸脉搏计数心率时的测量时间不应短于30s。

2. 在诊室测量心率＞80/min 时,建议患者进行家庭静息心率测量,同时可给予动态心率监测,以除外白大衣效应。

3. 本共识专家组建议:我国高血压患者心率干预的切点定义为静息心率＞80/min,24h 平均心率＞75/min;对高血压合并冠心病或心力衰竭患者应按照相应指南将其心率控制到靶心率。

4. 对于确认高血压伴静息心率增快的患者,应首先排查引起心率增快的基础疾病及其他因素如贫血、甲状腺功能亢进症、焦虑等。如存在,宜首先针对原发疾病和因素进行治疗。

5. 高血压伴心率增快者应进行非药物干预。包括渐进性增加体育锻炼,尤其是有氧运动;进行膳食干预,控制体重,戒烟戒酒,不宜大量饮用咖啡和浓茶。

6. 对高血压伴静息心率持续增快者以及高血压合并冠心病、心力衰竭、主动脉夹层及快速心房颤动(心室率增快)的患者,如经非药物治疗效果不佳,可选择兼有降压和减慢心率作用的药物,如 β 受体阻滞药,不能耐受者可用非二氢吡啶类钙通道阻滞药。应注意药物的不良反应和禁忌证。

7. 优先推荐心脏高选择性的长效 β₁ 受体阻滞药(比索洛尔、美托洛尔缓释片),对肥胖、血糖增高和血脂异常患者推荐使用 β 受体和 α 受体阻滞药(阿罗洛尔、卡维地洛)。

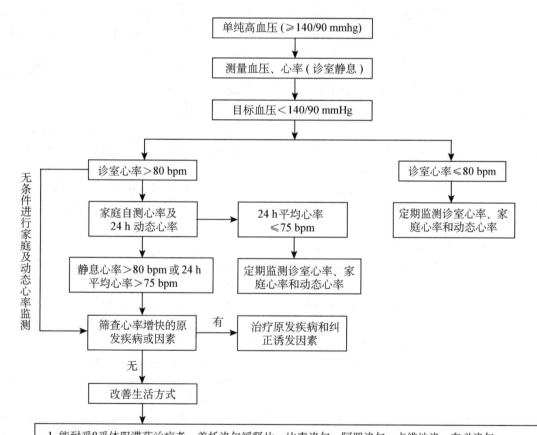

图 8-1　高血压患者心率管理流程图

bpm. 心率单位(次/分)

参 考 文 献

[1] Woodward M, Webster R, Murakami Y, et al. The association between resting heart rate, cardiovascular disease and mortality: evidence from 112, 680 men and women in 12 cohorts. Eur J Prev Cardiol, 2014, 21(6): 719-726.

[2] Zhang M, Han C, Wang C, et al. Association of resting heart rate and cardiovascular disease mortality in hypertensive and normotensive rural Chinese. J Cardiol, 2017, 69(5): 779-784.

[3] 施仲伟, 冯颖青, 林金秀, 等. 高血压患者心率管理中国专家共识. 中国医学前沿杂志, 2017, 9(8): 29-36.

[4] Morcet JF, Safar M, Thomas F, et al. Associations between heart rate and other risk factors in a large French population. J Hypertens, 1999, 17(12 Pt 1): 1671-1676.

[5] Palatini P. Role of elevated heart rate in the development of cardiovascular disease in hypertension. Hypertension, 2011, 58(5): 745-750.

[6] 孙宁玲, 霍勇, 黄峻. 中国高血压患者心率现状调查. 中华高血压杂志, 2015, 23(10): 934-939.

[7] 冯颖青, 李勇, 张宇清, 等. β受体阻滞剂在高血压应用中的专家指导建议. 中华高血压杂志, 2013, 21(8): 719-727.

[8] Palatini P, Roseib EA, Casiglia E, et al. Management of the hypertensive patient with elevated heart rate: Statement of the second consensus conference endorsed by the European society of hypertension. J Hypertens, 2016, 34(5): 813-821.

[9] Inoue T, Iseki K, Iseki C, et al. Higher heart rate predicts the risk of developing hypertension in a normotensive screened cohort. Circ J, 2007, 71(11): 1755-1760.

[10] Palatini P, Dorigatti F, Zaetta V, et al. Heart rate as a predictor of development of sustained hypertension in subjects screened for stage 1 hypertension: the HARVEST study. J Hypertens, 2006, 24(9): 1873-1880.

[11] Benetos A, Adamopoulos C, Bureau JM, et al. Determinants of accelerated progression of arterial stiffness in normotensive subjects and in treated hypertensive subjects over a 6-year period. Circulation, 2002, 105(10): 1202-1207.

[12] Bohm M, Reil JC, Danchin N, et al. Association of heart rate with microalbuminuria in cardiovascular risk patients: data from I-SEARCH. J Hypertens, 2008, 26(1): 18-25.

[13] Shi Y, Zhou W, Liu X, et al. Resting heart rate and the risk of hypertension and heart failure: a dose-response meta-analysis of prospective studies. J Hypertens, 2017 Nov 25. doi: 10. 1097/HJH. 0000000000001627. [Epub ahead of print]

[14] King DE, Everett CJ, Mainous AG, et al. Long-term prognostic value of resting heart rate in subjects with prehypertension. Am J Hypertens, 2006, 19(8): 796-800.

[15] Gillman MW, Kannel WB, Belanger A, et al. Influence of heart rate on mortality among persons with hypertension: The Framingham study. Am Heart J, 1993, 125(4): 1148-1154.

[16] Benetos A, Rudnichi A, Thomas F, et al. Influence of heart rate on mortality in a French population. Role of age, gender, and blood pressure. Hypertension, 1999, 33(1): 44-52.

[17] Thomas F, Bean K, Provost JC, et al. Combined effects of pulse pressure and heart rate on cardiovascular mortality. J Hypertens, 2001, 19(5): 863-869.

[18] Paul L, Hastie CE, Li WS, et al. Resting heart rate pattern during follow-up and mortality in hypertensive patients. Hypertension, 2010, 55(2): 567-574.

[19] Saxena A, Minton D, Lee DC, et al. Protective role of resting heart rate on all-cause and cardiovascular disease mortality. Mayo Clin Proc, 2013, 88(12): 1420-1426.

[20] Palatini P, Thijs L, Staessen JA, et al. Predictive value of clinic and ambulatory heart rate for mortality in elderly subjects with systolic hypertension. Arch Intern Med, 2002, 162(20): 2313-2321.

[21] Kolloch R, Legler UF, Champion A, et al. Impact of resting heart rate on outcomes in hypertensive patients with coronary artery disease: findings from the International VErapamil-SR/trandolapril STudy (INVEST). Eur Heart J, 2008, 29(10): 1327-1334.

[22] Okin PM, Kjeldsen SE, Julius S, et al. All-cause and cardiovascular mortality in relation to changing heart rate during treatment of hypertensive patients with electrocardiographic left ventricular hypertrophy. Eur Heart J, 2010, 31 (18): 2271-2279.

[23] Poulter NR, Dobson JE, Sever PS, et al. Baseline heart rate, antihypertensive treatment, and prevention of cardiovascular outcomes in ASCOT (Anglo-Scandinavian Cardiac Outcomes Trial). J Am Coll Cardiol, 2009, 54(13): 1154-1161.

[24] Julius S, Palatini P, Kjeldsen S, et al. Usefulness of heart rate to predict cardiac events in treated patients with high-risk systemic hypertension. Am J Cardiol, 2012, 109(5): 685-692.

[25] Lonn EM, Rambihar S, Gao P, et al. Heart rate is associated with increased risk of major cardiovascular events, cardiovascular and all-cause death in patients with stable chronic cardiovascular disease: an analysis of ONTARGET/TRANSCEND. Clin Res Cardiol, 2014, 103(2): 149-159.

[26] Custodis F, Shirmer SH, Baumhakel M, et al. Vascular pathophysiology in response to increased heart rate. J Am Coll Cardiol, 2010, 56(24): 1973-1983.

[27] Grassi G, Vailati S, Bertinieri G, et al. Heart rate as marker of sympathetic activity. J Hypertens, 1988, 16(11): 1635-1639.

[28] 施仲伟. 阿替洛尔的心脏保护作用缺乏证据. 中华医学杂志, 2005, 85(13): 928-930.

[29] Mancia G, De Backer G, Dominiczak A, et al. 2007 Guidelines for the management of arterial hypertension: the task force for the management of arterial hypertension of the European Society of Hypertension (ESH) and of the European Society of Cardiology (ESC). J Hypertens, 2007, 25(6): 1105-1187.

[30] Mancia G, Fagard R, Narkiewicz K, et al. 2013 ESH/ESC Guidelines for the management of arterial hypertension: the Task Force for the management of arterial hypertension of the European Society of Hypertension (ESH) and of the European Society of Cardiology (ESC). J Hypertens, 2013, 31(7): 1281-1357.

[31] Hansen TW, Thijs L, Boggia J, et al. Prognostic value of ambulatory heart rate revisited in 6928 subjects from 6 populations. Hypertension, 2008, 52(2): 229-235.

[32] Palatini P, Reboldi G, Beilin LJ, et al. Predictive value of night-time heart rate for cardiovascular events in hypertension. The ABP-International study. Int J Cardiol, 2013, 168(2): 1490-1495.

[33] Salles GF, Cardoso CR, Fonseca LL, et al. Prognostic significance of baseline heart rate and its interaction with beta-blocker use in resistant hypertension: a cohort study. Am J Hypertens, 2013, 26(2): 218-226.

[34] Li X, Wang Z, Wang X, et al. Relationship between heart rate and blood pressure level among community hypertensive patients. J Hypertens, 2011, 29(e-Suppl B): e31.

[35] Yancy CW, Jessup M, Bozkurt B, et al. 2017 ACC/AHA/HFSA focused update of the 2013 ACCF/AHA Guideline for the Management of Heart Failure: a report of the American College of Cardiology/American Heart Association Task Force on Clinical Practice Guidelines and the Heart Failure Society of America. Circulation, 2017, 136(6): e137-e161.

[36] 中华医学会心血管病学分会, 中华心血管病杂志编辑委员会. 中国心力衰竭诊断和治疗指南 2014. 中华心血管病杂志, 2014, 42(2): 98-122.

[37] Kirchhof P, Benussi S, Kotecha D, et al. 2016 ESC Guidelines for the management of atrial fibrillation developed in collaboration with EACTS. Eur Heart J, 2016, 37(38): 2893-2962.

[38] Bassand JP, Hamm CW, Ardissino D, et al. Guidelines for the diagnosis and treatment of non-ST-segment elevation acute coronary syndromes. Eur Heart J, 2007, 28(13): 1598-1660.

[39] Gibbons RJ, Abrams J, Chatterjee K, et al. ACC/AHA 2002 guideline update for the management of patients with chronic stable angina—summary article: a report of the American College of Cardiology/American Heart Association Task Force on practice guidelines (Committee on the Management of Patients With Chronic Stable Angina). J Am Coll Cardiol, 2003, 41(1): 159-168.

[40] 中华医学会心血管病学分会, 中华心血管病杂志编辑委员会. 慢性稳定型心绞痛诊断与治疗指南. 中华心血管病杂志, 2007, 35(3): 195-206.

[41] ACCF/AHA/AATS/ACR/ASA/SCA/SCAI/SIR/

STS/SVMGuidelines for the diagnosis and management of patients with thoracic aortic disease: a report of the American College of Cardiology Foundation/American Heart Association Task Force on Practice Guidelines, American Association for Thoracic Surgery, American College of Radiology, American Stroke Association, Society of Cardiovascular Anesthesiologists, Society for Cardiovascular Angiography and Interventions, Society of Interventional Radiology, Society of Thoracic Surgeons, and Society for Vascular Medicine. J Am Coll Cardiol, 2010, 55(14): e27-e129.

[42] 中国心胸血管麻醉学会, 北京高血压防治协会. 围术期高血压管理中国专家共识. 临床麻醉学杂志, 2016, 32(3): 295-297.

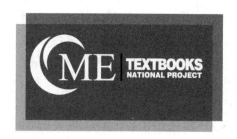

亚洲高血压合并左心室肥厚诊治专家共识——LVH诊断治疗简易临床路径

第 9 章

孙宁玲

北京大学人民医院

左心室肥厚(left ventricular hypertrophy，LVH)是一种心室壁增厚、心肌重量增加和心肌重塑的心肌变化现象。高血压是作为引起心肌病理性改变的重要疾病之一，可导致血流动力学、神经体液等方面的诸多异常变化，临床上有超过30％的高血压可能发生LVH，且发生率与高血压严重程度呈正相关。

亚太地区的研究显示，亚洲人收缩压升高导致的冠心病和卒中的风险增加高于高加索人种，致使亚洲高血压患者LVH发生率上升，伴随LVH心血管事件也显著增加。亚洲是高血压高流行区域，经年龄调整的高血压患病率为20％～30％，且增长速度快于西方国家。而有效地控制血压、逆转左心室肥厚可以显著减少心血管事件及死亡风险。

对此，亚洲地区的高血压指南均将LVH作为重要的高血压心脏靶器官受损指标，指出控制血压是延缓及逆转LVH进程的重要治疗策略。为推动亚洲区域高血压指南的落地，亚洲区域的专家们针对高血压合并LVH患者，在LVH诊断、分类和治疗标准方面达成共识并制定临床诊疗路径，对高血压合并LVH患者的临床规范化诊疗提出指导性建议(本指导建议仅针对高血压合并LVH)。

一、高血压合并 LVH 的诊断方法

高血压合并LVH的诊断包括3个部分：确诊高血压，确诊LVH，排除导致LVH的其他原因。

(一)LVH 诊断方法

LVH的诊断方法包括心电图、超声心动图、心脏磁共振成像等，这些诊断方法的敏感性、特异性不同，费用和可及性也存在差异(表9-1)，临床上应根据实际情况，个体化选择诊断方法。

表 9-1　心电图、超声心动图、心脏磁共振成像的心血管预测价值、实用性、可重复性、成本效益总结

检查方式	CV 预测价值	实用性	可重复性	成本效益
心电图	＋＋＋	＋＋＋＋	＋＋＋＋	＋＋＋＋
超声心动图	＋＋＋＋	＋＋＋	＋＋＋	＋＋＋
心脏磁共振成像	＋＋	＋	＋＋＋	＋＋

注：评分从＋到＋＋＋＋

1. 心电图(electrocardiography,ECG)　ECG 简单易行,是目前多数指南推荐的诊断 LVH 的常用方法。ECG 检测 LVH 的敏感性较低,但 ECG 诊断的特异性更高,尤其对于重度 LVH 患者,特异性高达80%~90%。ECG 诊断 LVH 的标准,本共识采用:①Sokolow -Lyon 指数($S_{V1}+R_{V5}$)>3.5mV。②Cornell 电压-时间乘积>244mV · ms。③左心室高电压(如 R_{V5}>2.5mV)可作为简易指标,用于初步诊断。

2. 超声心动图(echocardiography,ECHO)　ECHO 诊断 LVH 比 ECG 有更高敏感性,通过校正后的左心室质量指数(LVMI)可用于检出 LVH,最常用的 LVMI 是采用 LVM 除以体表面积(BSA),其次是通过身高校正。本共识采用 ECHO 诊断 LVH 的标准为:①LVMI≥115g/m^2(男性),LVMI≥95g/m^2(女性),LVMI(g/m^2)=LVM(g)/BSA(m^2)。②室间隔厚度(IVST)或左心室后壁厚度(PWT)≥11mm(男性)和 IVST 或 PWT≥10mm(女性)为异常。该指标对向心性肥厚或重构的诊断敏感性较高,而向心性 LVH 的心血管风险预测价值很强。因此,诊断 LVH 时可以将IVST 与 PWT 测量值作为 LVMI 的补充指标。

目前临床实践中,使用 IVST 或 PWT 诊断 LVH 的比例很高。在没有条件进行 LVMI 测定的机构,目前可以通过 ECHO 测量 IVST 及 PWT 数值作为 LVH 的早期诊断指标。

3. 心脏磁共振成像(cardiac magnetic resonance,CMR)　在所有 LVH 无创诊断方法中,CMR 成像的重复性最好。研究显示,CMR 测量左心室体积和功能的重复性高达 98% 和 99%,而二维 ECHO 测量仅为 65% 和 94%。然而,CMR 的局限性包括心律失常、患者体动会造成伪影及成本价格较高等,不用于常规诊断 LVH,可作为 LVH 鉴别诊断方法。

二、高血压合并 LVH 诊断路径

普通高血压患者的 LVH 诊断路径见图 9-1。不同的 LVH 检查方法临床意义有所不同(表 9-2),对高

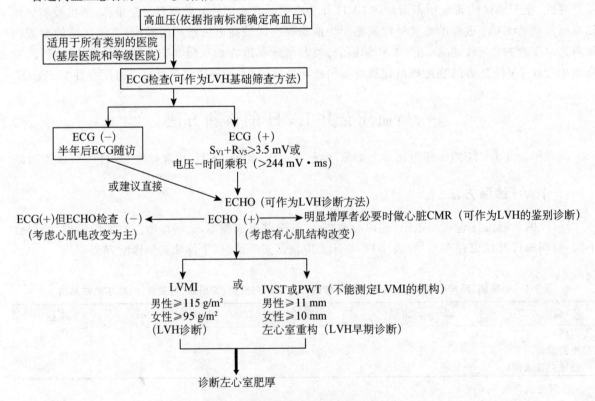

图 9-1　高血压合并 LVH 的诊断路径

注:ECG. 心电图;ECHO. 超声心动图;CMR. 心脏磁共振成像;LVH. 左心室肥厚

血压患者应根据具体情况选用适合的检查方法以准确诊断 LVH,并区分 LVH 病因对临床预后的判断具有重要的指导意义。

表 9-2　ECG、ECHO 及 CMR 3 种检查方法在诊断左心室肥厚中的临床意义

检查方法	检查目的	临床意义
ECG	筛查 LVH	ECG(+)但 ECHO(-)代表存在心肌电改变,ECG(+)伴 ECHO(+)可确诊 LVH(心肌电改变及结构改变)
		ECG 在诊断高血压合并 LVH 心律失常,例如,心房颤动上有优势,但不能完整地体现心脏的功能
ECHO	诊断 LVH	ECHO(+)代表心脏结构病变
		优势诊断:① 诊断 LVH 和左心室重构;②诊断舒张功能及收缩功能不全;③诊断心肌病;④预后价值
		劣势:受心律失常影响
CMR	鉴别 LVH	ECHO(+)伴 CMR(+):可鉴别诊断非高血压 LVH 及心脏结构和功能病变

注:ECG. 心电图;ECHO. 超声心动图;CMR. 心脏磁共振成像;LVH. 左心室肥厚

三、高血压合并 LVH 的治疗策略

降低血压是逆转 LVH 的治疗基础,高血压合并 LVH 患者应尽早接受药物治疗,降低血压、有效逆转 LVH,从而减少心脑血管事件发生。

(一)高血压合并 LVH 患者的降压目标

LVH 是心血管事件的独立危险因素,降压治疗可有效逆转 LVH,降低心血管风险。国际权威高血压指南明确指出,所有 LVH 患者都应接受降压治疗。鉴于氯沙坦干预降低高血压患者终点事件研究(losatan intervention for endpoint reduction in hypertension,LIFE)的证据支持了左心室肥厚干预的获益血压值是<140/90 mmHg,对此本共识建议高血压合并左心室肥厚的目标血压<140/90 mmHg。

(二)高血压合并 LVH 药物治疗策略

目前常用降压药物包括 ACEI、ARB、CCB、利尿药和 β 受体阻滞药 5 类,现有的荟萃分析显示,5 类降压药逆转 LVH 的作用有区别[$P=0.004$,左心室质量指数(LV mass index,LVMI)下降百分比:ARB 13%,CCB 11%,ACEI 10%,利尿药 8%,β 受体阻滞药 6%]。对高血压合并 LVH 的患者首先应有效控制血压至达标;药物选择方面针对高血压引起 LVH 的机制,优选具有改善 LVH 循证医学证据的药物。目前肾素血管紧张素系统抑制药(RASI)的证据最多。

四、高血压合并 LVH 临床管理推荐流程

高血压合并 LVH 临床管理推荐流程见图 9-2。

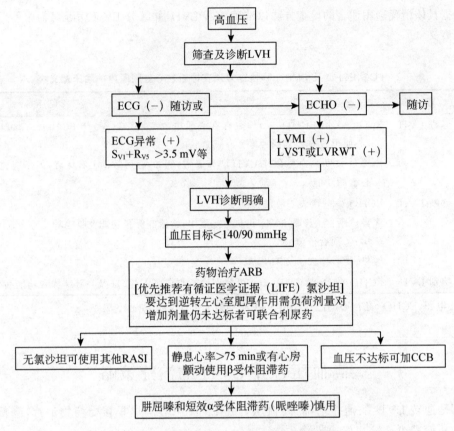

图 9-2　高血压合并 LVH 临床管理推荐流程

注:ECG. 心电图;ECHO. 超声心动图;LVMI. 左心室质量指数;LVST. 左心室后壁厚度;LVRWT. 左心室室壁相对厚度;LIFE. 氯沙坦干预降低高血压患者终点事件研究;RASI. 肾素-血管紧张素系统阻滞药;CCB. 钙离子拮抗药;ARB. 血管紧张素受体阻滞药;LVH. 左心室肥厚

五、高血压伴 LVH 随访流程

高血压伴 LVH 随访流程见图 9-3。

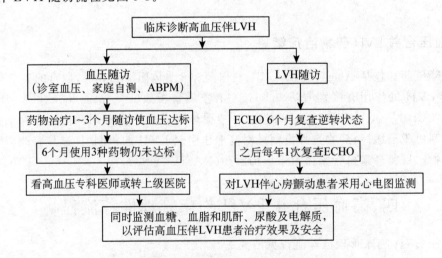

图 9-3　高血压伴 LVH 随访流程

注:LVH. 左心室肥厚;ABPM. 动态血压监测;ECHO. 超声心动图

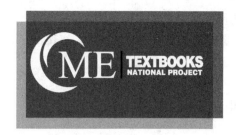

《清晨高血压的管理：亚洲专家组的共识声明(2018)》解读

第10章

郭芊卉　　王继光

上海市高血压研究所　上海交通大学医学院附属瑞金医院

缺血性卒中和心肌梗死等心脑血管事件通常发生在清晨时段，而血压的昼夜节律也表现为在清晨觉醒后明显升高。这一平行现象提示，清晨时段血压异常升高可能与心脑血管事件的发生相关。2003年日本Kario教授等首先系统阐述了血压晨峰的概念，并发现血压晨峰独立于24h平均血压水平和其他心血管危险因素与脑卒中的发生风险显著相关。然而，血压晨峰测量依赖24h动态血压监测，重复性较低，定义和计算方法不统一，而且有研究显示，血压晨峰对心脑血管事件的预测作用主要取决于清晨时段的血压水平，因此，国内外学者的关注点逐渐从血压晨峰转移到清晨血压本身。清晨血压定义明确，操作简便，可通过诊室外血压测量获得。在未治疗患者中，诊室外清晨血压测量可以发现隐匿性清晨高血压，而在已经接受治疗的高血压患者中，可评估未控制的清晨高血压。即使在已经接受治疗，而且诊室血压达标的高血压患者中，未控制的清晨高血压仍很普遍。无论治疗与否，临床研究结果均显示清晨血压与心血管事件的风险明显相关。最近，日本学者的研究结果显示，日本人血压晨峰和清晨血压水平明显高于欧洲人。这一种族差异的病理生理学机制目前仍不清楚，可能与交感神经系统的过度激活或高盐摄入有关。但是高血压患者降压药物治疗不合适，包括使用不能平稳控制24h血压的中、短效降压药物，没有合理使用足剂量或联合治疗等，也可能是导致清晨血压未控制的主要原因。2014年，中国中华医学会心血管病学分会高血压学组发表《清晨血压临床管理的中国专家指导建议》。在这一建议的基础上，亚洲各国专家进行相关讨论，联合发布清晨高血压管理的亚洲专家组共识声明。该声明详细描述了清晨高血压的定义、发病机制、心血管风险、评估方法及治疗策略，提出了对未来研究方向的展望。

一、清晨高血压的定义

清晨一般指6:00—10:00这一时段。中国官方使用的时间为北京时间，但是由于中国占地面积较广且覆盖不同的时区，不同地区清晨时段的定义应该有所不同。例如，东部地区可提前1h使用5:00—9:00，而西部地区则推迟1~2h使用7:00—11:00或8:00—12:00。

清晨时段测量的血压，即为清晨血压。清晨血压可以通过24h动态血压监测或家庭血压监测获得，用于定义清晨高血压和指导降压治疗。家庭血压测量的清晨血压是指起床后1h内2~3个血压读数的平均值，而动态血压记录的清晨血压则是指起床后2h以内或清晨6:00—10:00的所有血压读数的平均值。

清晨高血压指动态血压或家庭血压测量的清晨血压≥135/85 mmHg，不管其他时段的血压是否正常。诊室血压可用于清晨高血压的筛查，诊断标准是≥140/90 mmHg。该共识中定义的清晨高血压为广义的清晨高血压,其中包括隐匿性清晨高血压和未控制的清晨高血压。根据 2014 年日本高血压指南,隐匿性清晨高血压定义为动态血压或家庭血压测量的清晨血压≥135/85 mmHg,但诊室血压正常<140/90 mmHg。

二、清晨高血压的发病机制

清晨高血压的病理生理学发病机制尚未完全明确。清晨时段血压升高的主要原因可能是由于清晨觉醒后交感神经系统的激活。有研究显示工作日,尤其是周一的清晨血压要明显高于周末及 1 周内其他工作日。此外,清晨血压存在明显的季节变异,在春季和冬季要明显高于夏季和秋季。这说明清晨血压过度升高可能是由于工作或低温环境导致的压力增大,交感神经过度激活所致。膳食盐摄入过多也可能是引起血压晨峰过度升高的重要因素。有一项临床试验的结果显示,高盐摄入可增加盐敏感性高血压患者的清晨血压水平。

对于已经接受降压治疗的高血压患者而言,除患者自身的病理生理学原因外,更多可能是血压管理不善所致,即所使用的降压药物无法有效控制 24h 血压。中国和其他亚洲国家高血压管理中的主要问题包括使用中、短效降压药物,即使血压控制未达标仍未合理使用足剂量或联合治疗等。在北京三级医院门诊患者中进行的清晨血压控制情况调查的结果显示,未控制的清晨高血压患病率在使用不同钙离子通道拮抗药的患者中差异很大:氨氯地平组为 46.3%,硝苯地平控释片组为 70.5%,而非洛地平缓释片组为 73.8%。

三、清晨高血压的患病率和心血管风险

清晨高血压在未治疗和已治疗的人群中意义不同。在未治疗的患者中,可以通过诊室外清晨血压测量评估隐匿性清晨高血压,其定义为诊室血压正常,即<140/90 mmHg,而动态血压或家庭自测清晨血压升高,≥135/85 mmHg。目前关于隐匿性清晨高血压的患病率和心血管风险的研究有限。在日本的 Ohasama 研究和 Hisayama 研究中,家庭血压监测评估的隐匿性清晨高血压的患病率分别为 7% 和 21.9%,且隐匿性清晨高血压与颈动脉内膜中层增厚和肾损伤等靶器官损伤有关。

在已经接受降压治疗的患者中,未控制的清晨高血压较为普遍,其定义为 24 h 动态血压或家庭血压测量的清晨血压≥135/85 mmHg,无论其他时段的血压如何。在韩国和日本已治疗高血压患者研究中,由 24 h 动态血压监测和家庭血压监测定义的清晨高血压患病率在 15.9%～17.5% 和 43.6%～60.7%。在诊室血压已达标的患者中,家庭血压测量的隐匿性未控制清晨高血压在日本和欧洲的患病率分别为 23.1% 和 55.9%。不论诊室血压是否控制达标,清晨血压过度升高的患者心血管事件风险都明显增加。在 J-HOP 研究中,和清晨血压正常组患者相比,家庭自测清晨血压升高的患者脑卒中的发生风险明显升高,且相对风险比随清晨血压水平的升高而升高。此外,在纳入 21 341 名高血压患者的 HONEST 研究中,以奥美沙坦为基础进行降压治疗,并进行心血管事件随访,与家庭清晨收缩压<125 mmHg 的患者相比,清晨血压>155 mmHg 的患者脑卒中和冠脉事件的发生风险升高达 6 倍左右。即使在诊室血压控制良好(<130 mmHg)的患者中,清晨血压≥145 mmHg 仍与心血管事件的发生风险密切相关。

四、清晨血压的评估

清晨血压的评估应使用诊室外血压测量,包括家庭血压监测或 24 h 动态血压监测,诊室血压主要用于筛查(表 10-1)。如果清晨测量的诊室血压≥140/90 mmHg,则应进行家庭血压监测或 24 h

动态血压监测,以明确诊断。所有高血压患者都应测量清晨血压。对于上夜班的工作人员,诊室外血压测量应在非夜班工作日进行。

表 10-1　清晨血压和清晨高血压的评估

	24 h 动态血压	家庭血压	诊室血压
测量时间	起床后 2 h 内或 6:00—10:00	起床后 1 h 内或 6:00—10:00	6:00—10:00
血压读数	起床后 2 h 内的所有读数	起床后 1 h 内测量的 2～3 次读数	6:00—10:00 测量的 2～3 次读数
诊断标准	≥135/85 mmHg	≥135/85 mmHg	≥140/90 mmHg

最好进行 24 h 动态血压监测,评估和诊断清晨高血压。24 h 动态血压监测测量的清晨血压是指动态血压监测仪记录的起床后 2 h 内或 6:00—10:00 的血压平均值。合格的监测和充足的血压读数对评估清晨血压水平至关重要。根据最新动态血压监测指南要求,24 h 动态血压监测白天通常应每 20 分钟测量 1 次,夜间每 30 分钟测量 1 次。合格的动态血压监测数据要求有效实测读数至少占应测读数的 70%,白天和夜间读数分别至少为 20 个和 7 个。此外,应嘱咐患者填写日记卡,尤其要记录起床和睡眠时间。

家庭血压监测也可用于评估清晨血压水平,尤其适用于降压治疗后的长期评估。家庭血压监测,也称为家庭自测血压,通常由患者在家里自己进行测量,也可由家庭成员等协助完成。使用家庭自测血压监测清晨血压水平,测量时间应为起床后 1 h 内,通常应在 6:00—10:00 完成。患者应该在服药前、早餐前,排空膀胱,取坐位休息 5 min 后测量,连续测量 2～3 次,1 周测量 5～7 d,取均值。

诊室血压通常由受过专业训练的医护人员在医院环境中进行测量,或者使用医院内诊室自助血压测量获得,后者可以在一定程度上减少白大衣效应。使用诊室血压评估清晨血压通常应测量清晨 6:00—10:00 的服药前血压,一般测量 2 次,取其平均值。如果两次测量读数相差 10 mmHg 以上则需进行第 3 次测量,最相近的两次读数取平均值。

五、清晨高血压的治疗

各国高血压指南和动态血压监测指南都强调清晨血压或清晨高血压的重要性,但是并未明确提出清晨高血压的治疗策略。可能是因为缺乏控制清晨血压后心血管获益的临床试验证据。然而,在 HOPE 临床试验中,当积极降压治疗组和安慰剂组的诊室血压下降差值仅为 3.3/1.0 mmHg 的情况下,睡前服用雷米普利和安慰剂组相比可以明显降低脑卒中和其他心血管事件的发生风险。该研究的动态血压亚组分析结果显示,雷米普利组夜间血压的下降幅度(17/8 mmHg)明显大于白天血压(6/2 mmHg),这提示心血管终点事件的获益可能主要归功于夜间血压和清晨时段血压下降。然而,这样的结果在 CONVINCE 临床试验中并没有得到证实。在两组诊室血压下降幅度相似的情况下,睡前服用维拉帕米和清晨服用阿替洛尔或氢氯噻嗪对心血管事件的预防并没有明显差异。因此,仍需要更多的临床试验探索控制清晨血压与心血管获益的关系。尽管指南没有明确提出清晨高血压的治疗策略,但对高血压的治疗和管理推荐使用长效制剂,足剂量及联合治疗等策略。有些临床试验显示,这些治疗策略对控制清晨血压同样适用。

降压药物通常在晨起服用,因此清晨时段是降压药物作用的低谷期。和中、短效药物相比,半衰期超过 24 h 的长效降压药物可平稳控制 24 h 血压,对清晨血压的作用优势明显。一项对比氨氯地平和硝苯地平控释片对 24 h 动态血压降压作用的临床试验的结果显示,和硝苯地平控释片相比,氨氯地平能更好地控制 24 h 平均血压、白天血压和夜间血压等各时段血压水平,其中降压作用差异最大的时段为清晨 5:00—10:00。在 VALUE 试验的动态血压亚组分析中,和缬沙坦相比,氨氯地平能够更有效地控制清晨时段的血压。这些临床试验的结果说明,对于每日 1 次、晨起服用的高血压药物而言,不同降压药物对 24 h 血压的控制情况截然不同,尤其是清晨时段。在目前高血压指南推荐的五大类降压药物中,培哚普利、替米沙坦、比索洛尔、氨氯地平及氯噻酮的半衰期超过 24h,可能对控制清晨血压有较好的作用。

最近的高血压指南推荐不论单药治疗还是联合治疗,都应使用足剂量或最大剂量。使用足剂量甚至是最大剂量不仅可以更有效地控制 24 h 血压,对控制清晨血压也有作用。这一策略尤其适用于半衰期较短的肾素血管紧张素系统抑制药。一项比较替米沙坦和缬沙坦对 24 h 血压控制情况的临床研究的结果显示,当缬沙坦的剂量从 80 mg/d 增加到 160 mg/d 时,长效降压药物替米沙坦控制清晨时段血压的优势减弱。此外,即使在使用联合治疗策略时,使用足剂量也能够显著提高清晨血压的控制情况。使用足剂量氨氯地平/奥美沙坦联合治疗(10/40 mg)能够获得最大的 24 h 血压和清晨血压降低幅度。

和单药治疗相比,即使是单药足剂量,血管紧张素 Ⅱ 受体阻滞药或血管紧张素转换酶抑制药联合钙离子通道阻滞药或利尿药在控制 24 h 以及清晨血压上仍有明显优势。日本的 MAPPY 研究比较氯沙坦 100 mg 单药治疗和氯沙坦/氢氯噻嗪联合治疗(50/12.5 mg)对家庭自测血压的作用。和氯沙坦单药治疗相比,联合治疗能够更有效地改善清晨血压和夜间血压。值得注意的是,该试验在 25 名单纯清晨高血压患者(清晨血压≥135/85 mmHg,夜间血压<135/85 mmHg)的亚组分析中发现,氯沙坦/氢氯噻嗪联合治疗组中 11 名患者清晨血压达标,而氯沙坦单药治疗组仅 3 人达标,治疗后清晨血压达标率分别为 81.8% 和 21.4%,而且不论是单药治疗,还是联合治疗,清晨血压的降低都与尿蛋白排泄率的降低显著相关。使用 24h 动态血压监测作为清晨血压评估手段也得到相似的结果。在一项随机、双盲、平行对照的临床试验中,和氨氯地平单药治疗相比,奥美沙坦/氨氯地平联合治疗能够更好地控制 24 h 血压和清晨血压。

除上述治疗策略以外,当使用中、短效药物进行降压治疗时,也可以通过增加服药次数或调整服药时间来达到延长药物作用时间的目的。此外,由于血压晨峰和清晨高血压的发生机制可能与交感神经系统和肾素-血管紧张素系统在清晨觉醒后的过度激活有关,部分学者提出使用特定作用机制的降压药物,例如交感神经系统抑制药,控制清晨血压。α_1 受体阻滞药多沙唑嗪每日 1 次,睡前服用能够降低清晨和一天中其他时段的血压,其中清晨血压的降低幅度最大。

六、总结和展望

清晨血压对预防心脑血管事件以及高血压管理至关重要。血压晨峰目前仍是血压相关领域研究的热门话题,但仍需要有更多的临床研究证据证明其对血压管理的意义。隐匿性清晨高血压和其他类型的隐匿性高血压一样,由于目前临床证据较少,仍需要进行更多研究。通过测量清晨血压,识别和诊断清晨高血压,可能对高血压管理和心脑血管事件预防有重要作用,推荐使用诊室外血压测量评估清晨血压。由于降压药物通常在晨起服用,清晨时段血压控制不良提示降压药物治疗方案可能存在问题,例如,使用中、短效降压药物,没有合理使用足剂量和联合治疗等。为了能够有效改善清晨以及其他时段血压控制情况,推荐首选半衰期超过 24 h 的长效降压药物,并合理使用足剂量和联合治疗。特殊作用机制的降压药物及分时或定时服用降压药物等对清晨血压的作用仍需要更多的临床研究证实。

参 考 文 献

[1] Kario K，Pickering TG，Umeda Y，et al. Morning surge in blood pressure as a predictor of silent and clinical cerebrovascular disease in elderly hypertensives：a prospective study. Circulation，2003，107：1401-1406.

[2] Kario K. Time for focus on morning hypertension：pitfall of current antihypertensive medication. Am J Hypertens，2005，18：149-151.

[3] Hoshide S，Kario K，de la Sierra A，et al. Ethnic differences in the degree of morning blood pressure surge and in its determinants between Japanese and European hypertensive subjects：data from the ARTEMIS study. Hypertension，2015，66：750-756.

[4] Lambert EA，Chatzivlastou K，Schlaich M，et al. Morning surge in blood pressure is associated with reactivity of the sympathetic nervous system. Am J Hypertens，2014，27：783-792.

[5] Osanai T，Okuguchi T，Kamada T，et al. Salt-induced exacerbation of morning surge in blood pressure in patients with essential hypertension. J Hum Hypertens，2000，14：57-64.

[6] Councilon Hypertension of the Chinese Society of Cardiology. Chinese expert consensus on early morning blood pressure. Chin J Cardiol，2014，42：721-725.

[7] Shimamoto K，Ando K，Fujita T，et al. Japanese society of hypertension committee for guidelines for the management of hypertension. The Japanese society of hypertension guidelines for the management of hypertension（JSH 2014）. Hypertens Res，2014；37：253-390.

[8] Juhanoja EP，Puukka PJ，Johansson JK，et al. The impact of the day of the week on home blood pressure：the Finn-Home study. Blood Press Monit，2016，21：63-68.

[9] Sheng CS，Cheng YB，Wei FF，et al. Diurnal blood pressure rhythmicity in relation to environmental and genetic cues in untreated referred patients. Hypertension，2017，69：128-135.

[10] Wang YP，Li ZP，Bai Q，et al. Current status of morning blood pressure control and medication of hypertensive patients in Beijing. Chin J Cardiol，2013，41：587-588.

[11] Hara A，Ohkubo T，Kikuya M，et al. Detection of carotid atherosclerosis in individuals with masked hypertension and white-coat hypertension by self-measured blood pressure at home：the Ohasama study. J Hypertens，2007，25：321-327.

[12] Fukuhara M，Arima H，Ninomiya T，et al. White-coat and masked hypertension are associated with carotidatherosclerosis in a general population：the Hisayama study. Stroke，2013，44：1512-1517.

[13] Lee JH，Bae JW，Park JB，et al. Morning hypertension in treated hypertensives：baseline characteristics and clinical implications. Korean Circ J，2011，41：733-743.

[14] Oh SW，Han SY，Han KH，et al. APrODiTe investigators. Morning hypertension and nightnon-dipping in patients with diabetes and chronic kidney disease. Hypertens Res，2015，38：889-894.

[15] Tamaki S，Nakamura Y，Yoshino T，et al. The association between morning hypertension and metabolic syndrome in hypertensive patients. Hypertens Res，2006，29：783-788.

[16] Ishikawa J，Kario K，Hoshide S，et al. J-MORE Study Group. Determinants of exaggerated difference in morning and evening blood pressure measured byself-measured blood pressure monitoring in medicated hypertensive patients：Jichi Morning Hypertension Research（J-MORE）Study. Am J Hypertens，2005，18：958-965.

[17] Obara T，Ohkubo T，Asayama K，et al. J-Home Study Group. Prevalence of masked hypertension in subjects treated with antihypertensive drugs as assessed by morning versus evening home blood pressure measurements：the J-HOME study. Clin Exp Hypertens，2008，30：277-287.

[18] Parati G，Bilo G，Redon J. SURGE Steering Committee. Morning and smooth 24-h ambulatory blood pressure control is not achieved in general practice：results from the SURGE observational study. J Hypertens，2013，31：616-623.

[19] Hoshide S，Yano Y，Haimoto H，et al. J-HOP Study Group. Morning and evening home blood pressure and risks of incident stroke and coronary

artery disease in the Japanese general practice population: the Japan Morning Surge-Home Blood Pressure Study. Hypertension, 2016, 68: 54-61.

[20] Kario K, Saito I, Kushiro T, et al. Morning home blood pressure is a strong predictor of coronary artery disease: the HONEST study. J Am Coll Cardiol, 2016, 67: 1519-1527.

[21] Kario K, Saito I, Kushiro T, et al. Home blood pressure and cardiovascular outcomes in patients during antihypertensive therapy: primary results of HONEST, alarge-scale prospective, real-world observational study. Hypertension, 2014, 64: 989-996.

[22] Parati G, Stergiou G, O'Brien E, et al. European Society of Hypertension Working Group on Blood Pressure Monitoring. European Society of Hypertension practice guidelines for ambulatory blood pressure monitoring. J Hypertens, 2014, 32: 1359-1366.

[23] Parati G, Stergiou GS, Asmar R, et al. ESH working group on blood pressure monitoring. European society of hypertension practice guidelines for home blood pressure monitoring. J Hum Hypertens, 2010, 24: 779-785.

[24] Heart Outcomes Prevention Evaluation Study Investigators. Yusuf S, Sleight P, Pogue J, et al. Effects of an angiotensin-converting-enzyme inhibitor, ramipril, on cardiovascular events in high-risk patients. N Engl J Med, 2000, 342: 145-153.

[25] Svensson P, de Faire U, Sleight P, et al. Comparative effects of ramipril on ambulatory and office blood pressures: a HOPE substudy. Hypertension, 2001, 38: E28-E32.

[26] Black HR, Elliott WJ, Grandits G, et al. CONVINCE Research Group. Principal results of the Controlled Onset Verapamil Investigation of Cardiovascular End Points (CONVINCE) trial. JA-MA, 2003, 289: 2073-2082.

[27] Ferrucci A, Marcheselli A, Strano S, et al. 24-hour blood pressure profiles in patients with hypertension treated with amlodipine or nifedipine GITS. Clin Drug Invest, 1997, 13(suppl 1): 67-72.

[28] Pedersen OL, Mancia G, Pickering T, et al. VALUE trial group. Ambulatory blood pressuremonitoring after 1 year on valsartan or amlodipine-based treatment: a VALUE substudy. J Hypertens, 2007, 25: 707-712.

[29] White WB, Lacourciere Y, Davidai G. Effects of the angiotensin II receptor blockers telmisartan versus valsartan on the circadianvariation of blood pressure: impact on the early morning period. Am J Hypertens, 2004, 17: 347-353.

[30] Bilo G, Koch W, Hoshide S, et al. Efficacy of olmesartan/amlodipine combination therapy in reducing ambulatory blood pressure in moderate-to-severe hypertensive patients not controlled by amlodipine alone. Hypertens Res, 2014, 37: 836-844.

[31] Kai H, Ueda T, Uchiwa H, et al. MAPPY Study Investigators. Benefit of losartan/hydrochlorothiazide-fixed dose combination treatment for isolated morning hypertension: the MAPPY study. Clin Exp Hypertens, 2015, 37: 473-481.

[32] Kai H, Kaneyuki M, Shihara M, et al. MAPPY Study Investigators. Reduction in morning blood pressure is a key factor for ameliorating urinary albumin excretion in patients with morning hypertension irrespective of treatment regimen. Circ J, 2013, 77: 1551-1557.

[33] Ikeda T, Gomi T, Shibuya Y, et al. Add-on effect of bedtime dosing of the alpha(1)-adrenergic receptor antagonist doxazosin on morning hypertension and leftventricular hypertrophy in patients undergoing long-term amlodipine monotherapy. Hypertens Res, 2007, 30: 1097-1105.

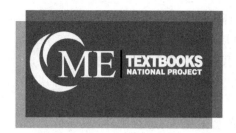

解读《国家基层高血压防治管理指南》

吴海英

中国医学科学院阜外心血管病医院

第 11 章

随着社会老龄化和城市化进程的加快,不良生活方式的蔓延,高血压人群日趋庞大。2017 年中国心血管病报告指出 2012 年中国≥18 岁居民高血压患病率为 25.2%,中国高血压患病人数突破 2.7 亿,并且随年龄增加而显著增高。中国医学科学院阜外心血管病医院蒋立新教授于 *Lancet* 杂志发表 170 余万人群(35~75 岁)调研资料显示高血压的检出率为 37.2%,知晓率、治疗率及控制率分别为 36.0%、22.9% 及 5.7%。高血压防控形势严峻。众所周知,高血压患者绝大部分位于社区或基层,基层医疗机构是高血压防治的"主战场",基层医师是高血压防治的主力军,其管理水平的高低直接影响我国未来心脑血管疾病发展趋势。为满足基层医务工作者的需要,有效支持基层高血压管理,国家卫生计生委基层卫生司委托国家心血管病中心组织相关专家制定《国家基层高血压防治管理指南》(以下简称"指南")。

指南主要内容包括基层高血压管理的基本要求,管理流程、诊断和评估,治疗方案和长期随访要求等,简洁明了,可操作性强,非常适用于基层医疗卫生机构医务人员。在该"指南"中,高血压诊断仍然以诊室血压测量结果为主要诊断依据,首诊发现收缩压≥140 mmHg 和(或)舒张压≥90 mmHg,并建议在 4 周内复查 2 次,非同日 3 次测量均达到上述诊断界值,即可确诊。首诊发现收缩压≥180 mmHg 和(或)舒张压≥110 mmHg,伴有急性症状应立即转诊,如无症状,排除诱因后,安静休息后复测仍达上述标准,也可确诊,且需立即药物治疗。近年来,电子血压计的推广普及,使之成为家庭血压监测的重要工具,大大提高了高血压的知晓率和控制率,可发现隐匿性高血压,又能避免白大衣高血压,因此该"指南"强调把家庭自测血压作为患者自我管理的主要手段,也可作为辅助诊断。同时也指出有条件的基层单位积极开展动态血压监测,将其作为辅助诊断和药物治疗调整的依据。针对诊室或家庭血压监测发现血压升高,怀疑"高血压"者;血压的平均值在 1、2 级高血压范围内,即 140~179/90~109 mmHg 或未服用降压药;诊室血压<140/90 mmHg,但家庭血压≥135/85 mmHg 或诊室血压或家庭血压 120~139/80~89 mmHg,但出现靶器官损害,如蛋白尿、左心室肥厚、腔隙性脑梗死等,而并无糖尿病、血脂异常、吸烟等其他心血管危险因素者,建议行动态血压监测进行评估。

2002 年,Lewington S 等研究发现血压水平从 115/75 mmHg 起,收缩压升高 20 mmHg 或舒张压升高 10 mmHg,冠心病和脑卒中死亡均成倍升高,积极的血压控制可有效减少心血管不良事件的发生率和死亡率。2017 年美国高血压指南指出血压≥130/80 mmHg 即诊断为高血压,指南一出现即在国内外引起强烈反响。需要注意的是,由于高血压管理模式的不同,美国在高血压防控领域已经取得了一些成绩,2007—2008 年 NHANES 调查中高血压的控制率已高达 50.1%,显著高于当前我国高血压控制水平。另外,SPRINT 研究显示强化降压获益明显,即将血压降至 130/80 mmHg

之下,与标准降压方案(降至 140/90 mmHg 以下)相比,死亡风险降低 27%。基于此,美国指南定义高血压为≥130/80 mmHg,诊断标准的放低将会使一部分高血压前期(即 120～139/80～89 mm-Hg)的患者得到更积极的控制,降低不良心血管事件的发生。在我国,"三率"全面报警的情况下,血压管理成为工作中的重中之重,全面提升高血压的知晓率、治疗率及控制率依然是当务之急,降压目标值是否下放暂不宜操之过急。

作为一种与生活行为方式密切相关的疾病,日常生活中膳食盐的摄入、超重肥胖、缺乏体力活动、吸烟、饮酒、精神紧张等都会参与高血压的发生发展,因此,非药物干预方面极为重要。对于非药物干预无效或效果不佳者,建议降压药物治疗。降压药物选择遵循安全有效、价格合理和可持续治疗的原则,应尽量选用证据明确,且可改善预后的降压药物,分别为 ACEI/ARB(A)、β 受体阻滞药(B)、钙通道阻滞药(C)和利尿药(D)。ACEI/ARB 药物降压作用明确,尤其适用于心力衰竭、心肌梗死后、糖尿病、慢性肾脏病患者,有充足证据证明可改善预后。用于蛋白尿患者,可降低尿蛋白,具有肾保护作用,但双侧肾动脉狭窄、严重肾功能不全及高血钾的患者禁用。妊娠或计划妊娠患者禁用。ACEI 类药物易引起干咳,若无法耐受,可换用 ARB。另外,高血压患者常心率增快,2014 年我国 21 个城市 115 229 例高血压患者的横断面调查显示,我国高血压患者的静息平均心率为 76.6/min,单纯高血压患者中心率≥80/min 者占 38.2%。2017 年《高血压患者心率管理中国专家共识》指出多项研究显示心率增快与不良后果呈正相关。虽然 β 受体阻滞药已从 JNC8 等指南中从一线降压药物中剔除,但因其可降低心率,尤其适用于心率偏快的患者,对于合并心肌梗死或心力衰竭的患者,可改善预后;用于冠心病、劳力性心绞痛患者,可减轻心绞痛症状。以 β 受体阻滞作用为主的 α 受体和 β 受体阻滞药,如卡维地洛、阿罗洛尔、拉贝洛尔等,也适用于上述人群。大剂量应用时对糖、脂代谢可能有影响,高心脏选择性 β 受体阻滞药对糖、脂代谢影响不大。CCB 最常用于降压的是二氢吡啶类钙通道阻滞药,如氨氯地平、硝苯地平缓释片等。此类药物降压作用强,耐受性较好,无绝对禁忌证,适用范围相对广,老年单纯收缩期高血压等患者更适用。最常见的不良反应是头痛、踝部水肿等。噻嗪类利尿药较为常用,尤其适用于老年人、单纯收缩期高血压及合并心力衰竭的患者,其主要不良反应是低钾血症,且随着利尿药使用剂量增加,低钾血症发生率也相应增加,因此建议小剂量使用。严重心力衰竭或慢性肾功能不全时,可能需要应用襻利尿药如呋塞米,同时需补钾。此外,单片固定剂量复方制剂,由于服用方便,易于长期坚持,在临床中应用越来越广泛,推荐使用。根据我国国情,传统固定复方制剂,如复方利血平片、复方利血平氨苯蝶啶片等根据患者情况仍可使用。

治疗策略根据有无合并症进行分组,强调特殊群体的转诊机制。如无合并症,降压治疗采用"递进式"方案,即收缩压<160 mmHg 且舒张压<100 mmHg 时单药起始,起始剂量观察 2～4 周,未达标者加量或更换或联用两种药物,再观察 2～4 周;收缩压≥160 mmHg 和(或)舒张压≥100 mmHg,首次即推荐两药联合使用,如 C+A、A+D、C+D 或 C+B,或选用相应的固定剂量复方制剂。两药联合方案血压仍未达标者,加用第 3 种药物,可选 C+A+D 或 C+A+B。3 种药物足量,观察 2～4 周仍未达标,可直接转诊;也可 A、B、C、D 4 类药物合用,2～4 周仍未达标再转诊(图 11-1)。

如有合并症,降压治疗采用"优选"方案,即优先选用合并症获益明确的降压药物。合并心肌梗死,首选 A+B,小剂量联用,避免出现低血压;合并心绞痛,可选择 B 或 A 或 C,可联用,仍未达标加用 D;合并心力衰竭,可选择 A+B,小剂量联用,合并水钠潴留时加用 D,一般选择襻利尿药,并补钾,可加螺内酯,仍未控制可加 C(限氨氯地平、非洛地平);合并脑卒中,可选择 C、A、D,未达标者可联合使用;合并糖尿病,首选 A,未达标者加用 C 或 D;合并慢性肾脏病,首选 A,未达标者加用 C 或 D;合并外周动脉粥样硬化病,初始选择 C、A、D 或 B 均可,单药未达标者可联合用药(表 11-1)。

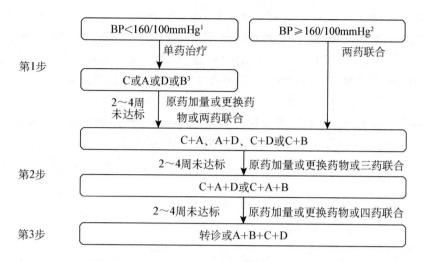

图 11-1　无合并症高血压药物治疗流程

注：[1] BP＜160/100mmHg，收缩压＜160mmHg 且舒张压＜100mmHg；[2] BP≥160/100mmHg，收缩压≥160mmHg 和（或）舒张压≥100mmHg；[3] B，B 类药物适用于心率偏快者。每次调整治疗后均需观察 2～4 周，看达标情况。除非出现不良反应等不耐受或需紧急处理的情况。

A. ACEI/ARB，即血管紧张素转换酶抑制药/血管紧张素Ⅱ受体拮抗药；B.β受体阻滞药；C. 二氢吡啶类钙通道阻滞药；D. 利尿药，常用噻嗪类利尿药

表 11-1　有合并症[1] 的高血压治疗方案推荐表

患者特征	第一步	第二步	第三步
心肌梗死	A+B[2]	A+B+C[3] 或 A+B+D[4]	转诊或 A+B+C[3]+D
心绞痛	B 或 A 或 C	B+C 或 B+A 或 A+C	B+C+A 或 B+C+D
心力衰竭	A+B[2]	A+B+D[4]	转诊或 A+B+D[4]+C[3]
脑卒中	C 或 A 或 D	C+A 或 C+D 或 A+D	C+A+D
糖尿病或慢性肾脏病[5]	A	A+C 或 A+D	A+C+D

注：[1] 合并症. 指伴随冠心病、心力衰竭、脑卒中、糖尿病、慢性肾脏病或外周动脉粥样硬化病，且处于稳定期。伴外周动脉粥样硬化病患者的高血压用药同无合并症者，无特殊推荐，故未列入本表。[2] A+B 两药合用，应从最小剂量起始，避免出现低血压。[3] C 类用于心肌梗死时，限长效药物。C 类用于心力衰竭时，仅限氨氯地平及非洛地平两种药。[4] D 类用于心肌梗死时包括螺内酯；用于心力衰竭时包括襻利尿药和螺内酯。[5] 肌酐水平首次超出正常，降压治疗方案建议由上级医院决定。A. ACEI/ARB，即血管紧张素转换酶抑制药/血管紧张素Ⅱ受体拮抗药；B.β受体阻滞药；C. 二氢吡啶类钙通道阻滞药；D. 噻嗪类利尿药

高血压患者往往合并多种心血管病危险因素或已发生合并症，针对这部分患者，应考虑给予阿司匹林及他汀类等药物，以降低后续心血管疾病再发及死亡风险。小剂量阿司匹林适用于已患冠心病、缺血性脑卒中、外周动脉粥样硬化病的高血压患者，血压稳定控制在 150/90mmHg 以下建议服用：阿司匹林 75～100mg，每日 1 次（活动性胃溃疡或消化道出血、过敏者禁用）。他汀类等调脂药物适用于已患冠心病、缺血性脑卒中、外周动脉粥样硬化病的高血压患者，应长期服用他汀类药物，必要时加用其他调脂药物，使低密度脂蛋白胆固醇（LDL-C）降至 1.8mmol/L 以下；无上述心血管病，但合并下述疾病或情况也应服用他汀类等调脂药物：①慢性肾脏病。②糖尿病。③严重高胆固醇血症，总胆固醇（TC）≥7.2mmol/L 或 LDL-C≥4.9mmol/L。④至少具有下述 3 项危险因素中的两项，即 a. 吸烟；b. 高密度脂蛋白＜1mmol/L；c.≥45 岁男性或≥55 岁女性。其中高血压合并慢性肾脏病患者，建议 LDL-C 降至 1.8mmol/L 以下；其他情况建议 LDL-C 降至 2.6 mmol/L 以下。不符

合上述情况,但 LDL-C≥3.4mmol/L 的高血压患者,建议服用他汀类药物将 LDL-C 降至 3.4mmol/L 以下。用药观察 3～6 个月,如 LDL-C 未能达标,建议转诊治疗。他汀类药物总体耐受性好,但有导致转氨酶升高、肌病、横纹肌溶解等不良反应的可能,且随剂量增加风险升高。对初始用药的患者,6 周内应复查血脂、转氨酶和肌酸激酶,不要擅自停药,可于专科门诊就诊。

高血压防控是一项具有长期性、持续性和系统性的工作,寄希望于大医院门诊和住院体制不现实,基层医疗机构是高血压防控的最重要和最前沿阵地。我国基层高血压的综合防治在不断摸索中前进,积累了大量的经验,也取得了不错的成效,同时也面临着很多的不足和挑战。《国家基层高血压防治管理指南》必将成为基层防控的重要武器,在高血压防控中发挥巨大作用。

参 考 文 献

[1] 陈伟伟,高润霖,刘力生,等.《中国心血管病报告 2017》概要. 中国循环杂志,2018,(1):1-8.

[2] Lu J,Lu Y,Wang X,et al. Prevalence,awareness, treatment,and control of hypertension in China: data from 1.7 million adults in a population-based screening study (China PEACE Million Persons Project). Lancet,2017,390(10112):2549-2558.

[3] 国家基本公共卫生服务项目基层高血压管理办公室,基层高血压管理专家委员会. 国家基层高血压防治管理指南. 中国循环杂志,2017,(11):1041-1048.

[4] 中国医师协会高血压专业委员会,中国高血压联盟,中华医学会心血管病学分会. 家庭血压监测中国专家共识. 中国医学前沿杂志(电子版),2012,(4):43-47.

[5] 王继光,吴兆苏,孙宁玲,等. 动态血压监测临床应用中国专家共识. 中华高血压杂志,2015,(8):727-730.

[6] Lewington S,Clarke R,Qizilbash N,et al. Age-specific relevance of usual blood pressure to vascular mortality: a meta-analysis of individual data for one million adults in 61 prospective studies. Lancet,2002,360(9349):1903-1913.

[7] Whelton PK,Carey RM,Aronow WS,et al. 2017 ACC/AHA/AAPA/ABC/ACPM/AGS/APhA/ASH/ASPC/NMA/PCNA guideline for the prevention,detection,evaluation,and management of high blood pressure in adults: executive summary: A report of the American College of Cardiology/American Heart Association task force on clinical practice guidelines. Hypertension,2017.

[8] Egan BM,Zhao Y,Axon RN. US trends in prevalence,awareness,treatment,and control of hypertension,1988－2008. Jama,2010,303(20):2043-2050.

[9] Wright JT Jr,Williamson JD,Whelton PK,et al. A Randomized Trial of Intensive Versus Standard Blood-Pressure Control. N Engl J Med,2015,373 (22):2103-2116.

[10] 孙宁玲,霍勇,黄峻. 中国高血压患者心率现状调查. 中华高血压杂志,2015(10):934-939.

[11] 施仲伟,冯颖青,林金秀,等. 高血压患者心率管理中国专家共识. 中国医学前沿杂志(电子版),2017(8):29-36.

[12] 赵连友,孙宁玲,孙英贤,等. α/β 受体阻滞剂在高血压治疗中应用的中国专家共识. 中华高血压杂志,2016,36(6):521-526.

[13] 中国医师协会心血管内科医师分会,中国医师协会高血压专业委员会,《中华高血压杂志》编辑委员会. 血管紧张素受体拮抗剂/氢氯噻嗪固定复方制剂治疗高血压临床应用中国专家共识. 中国医学前沿杂志(电子版),2013,(2):34-43.

[14] 中国老年医学学会高血压分会,中国医师协会高血压专业委员会. 复方利血平氨苯蝶啶片临床应用中国专家共识. 中国心血管杂志,2016,(5):339-344.

[15] 中华医学会老年医学分会,《中华内科杂志》编辑委员会,《中华老年医学杂志》编辑委员会. 阿司匹林在动脉粥样硬化性心血管疾病中的临床应用:中国专家共识(2016). 中华内科杂志,2017,(1):68-80.

[16] 中国胆固醇教育计划血脂异常防治建议专家组,中华心血管病杂志编辑委员会血脂与动脉粥样硬化循证工作组,中华医学会心血管病学分会流行病学组. 高血压患者降胆固醇治疗一级预防中国专家共识. 中华心血管病杂志,2016,(8):661-664.

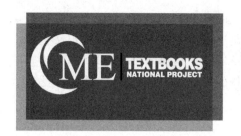

《清晨血压临床管理的中国专家指导建议》解读

第12章

李 燕

上海市高血压研究所　上海交通大学医学院附属瑞金医院

高血压是我国心脑血管疾病最重要的危险因素。随着血压测量知识的普及,我国高血压的检出率、知晓率和控制率较前已有了明显提高。但是,如何更有效地提高高血压的控制率仍是我国高血压管理亟待解决的问题。2014年9月由中华医学会心血管病分会高血压学组发起讨论,并由上海瑞金医院、上海市高血压研究所王继光教授执笔的《清晨血压临床管理的中国专家指导建议》在《中华心血管病杂志》正式发布。该建议首次阐明了清晨高血压的定义和临床意义,推荐了清晨血压的测量方法、临床治疗策略和管理流程。以清晨血压为切入点和突破口,对于提高我国高血压患者的血压整体管理水平和控制水平有重要的临床和社会价值。

一、清晨高血压的定义

人体血压在24h内的波动是周期性变化的,存在明显的昼夜节律。生理情况下表现为夜间睡眠时血压下降,而在清晨觉醒后血压从较低水平在短时间内迅速上升。觉醒时的收缩压和舒张压通常会比睡眠时增加10%~20%。如果清晨时段的血压上升幅度过大,则属于病理状态,对人体有害。目前临床上描述清晨时段血压过度升高这一现象的参数主要是血压晨峰(morning surge)和清晨血压(morning blood pressure)。

血压晨峰这一概念最早由日本的Kario教授等系统阐述,目前临床最常用的睡眠-谷晨峰是指起床后2h平均收缩压与包括夜间最低收缩压在内的1h平均收缩压之间的差值。其次还有觉醒前晨峰、起床晨峰及清晨血压上升速率等不同定义。生理性的血压晨峰作为短时血压变异的表型,是正常血压昼夜节律的体现,但是血压晨峰过度升高却与不良的心脑血管事件相关。2003年,Kario教授等的研究结果显示血压晨峰能够独立于24h平均血压水平,与卒中的发生密切相关。血压晨峰每升高10mmHg,卒中的发生风险增加44%。但是由于血压晨峰的定义和计算方法不统一,也没有公认的正常参考值范围,测量必须依靠24h动态血压监测且重复性较低,目前主要用于科研,较难广泛应用于临床。因此,专家建议的关注点从血压晨峰转变到清晨血压本身。

建议指出,清晨血压是指清晨醒后1h内、服药前、早餐前的家庭血压测量结果或动态血压记录的起床后2h或早晨6:00—10:00的血压。如果家庭血压测量或动态血压监测清晨血压≥135/85 mmHg和(或)诊室血压≥140/90 mmHg即为清晨高血压(morning hypertension)。清晨高血压的定义有狭义和广义之分。狭义的清晨高血压是指血压仅在清晨时段高于正常水平,而其他时段血压水平正常,是隐匿性高血压的一种情况。广义的清晨高血压则是清晨家庭血压测量平均值≥135/85 mmHg和(或)诊室测量血压平均值≥140/90 mmHg,不管其他时段的血压水平是否高于正常。西班牙和日本的研究表明,60%诊室血压已控制的高血压患者清晨血压并未达标。广义的清晨高血压人群范围更广,且与靶器官损害和心脑血管事件也更密切。与血压晨峰相比,清晨高血压定义更加明确,操作简便易行,可通过家庭血压测量、24 h 动态血压监测及诊室血压测量手段获取,进一步丰富并深化血压晨峰概念,为心脑血管疾病风险评估提供了一个新的指标,且可在临床工作中广泛使用。

二、清晨血压的影响因素

导致清晨血压异常升高的确切机制尚不十分清楚。清晨血压升高可能与清晨时段交感神经、肾素-血管紧张素-醛固酮系统过度激活、压力反射调节敏感性减退、季节变换等有关。清晨血压在老年人、高盐摄人者中常见。研究显示,限制钠盐摄入可使盐敏感的高血压患者血压形态从夜间血压不下降转变为下降;钠盐摄入量增加则可导致清晨血压上升。此外,清晨血压增高还见于吸烟、饮酒、糖尿病、代谢综合征和精神焦虑患者。

清晨血压异常升高,尤其是在已经接受降压治疗的清晨高血压患者,除其自身的病理生理学原因及上述危险因素外,更多是血压管理不善所致,比如所使用的降压药物无法有效控制 24h 血压及清晨血压,包括使用不能够稳定控制 24h 血压水平的短效、中效降压药物,没有使用足剂量药物等。

三、清晨高血压的临床意义和控制情况

清晨是心脑血管事件的高发时段,猝死、心肌梗死和卒中等发病高峰均在觉醒前后 4~6 h。缺血性脑卒中在清晨时段的发生风险是其他时段的 4 倍,心血管死亡风险在清晨 6:00—9:00 点比其他时段增加 70%。清晨血压升高是促发心脑血管事件的重要因素。因此,有效控制清晨血压具有重要的临床意义。

清晨血压与靶器官损伤有关。有研究显示,清晨 6:00—10:00 时间段的收缩压每增加 10 mmHg,颈总动脉内膜中层厚度增加 17 μm(95% CI 3~31 μm,$P=0.018$)。即使那些已经接受降压治疗的老年患者,仍可以观察到清晨高血压相关的靶器官损害,收缩压每增高 10 mmHg,左心室肥厚风险增加 23%。干预性研究则显示,在高血压患者中,家庭清晨血压降低比诊室血压降低更能预测蛋白尿的改善。

清晨血压对心脑血管事件有预测价值。一项纳入 519 例老年高血压患者的前瞻性研究中对比分析 24 h 平均血压、诊室血压、觉醒前血压(觉醒 2 h 平均血压)、清晨血压(觉醒后 2 h 平均血压)、夜间血压(睡前 2 h 平均血压)和睡眠期间的平均血压。结果显示清晨血压是脑卒中事件最强的独立预测因子,清晨血压每增高 10 mmHg,卒中风险增加 44%($P<0.0001$)。在平均随访 11 年的日本 1176 例 40 岁以上 Ohasama 人群中,单纯家庭清晨血压升高组及清晨晚间血压持续升高组的脑卒中发生风险,分别是家庭清晨血压正常组的 2.66 倍(95% CI 1.64~4.33)及 2.38 倍(95% CI 1.65~3.45),尤其在降压治疗的人群中,单纯清晨高血压的风险更为显著。

清晨血压的控制情况并不乐观。日本的研究结果显示在已经接受降压治疗且诊室血压达标的高血压患者中,51.7%的患者仍存在家庭自测的清晨血压升高。一项欧洲的观察性研究也报道了相似的结果,各年龄组患者清晨血压达标率均低于诊室血压达标率。我国学者也做了清晨血压相关的探索。北京大学第三人民医院心内科门诊登记的 2187 例高血压患者中,清晨 7:00—10:00 测量的诊室血压不达标率为 54.6%。在 707 例诊室血压达标的上海莘庄社区老年高血压患者中,51.3%的患者家庭清晨血压不达标。

四、清晨血压的评估

所有高血压患者都应常规进行清晨血压监测与评估。对于高血压易患人群,也应进行清晨血压筛查。该建议指出,家庭血压监测、24h 动态血压以及诊室血压测量都可用来对清晨血压进行监测和评估,但各有其优缺点,其中家庭血压监测可经常甚至每天进行,因此是观察降压治疗过程中清晨血压控制情况的最佳方法。有机结合使用上述 3 种测量方法,可以在空间和时间两个维度更全面地了解清晨血压及 24 h 血压的控制情况。

使用家庭自测血压监测清晨血压水平,测量时间应为起床后 0.5~1.0 h,通常应在 6:00—10:00 完成。患者应在服药前、早餐前、排空膀胱、取坐位休息 5 min 后进行测量,连续测量 2~3 次,1 周测量 4~5 d,并取其均值。对于不能在醒后 1 h 内测量血压的患者(如夜班),也可在醒后超过 1 h 测量,但均需准确记录测量时间。对于少数必须在晚上服用降压药的患者,推荐测量服药前血压,也要记录测量时间。

24 h 动态血压监测也可用于清晨血压的评估,清晨血压是指动态血压记录的起床后 2 h 或早晨 6:00—10:00 的血压平均值。其优点在于可避免读数选择偏倚和观测者误差,但其缺点是血压水平可能受到活动状态的影响,患者依从性较差,费用较高,很难长期频繁进行。

在没有条件进行诊室外血压测量的情况下,专家建议认为,早晨 10:00 前在医院诊室测量的血压也可视作清晨血压。诊室血压可以用水银柱血压计和听诊柯氏音技术进行,也可使用经过国际标准验证合格的电子血压计进行测量(表 12-1)。

表 12-1 清晨血压的监测评估方法

方法	测量要求	测量仪器	
家庭血压监测	起床后 0.5~1.0 h 测量,通常应在 6:00—10:00,服药前、早餐前、排空膀胱,取坐位测量	经国际标准认定的家用电子血压计	推荐,首选
24 h 动态血压监测	动态血压记录的起床后 2 h 或清晨 6:00—10:00 的血压平均值	经国际标准认定的 24 h 动态血压计	在有条件的医院
诊室血压测量	测量 6:00—10:00 诊室内血压,应在服药、早餐前	经国际标准认证的电子血压计	没有条件进行诊室外血压测量时进行

五、清晨高血压的治疗策略

清晨高血压的发病机制目前仍不清楚,可能与清晨觉醒后交感神经、肾素血管紧张素系统过度激活及高盐摄入等有关,但是更多的是已经接受降压治疗的患者因血压管理不善导致的,其中包括使用不能稳定控制 24 h 血压水平的短效、中效降压药物,没有使用足剂量等。因此,中国专家建议提出清晨高血压治疗方案应遵循的原则。

1. 使用半衰期 24 h 及以上的真正长效、每日 1 次服药能够控制 24 h 血压的药物,避免因治疗方案选择不当导致的医源性清晨血压控制不佳。

2. 使用安全,可长期坚持使用并能控制每个 24 h 血压的药物,提高患者的依从性。

3. 对于单纯清晨高血压者,也可调整服药时间。

4. 使用心、脑获益临床试验证据充分并可真正降低心脑血管事件的药物,减少心脑血管事件,改善高血压患者的生存质量。

六、清晨血压的管理模式

把清晨血压作为切入点,对于提高高血压整体的管理水平至关重要。国外研究表明,采用以患者为核心,医师、护士等共同参与的团队管理模式管理高血压,可使收缩压降低 10 mmHg,血压达标率提高 22%,提示高血压的整体管理模式在疾病防控中的重要作用。2013 年欧洲高血压学会(ESH)/欧洲心脏病学学会(ESC)高血压管理指南已将高血压管理作为一个重要的篇章,提示高血压防控已从血压数值管理及关注个体心脑血管获益,进入高血压人群综合管理时代。因此,专家建议提出建立以患者为核心,医师、护士、社区、患者家属等共同参与的全方位、社会化的血压管理模式势在必行。

1. 患者个体管理模式　个体管理模式主要适用于医院诊疗环境中,通常以医护人员与患者面对面直接沟通为基础,在护士协助下,医师针对高血压疾病管理相关的问题对患者进行个体化指导。管理内容包括常规测量清晨诊室血压,教育高血压患者有关清晨血压的"三知道":①知道控制清晨血压至关重要,可有效降低心脑血管事件。②知道定期测量清晨服药前的家庭血压,指导患者家庭测量清晨血压的正确方法并准确记录,复诊时带给医师。③知道坚持每天清晨服用长效降压药物。其优势在于医患双方可以直接沟通,患者可以得到医师面对面的疾病教育和指导,但是这种模式管理患者的数量有限,不方便定期随访,缺乏评估和长期管理。

2. 患者群体管理模式　该管理模式需要三级医院与社区医院和(或)卫生服务中心合作,共同有效管理高血压患者。管理内容包括:①患者在三级医院或社区医院就诊后,社区医院医师以随访电话等方式来了解患者的清晨血压以及 24 h 血压控制情况,并根据血压控制情况及时调整治疗方案。②了解患者是否坚持服用长效降压药物,如未坚持服用药物,则应分析停药原因。③了解患者是否坚持测量清晨服药前血压,并指导其正确监测清晨血压的方法。与上述个体化管理模式相比,该模式可同时管理更多的患者,增加高血压患者随访频率,有助于及时了解血压控制情况,及时调整治疗方案,提高患者的治疗依从性。该模式使得医患在医院面对面直接沟通的基础上,通过间接沟通方式,定期管理相应社区中更多的高血压患者,进行相关疾病教育和指导,对社区人群便于定期随访,监控血压控制情况,及时调整治疗方案,提高依从性。

3. 系统管理模式　随着通信技术的发展,医疗机构可采用更为先进的技术手段,例如,借助智能手机、互联网云平台,构建患者、患者家庭、社区及二三级医院医师共同参与的系统管理模式。目前欧美国家已经采用智能手机作为终端来管理众多高血压患者。有效利用先进的通信技术,可使患者更多地参与疾病管理,提高其治疗依从性。该模式的优点在于能够在单个社区人群管理的基础上,结合高科技通信设备,系统化、模式化地管理整体城市或省份或全国高血压患者人群,定期评估整体血压控制情况,可根据区域患者人群的具体特征,调整相应的治疗及随访策略,真正实现高血压的社会化管理(图 12-1)。

综上所述,清晨血压管理中国专家建议明确阐述了清晨血压的定义、影响因素,患病情况及与心脑血管疾病的密切关系。将血压管理从注重"量"转变为注重"质",血压的治疗和管理已从医院走向社区和家庭,提倡以患者为中心,医师、护士、药师、社区等相关方面共同进行血压管理的模式。评估清晨血压是提高血压管理质量的一个有效切入点,是平稳控制 24 h 血压的重要手段。通过推动清晨血压管理,将有可能全面提升我国高血压管理水平,大幅度提高降压治疗,特别是 24 h 血压的长期达标率,降低各种心脑血管并发症的发生率,有效保护我国居民的心血管健康。

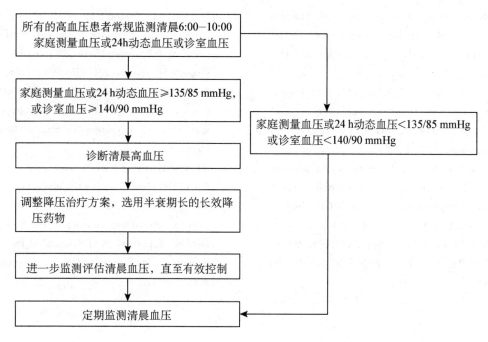

图 12-1 清晨血压管理流程

参 考 文 献

[1] Kario K，Pickering TG，Umeda Y，et al. Morning surge in blood pressure as a predictor of silent and clinical cerebrovascular disease in elderlyhypertensives：a prospective study. Circulation，2003，107：1401-1406.

[2] Sheng CS，Cheng YB，Wei FF，et al. Diurnal blood pressure rhythmicity in relation to environmental and genetic cues in untreated referred patients. Hypertension，2017，69：128-135.

[3] Uzu T，Ishikawa K，Fujita T，et al. Sodium restriction shifts circadian rhythm of blood pressure from nondipper to dipper in essential hypertension. Circulation，1997，96：1859-1862.

[4] Osanai T，Okuguchi T，Kamada T，et al. Salt-induced exacerbation of morning surge in blood pressure in patients with essential hypertension. J Hum Hypertens，2000，14：57-64.

[5] Ishikawa J，Kario K，Hoshide S，et al. Determinants of exaggerated difference in morning and evening blood pressure measured by self-measured blood pressure monitoring in medicated hypertensive patients：Jichi Morning Hypertension Research（J-MORE）Study. Am J Hypertens，2005，

18：958-965.

[6] Argentino C，Toni D，Rasura M，et al. Circadian variation in the frequency of ischemic stroke. Stroke，1990，21：387-389.

[7] Willich SN，Levy D，Rocco MB，et al. Circadian variation in the incidence of sudden cardiac death in the Framingham Heart Study population. Am J Cardiol，1987，60：801-806.

[8] Zakopoulos NA，Tsivgoulis G，Barlas G，et al. Time rate of blood pressurevariation is associated with increased common carotid artery intima-media thickness. Hypertension，2005，45：505-512.

[9] Shibamiya T，Obara T，Ohkubo T，et al. Electrocardiographic abnormalities and home blood pressure in treated elderly hypertensive patients：Japan home versus officeblood pressure measurement evaluation in the elderly（J-HOME-Elderly）study. Hypertens Res，2010，33：670-677.

[10] Eguchi K，Matsui Y，Shibasaki S，et al. Controlling evening BP as well as morning BP is important in hypertensive patients with prediabetes/diabetes：the JMS-1 study. Am J Hypertens，2010，23：522-527.

[11] Kario K,Ishikawa J,Pickering TG,et al. Morning hypertension：the strongest independent risk factor for stroke in elderly hypertensive patients. Hypertens Res,2006,29：581-587.

[12] Asayama K,Ohkubo T,Kikuya M,et al. Prediction of stroke by home "morning" versus "evening" blood pressure values,The Ohasama Study. Hypertension,2006,48：737-743.

[13] Redon J,Bilo G,Parati G. Home blood pressure control is low during the critical morning hours in patients withhypertension：the SURGE observational study. Fam Pract,2012,29：421-426.

[14] 汪宇鹏,李昭屏,白琼,等.高血压患者清晨血压控制现状和用药分析.中华心血管病杂志,2013,41：587-589.

[15] Wang Y,Chen L,Wang Y,et al. Morning hypertension is more common in elderly hypertensive patients with controlled documented office blood pressure in primary care clinics：the Minhang study. J Hypertens,2017,35：2192-2198.

[16] Walsh JM,McDonald KM,Shojania KG,et al. Quality improvement strategies for hypertension management：a systematic review. Med Care,2006,44：646-657.

[17] Mancia G,Fagard R,Narkiewicz K,et al. 2013 ESH/ESC Guidelines for the management of arterial hypertension：the Task Force for the management of arterial hypertension of the European Society of Hypertension (ESH) and of the European Society of Cardiology(ESC). J Hypertens,2013,31：1281-1357.

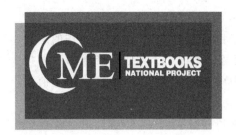

2型糖尿病代谢手术术后管理中国专家共识

第**13**章

祝之明
中华医学会糖尿病学分会肥胖与糖尿病学组

我国成年人2型糖尿病患病率为10.9%，患者约1亿。2型糖尿病的治疗除了生活方式干预、药物治疗外，代谢手术已作为效果明确的治疗措施被写入国内外糖尿病管理指南。2011年国际糖尿病联盟(IDF)建议体质指数(BMI)≥35 kg/m² 的2型糖尿病患者可选择手术治疗，BMI 30～35 kg/m² 经优化药物治疗血糖控制仍不满意的患者可将手术作为替代治疗选择，亚洲及其他高风险人群中，BMI切点可下调2.5 kg/m²。中国肥胖和2型糖尿病外科治疗指南建议 BMI≥32.5 kg/m² 的糖尿病患者可选择手术治疗，BMI≥27.5 kg/m² 且内科治疗无效的2型糖尿病患者也可手术治疗。

目前国内许多医院相继开展了代谢手术治疗2型糖尿病和肥胖症的工作，临床最常用的代谢手术为腹腔镜下袖状胃切除术(laparoscopic sleeve gastrectomy，LSG)和腹腔镜胃旁路手术(Roux-en-Y grastric bypass，RYGB)。LSG操作简单、并发症少、减重效果较好，并且患者在实施该手术后若体重反弹仍可再次施行其他术式，适用于以单纯减重为主要手术目的、对术后营养需求较高的青少年及近期拟妊娠的人群。RYGB是代谢手术的标准术式，其降低血糖、调节血脂、降低血压等作用获临床充分肯定，但由于该手术改变原有消化道的结构，术后胃肠道反应及营养不良风险稍多，主要用于肥胖合并2型糖尿病的患者。代谢手术除注意术前评估、严格把握适应证之外，术后管理对提高疗效及减少并发症甚为重要。

目前因缺乏术后随访管理的统一标准，国内各医院多根据自身关注重点结合技术条件而制订随访管理计划，术后患者因缺乏标准化管理，导致手术疗效、并发症情况差别较大。因此，除了手术本身操作之外，术后全面的评估、长期规范的随访、专科医师的指导也是保障代谢手术成功、保持疗效、减少并发症的重要一环。国外有多个针对代谢手术的术后管理的建议，国内相关指南也对术后管理有所提及。但目前缺乏代谢手术术后管理共识，因此制订实用且具有可操作性的术后管理共识无论对外科，还是内分泌代谢科都具有重要的临床意义。本共识参照多个国内外指南，并结合临床实践，就代谢手术治疗2型糖尿病的术后管理模式、随访策略、疗效干预、常见并发症的防治做出推荐，供我国开展2型糖尿病代谢手术单位术后管理团队参考。

一、管理团队构建及管理流程

目前代谢手术管理主要有两种模式：一是以外科为主，内分泌代谢科、营养科等科室配合；二是以内分泌代谢科为核心，联合外科等多学科团队(multidisciplinary team，MDT)协作模式。MDT协作模式有利于提高手术疗效及防止多种并发症的发生。IDF减重手术的声明中也强调了MDT协作团队的重要性，特别是对术后管理和远期并发症评估与防治具有重要意义。MDT团队应包括内分泌代谢科医师、普通外科医师、消化科医师、麻醉科医师、心理科医师、营养医师、健康教育专家、个案管理师和护理人员等,并以内分泌代谢医师、普外科医师为 MDT 团队指导人员。MDT 协作的意义主要在于利用团队内互补的专业知识,建立高效、连续性的患者管理模式,以期维持最佳的手术疗效。具体流程为,内、外科医师联合筛选适合手术治疗的患者,MDT 成员全面评估病情,完善术前检查,明确患者手术适应证、禁忌证,了解患者及家属的手术意愿、配合度,必要时进行术前心理测评。MDT 成员共同与患方沟通病情、签署知情同意书,完善手术前准备后择期行手术,术后进一步评估病情、制订糖尿病相关疾病治疗方案、患者宣教、交代随访事宜,门诊长期随访,术后管理随访流程见图 13-1。基于 MDT 协作的需要,建议在三级甲等以上医院开展 2 型糖尿病代谢手术治疗。

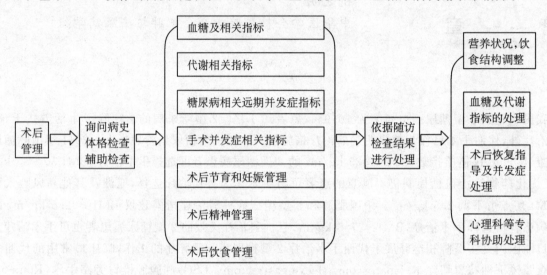

图 13-1　2 型糖尿病代谢手术术后随访流程图

二、术后管理内容

2 型糖尿病患者在代谢手术后需在 MDT 团队的帮助下,长期随访观察,具体监测项目如下。

(一)血糖及相关指标

符合手术指征的肥胖 2 型糖尿病患者在代谢手术后高血糖缓解率达 40.6% ～63.5%。术后仍可能存在血糖异常的情况,例如,术后短期能量摄入减少可导致围术期低血糖,而因胃肠道重构,食物提前进入肠道可导致餐后血糖快速升高,故术后仍需要密切监测血糖。

1. 随访频率　术后 1 个月、3 个月、6 个月、1 年,随后每年 1 次。

2. 随访指标　空腹及餐后 2 h 血糖、胰岛素、糖化血红蛋白(HbA1c),首选口服葡萄糖耐量试验(oral glucose tolerance test,OGTT)。对于术后 6 个月以内或术后恶心、呕吐情况严重不能耐受 OGTT 的患者可选择静脉葡萄糖耐量试验(intravenous glucose tolerance test,IVGTT)替代(具体方法:空腹静脉注射葡萄糖 0.5 g/kg,总量不超过 50 g,抽血方法同 OGTT),减少患者胃肠道不良反应、避免倾倒综合征以及患者因呕吐引起葡萄糖摄入不足所致的血糖检查结果误差,IVGTT 主要用于观察患者的胰岛功能。

3. 疗效监测　基于 OGTT 试验对糖尿病疗效做出判断。①糖尿病部分缓解:术后仅通过改变生活方式干预即可控制血糖;糖化血红蛋白(HbA1c)<6.5%;空腹血糖(FPG)5.6～6.9 mmol/L,且餐后 2 h 血糖 7.8～11.0 mmol/L,须保持 1 年以上。②完全缓解:术后无须服用降血糖药,仅通

过改变生活方式干预即可控制血糖;HbA1c<6.0%;FPG<5.6 mmol/L,且餐后 2 h 血糖<7.8 mmol/L,须保持 1 年以上。③长期缓解:达到完全缓解,并维持 5 年以上。④失效:血糖一度缓解,后又恢复至术前水平[参照 2017 美国糖尿病学会、2013 中华医学会糖尿病学分会标准]。

4. 干预及措施　患者术后短期内血糖可得到控制,可停用胰岛素促泌药,防止低血糖风险。使用胰岛素的患者应适当减少胰岛素用量以减少低血糖风险。代谢手术后患者,由于胃肠道解剖发生改变,食物往往较早、较快地进入小肠,故餐后血糖的高峰多在餐后 0.5 h 或 1 h 左右,同时易合并午餐、晚餐前低血糖。患者如果常有餐前低血糖,可将主餐分餐食用或在两餐中间进食少量水果、蛋白质粉等食物;同时调整饮食结构,保证每餐食物中均含有蛋白质、脂肪等在胃肠道中排空较慢的食物。

若术后给予饮食及生活方式干预的基础上,连续 6 个月及以上血糖不达标,应给予降血糖药物治疗。根据患者总体血糖及胰岛功能情况,降血糖方案遵循 2 型糖尿病管理指南,术后早期患者如血糖仍明显升高,FPG≥11.1 mmol/L,考虑其暂时进食流质饮食,可短期应用基础胰岛素控制血糖,以利于手术创面恢复。一些特殊情况需注意:双胍类药物仍为首选,但需注意其胃肠道不良反应可能在代谢手术患者中更为明显,药物从小剂量起始,在患者耐受的前提下逐渐加量。α-糖苷酶抑制药可作为一线的备选方案,但需注意其增加肠道产气,可能加重术后胃肠道不适。考虑到术后患者提前快速升高的餐后血糖,若患者无餐前低血糖反应,可将格列奈类餐时促泌药的使用时间提前为餐前 0.5 h,其他的一些新型降血糖药如胰高血糖素样肽 1 受体激动药,二肽基肽酶Ⅳ抑制药及钠-葡萄糖协同转运蛋白 2 抑制药对术后患者血糖的影响,均需进一步积累相关经验。

(二)代谢相关指标

1. 体重　目前研究表明各种代谢手术均能降低体重,减重效果依次为胆胰分流术(biliopancreatic diversion,BPD)>RYGB>LSG>腹腔镜可调节胃束带手术(laparoscopic adjustable gastric banding,LAGB),有分析显示 LSG 与 RYGB 减重效果相当,各种式平均降低超重体重的百分比 LAGB 为 47%,RYGB 为 62%,BPD 为 79%。LSG 和 RYGB 术后 1~2 年体重下降最明显,但 RYGB 可保持长期减重效果,LSG 和 LAGB 多在术后 2~3 年体重逐渐增加,随着时间的推移,有体重反弹的可能。

(1)随访频率:术后 1 个月、3 个月、6 个月、1 年,随后每年 1 次。

(2)随访指标:体重、BMI、过重体重减少百分比(excess weightloss,%EWL)、腰围、臀围、腰臀比。[%EWL=(术前体重-随诊时体重)/(术前体重-BMI 在 25 kg/m² 的体重)]。

(3)疗效评估:根据术后 2 年 BMI、过重体重及腰围判断。①部分改善,24 kg/m²<BMI<28 kg/m² 或 2 年内最低体重达到过重体重下降 25%~50%或者 2 年随访期时腰围减少 5 cm 以内。②完全改善,BMI<24 kg/m² 或 2 年内最低体重达到过重体重下降≥50%或 2 年随访期时腰围减少 5~10 cm。③长期改善,达到完全改善并维持 2 年。④体重反弹:术后体重一度下降,后又增长至术前体重水平。

(4)干预措施:术后明显的体重反弹或减重失败应评估可能存在的原因:①患者未严格执行饮食和运动计划。②心理或精神疾病。③胃小囊或吻合口内瘘。明确原因后应给予相应干预和治疗措施:①以营养医师为主的管理小组,为患者制订详尽的术后和长期的饮食、行为矫正方案,建议每周规律运动时间不少于 150 min,定期评估及早纠正其饮食及生活方式的不良习惯。②联系相关科室处理合并疾病。③术后体重反弹严重者,检查明确原因后,进而决定是采用 MDT 非手术治疗还是再次外科处理。

2. 血压　代谢手术在短期内可降低血压,但对于血压的长期影响尚有不同报道。总的认为术后血压有显著下降、降压药物剂量或种类减少。不同的手术术式对血压的影响有所不同。

(1)随访指标:诊室血压监测、家庭自测血压监测,必要时动态血压监测,可依据中国高血压防治指南要求规范测量血压。

(2)疗效评估:①缓解,未服药情况下多次测量静息状态血压<140/90 mmHg(1 mmHg=0.133 kPa)。②改善,服药种类或剂量较术前减少,血压<140/90 mmHg。③无效,术后高血压状态同术前。

(3)药物选择:因患者个人情况而异,几类降压药物均可考虑,参考2010版《中国高血压防治指南》。

3. 血脂 目前以代谢手术对血脂的改善为主要终点事件的研究相对较少,但现有证据提示代谢手术可显著改善血脂异常,且RYGB优于LSG。研究表明,代谢手术主要改善高三酰甘油血症,术后发生动脉粥样硬化的风险减少。考虑到部分血脂异常患者在术后血脂仍不能达标,术后监测血脂仍有必要。

(1)随访指标:总胆固醇、三酰甘油、低密度脂蛋白胆固醇、高密度脂蛋白胆固醇。

(2)疗效评估及药物干预:对术后血脂水平高、经生活方式干预无效者,可给予相应的调节血脂药物,具体参照《中国成年人血脂异常防治指南(2016年修订版)》。

(三)糖尿病相关远期并发症

代谢手术通过控制血糖、降低血压、调节血脂、减轻体重等途径降低心血管发病风险,可降低糖尿病和肥胖相关的心血管事件的发生发展,术后应长期随访反映糖尿病并发症的相关指标。

1. 随访频率 每年1次,如术前已存在糖尿病慢性并发症,应酌情缩短随访间隔或根据相关专科医师建议。

2. 随访指标 眼底检查、四肢神经电生理、颈动脉超声、ABI、心脏超声、尿微量清蛋白/尿肌酐比值、肾功能及24 h尿微量清蛋白[参照中华医学会糖尿病学分会《中国2型糖尿病防治指南(2013版)》]。

(四)手术并发症指标

1. 手术短期并发症 代谢手术的短期并发症有腹腔或胃肠道出血、肠梗阻、胃瘫、手术部位感染(包括吻合口瘘、腹腔感染、切口感染等),以及深静脉血栓形成、肺栓塞、肺部感染及呼吸衰竭、心血管意外等。部分患者可表现为短肠综合征,如反复餐后低血糖、呕吐、营养不良。发生的原因可能与手术方式、手术肠管旷置长度、术后胃肠道功能重建不良、术后胃肠道菌群失调、吻合口溃疡等相关。

(1)随访内容:进食情况、消化道出血、吻合口瘘、深静脉血栓形成、肺栓塞。

(2)干预措施:术后住院期间常规生命体征监测。代谢手术后留置腹腔引流管2~5 d,根据术中情况酌情留置胃管,监测引流液量、性质,伤口恢复情况,防止大出血、吻合口内瘘。术后常规给予低分子肝素抗凝血治疗,避免发生深静脉血栓、肺栓塞。腹部脂肪液化的患者,应及时清创等外科处理。如发生持续的发热、腹痛加重、呕吐、食物反流、切口分泌物增多等情况,应立即联系外科综合评估患者是否需急诊手术处理。

2. 手术远期并发症 代谢术后胃肠道远期并发症主要有吻合口溃疡、腹泻、进食梗阻、腹痛、腹胀、恶心、呕吐、胆管扩张。手术对全身营养状况会产生影响,及时进行机体营养状况监测,对营养不良的处理及保障远期疗效十分重要。十二指肠、空肠为微量元素、维生素摄取的主要部位,术后可出现血钙、铁、锌、维生素B_{12}、叶酸等缺乏,导致低钙血症、缺铁性贫血、巨幼细胞贫血、脱发。由于术后摄食量在短期内减少,部分患者可合并倾倒综合征、消化功能紊乱,也有发生蛋白质营养不良的风险。接受胃旁路术的患者应随访骨密度,重度骨质疏松患者在补充钙和维生素D的同时可考虑补充双膦酸盐。手术也与肾草酸盐结晶及尿路结石风险增加有关,个别严重患者可短期内进展为尿毒症。代谢手术对尿酸也有降低作用,但也有报道术后尿酸盐沉积增加导致痛风急性发作。

(1)随访频率:每年 1 次。

(2)随访指标:血常规、肝功能、肾功能、微量元素、维生素、血钙、尿钙、血磷、25 羟维生素 D[25 (OH)VitD]、血尿酸、24 h 尿尿酸。必要时行血清铁、铁蛋白、粪常规、粪潜血试验、胸腰椎 X 线片、甲状旁腺素(PTH)、双能 X 线测量(DEXA)、泌尿系统超声、骨关节 X 线检查。

(3)干预及措施:患者术后可出现恶心、呕吐、低血糖等倾倒综合征表现,应减慢摄食速度,避免高糖、高渗食物在短时间内快速摄取诱发倾倒综合征发作,必要时外科处理以调整肠管留置长度,胃肠道重塑。患者术后可有排便次数增多、脂肪泻、排气增多等消化道吸收不良反应,应避免高脂饮食,可适当补充肠道微生态制剂。术后 3 个月内避免摄取过冷、过热、过度辛辣、乙醇等刺激性食物。术后出现贫血需要行胃镜、粪常规及潜血检查,以除外吻合口瘘、吻合口溃疡等导致的失血性贫血,如诊断明确可消化科协助治疗,必要时行手术治疗。轻度非失血性贫血可随访,严重贫血患者需补充叶酸、维生素 B_{12}、铁剂,必要时输注红细胞。患者在充分补充叶酸、维生素 B_{12} 和铁剂后,若仍贫血,应进一步明确贫血的原因。RYGB 术后应终身补充含维生素 A、维生素 D、维生素 B_1、维生素 B_{12}、叶酸、钙、铁、锌、铜在内的多元微量元素制剂,其他术式在随访过程中如有证据显示维生素或微量元素缺乏也应予以长期补充。术后给予充足的蛋白质摄入,防止低蛋白血症。术后发现严重营养不良应入院给予肠内或肠外营养,必要时手术矫正。患者在钙剂和维生素 D 充分补充的前提下,仍发生骨质疏松或骨密度进行性下降,应考虑双膦酸盐、选择性雌激素受体调节药等抗骨质疏松治疗。痛风急性期治疗原则以镇痛为主,但在术后早期吻合口尚未愈合完全时谨慎选择非甾体类消炎药,防止消化道出血。注意维持尿酸在正常水平,减少痛风发作。

(五)术后节育和妊娠管理

多囊卵巢综合征患者在代谢手术后高雄激素、高胰岛素血症、排卵等方面均有改善。部分肥胖合并不孕的女性在代谢手术后可以实现自然妊娠,并可降低先兆子痫、巨大儿和妊娠期糖尿病的风险,但可增加小于胎龄儿、死胎或新生儿死亡的风险。孕妇妊娠期微量元素缺乏、贫血的风险增加,常规补充微量元素。术后 6 个月到 1 年患者体重稳定,同时恶心、呕吐、食欲缺乏等胃肠道反应减轻,可避免与早孕反应症状叠加导致营养不良。因此,建议患者术后至少 1 年后再考虑妊娠。

1. 随访频率　每年 1 次。

2. 随访指标　雄激素、胰岛素、月经周期、妇科 B 超、妊娠情况。

3. 干预措施　术后 1 年内应该避孕,减少发生流产的概率。妊娠期严格定期产检,加强血糖、血压、胎儿 B 超等指标监测,常规补充铁剂、钙剂。

(六)术后精神管理

70%的肥胖患者伴有心理障碍。手术可以改善心理疾病,也有报道术后生活方式及体形的改变、术后不良反应均可加重焦虑等不良情绪,导致发生抑郁症甚至自杀,故为进一步维护患者良好的心理状态及改善不良情绪,术后需长期心理干预支持。

1. 随访频率　每年 1 次,根据情况可酌情增加随访频率。

2. 随访指标　使用适合患者的经认证的标准化工具评估糖尿病忧虑、抑郁、焦虑、饮食障碍和认知能力。

3. 干预措施　术后应关注患者的情绪,对有情绪问题的患者需行心理评估和干预。医师还应对手术做全面仔细的介绍,除交代手术的先进性和安全性外,还应告知患者手术的风险及并发症,避免患者有过高的手术效果期望值,让患者对不良反应有大致的预判及相应的心理准备。若出现情绪问题,则须请精神专科医师协助诊疗。

(七)术后饮食管理

1. 遵循渐进式阶段饮食原则　术后饮食分为流质饮食、低脂肪半流质饮食、全脂肪半流质饮食、固体食物 4 个阶段。如果进食后出现呕吐、腹胀或腹痛等不能耐受情况,应立即退回到上一饮食阶段。

(1)术后 24～72 h:依据腹部症状、引流液情况,若无吻合口瘘,可开始饮水,进食无糖、无咖啡因、低热量、无渣流食。每次进食 20～30 ml,每 0.5～1 小时进食 1 次,如无不适感可以适当增加饮食量至每次 50 ml。禁食牛奶、豆浆等高蛋白导致腹腔胀气食物,避免进食高渗葡萄糖等高渗性食物,防止恶心、呕吐,防止倾倒综合征。全天少量、多次进水,并准确记录每日出入量。

(2)术后 72 h 至 3 周:给予低糖、低脂、无咖啡因流食,每 15～30 分钟摄入 30～50 ml 水或无热量饮料,每 2～3 小时进食 60～120 ml 高蛋白饮品或稠的流食,每日蛋白质摄入量为 60～80 g,可选用蛋白粉、脱脂奶粉等。

(3)术后 3 周至 3 个月:给予低糖、低脂、无咖啡因半流质和软质食物。患者可以自制全脂肪半流质饮食,如使用搅拌机将食物处理成泥状,也可用婴儿食品代替。每 2～3 小时进食 1 次,每次进食量约 60 ml,每天 5～6 次。如果进食过量,可能会出现哽噎、阻塞感,可以尝试打嗝或小口喝一点温水来溶解食物。

(4)术后 3 个月以上:当肠胃已经适应半流质饮食而没有任何不适感后,就可以开始进食固体食物。固体食物分为软食(如鱼肉、鸡肉、虾肉、大部分煮熟的蔬菜等)和普食。应均衡饮食、少食多餐、循序渐进。充分咀嚼食物,应保证至少每口饭咀嚼 5 次才能咽下,减慢进食速度,每餐进食约 30min,以防止胃出口梗阻、呕吐;每天增加食物种类不能超过 1 种。逐步添加固体食物,直至恢复正常进食。

2. 术后营养管理的原则　①每日摄入足够水分,建议≥2000 ml。②每日摄入足够蛋白量,建议为 60～80 g/d,尤其应摄入优质蛋白,如鱼虾、鸡肉、鸭肉、猪肉、牛肉、羊肉、蛋类、奶类(低脂或脱脂)等。术后早期患者进食少,以进食流质饮食为主,可适当补充纯乳清蛋白粉。③补充足量的多种维生素与微量元素,推荐每日补充维生素 D 3000 U、钙 1200～1500 mg、铁元素 150～200 mg、叶酸 400 μg、维生素 B_{12} 1000 μg 以及其他微量元素。在术后 3 个月内,全部以口服咀嚼或液体形式给予。行胆胰分流-十二指肠转位术的患者术后还应补充维生素 A、维生素 D、维生素 E、维生素 K 等脂溶性维生素。

3. 术后饮食禁忌　避免使用浓缩的甜食,包括饮料、点心,防止出现倾倒综合征;避免油炸和不易消化的食物;避免在进餐时首先喝汤和喝水从而导致蛋白质、糖类摄入过少,进而发生营养不良,可在两餐之间或餐后 45 min 再摄入汤水;避免在 1 年内进食冰水、过度辛辣、咖啡、茶类、乙醇等刺激性食物。长期给予低脂、低糖饮食,每日食物营养均衡,包含糖类、脂肪肝、蛋白质。

术后正确饮食是保证手术效果、建议患者规律运动、戒烟、避免术后远期并发症、改善各种不适的重要一环,患者必须严格遵守术后饮食指导,随访人员应定期追踪患者饮食情况。

术后随访作为代谢手术重要的组成部分,有助于及时发现代谢手术的不良反应并及时调整治疗方案,建议临床随访至少 2 年,推荐随访项目及随访时间点见表 13-1。对于糖尿病完全缓解的患者,术后 5 年内仍应监测糖尿病并发症,必要时长期随访。

表 13-1　术后随访项目一览表

术后时间	1个月	3个月	6个月	12个月	每年
体格检查	√		√	√	√
常规测量					
体重、%EWL、腰围、臀围	√	√	√	√	√
常规检测					
血常规、肝肾功能、血电解质、血脂、尿白蛋白/尿肌酐比(随机尿)	√		√	√	√
血糖及胰岛功能					
FPG	√	√	√	√	√
HbA1c			√	√	√
IVGTT 或 OGTT、血胰岛素、C 肽(0min、120min)			√		√
心血管功能					
动态血压(高血压患者)、心脏超声及颈动脉超声、ABI					√
骨代谢					
25(OH)VitD、血钙、血磷、β-CTX、PTH(选做)、骨密度			√	√	√
微量元素及维生素					
血清铁、锌、叶酸、维生素 B₁₂ 等，维生素 K、维生素 E(选做)	√		√	√	√
糖尿病并发症					
四肢神经电生理、眼底检查				√	√

注：%EWL. 过重体重减少百分比；FPG. 空腹血糖；HbA1c. 糖化血红蛋白；IVGTT. 静脉葡萄糖耐量试验；OGTT. 口服葡萄糖耐量试验；ABI. 踝肱指数；25(OH)VitD. 25 羟维生素 D；β-CTX. Ⅰ型胶原羧基端肽交联；PTH. 甲状旁腺素

执笔专家　祝之明
专家组成员(以姓氏笔画为序)

马慧娟(河北省人民医院内分泌科)
王　广(首都医科大学北京朝阳医院内分泌科)
王存川(暨南大学第一医院普通外科)
王新玲(新疆维吾尔自治区人民医院内分泌科)
卞　华(上海复旦大学中山医院内分泌科)
石勇铨(海军军医大学长征医院内分泌科)
包玉倩(上海交通大学第六人民医院内分泌代谢科)
冯　锟(黑龙江省人民医院内分泌科)
冯文焕(南京医科大学鼓楼医院内分泌科)
毕　艳(南京医科大学鼓楼医院内分泌科)
曲　伸(上海同济大学第十人民医院内分泌科)
朱　宇(北京大学人民医院内分泌科)
朱大龙(南京医科大学鼓楼医院内分泌科)
朱晒红(中南大学湘雅三医院普外科)
任建民(山东大学齐鲁医学院内分泌科)
刘　伟(上海交通大学仁济医院内分泌科)

刘　煜(吉林大学白求恩第二医院内分泌科)
刘东方(重庆医科大学第二医院内分泌科)
刘金刚(中国医科大学盛京医院普外科)
孙　芳(陆军军医大学大坪医院高血压内分泌科)
孙子林(南京东南大学中大医院内分泌科)
杜　锦(解放军总医院内分泌科)
李　焱(中山医科大学孙逸仙纪念医院内分泌科)
李学军(厦门大学第一医院内分泌糖尿病科)
李舍予(四川大学华西医院内分泌代谢科)
李益明(上海复旦大学华山医院内分泌科)
肖新华(北京协和医院内分泌科)
吴　静(中南大学湘雅医院内分泌科)
何洪波(陆军军医大学大坪医院高血压内分泌科)
邹大进(海军军医大学长海医院内分泌科)
沈云峰(南昌大学第二医院内分泌代谢科)
沈喜妹(福建医科大学第一医院内分泌科)

张　频（上海交通大学第六人民医院普外科）

张辰宇（南京大学生命科学院）

陆颖理（上海交通大学第九人民医院内分泌代谢科）

陈　伟（北京协和医院营养科）

陈　宏（南方医科大学珠江医院内分泌科）

陈燕铭（广州中山大学第三医院内分泌与代谢病学科）

周训美（陆军军医大学大坪医院高血压内分泌科）

周红文（南京医科大学第一医院内分泌科）

洪　洁（上海交通大学瑞金医院内分泌科）

祝之明（陆军军医大学大坪医院高血压内分泌科）

栗夏连（河南郑州大学第一医院内分泌与代谢病科）

徐　静（西安交通大学第二医院内分泌科）

徐玉善（昆明医科大学第一医院内分泌科）

高　琳（遵义医学院内分泌科）

常宝成（天津医科大学代谢病医院糖尿病肾病科）

梁　辉（南京医科大学第一医院普外科）

梁琳琅（沈阳军区总院内分泌科）

童卫东（陆军军医大学大坪医院普外科）

童安莉（北京协和医院内分泌科）

雷闽湘（中南大学湘雅医院内分泌科）

参 考 文 献

[1] Wang L,Gao P,Zhang M,et al. Prevalence and Ethnic Pattern of Diabetes and Prediabetes in China in 2013. JAMA,2017,317(24):2515-2523.

[2] 中国 2 型糖尿病防治指南（2013 年版）. 中国糖尿病杂志,2014(08):2-42.

[3] Brito JP,Montori VM,Davis AM. Metabolic Surgery in the Treatment Algorithm for Type 2 Diabetes：A Joint Statement by International Diabetes Organizations. JAMA,2017,317(6):635-636.

[4] 祝之明. 代谢手术治疗糖尿病的光明前景与现实挑战. 中国糖尿病杂志,2015(9):769-772.

[5] Dixon JB,Zimmet P,Alberti KG,et al. Bariatric surgery：an IDF statement for obese Type 2 diabetes. Diabet Med,2011,28(6):628-642.

[6] 刘金刚,郑成竹,王勇. 中国肥胖和 2 型糖尿病外科治疗指南（2014）. 中国实用外科杂志,2014(11):1005-1010.

[7] O'Kane M,Parretti HM,Hughes CA,et al. Guidelines for the follow-up of patients undergoing bariatric surgery. Clin Obes,2016,6(3):210-224.

[8] American Society for Metabolic and Bariatric Surgery Clinical Lssues Committee. ASMBS updated position statement on prophylactic measures to reduce the risk of venous thromboembolism in bariatric surgery patients. Surg Obes Relat Dis,2013,9(4):493-497.

[9] Parrott J,Frank L,Rabena R,et al. American Society for Metabolic and Bariatric Surgery Integrated Health Nutritional Guidelines for the Surgical Weight Loss Patient 2016 Update：Micronutrients. Surg Obes Relat Dis,2017,13(5):727-741.

[10] Eisenberg D,Azagury DE,Ghiassi S,et al. ASMBS Position Statement on Postprandial Hyperinsulinemic Hypoglycemia after Bariatric Surgery. Surg Obes Relat Dis,2017,13(3):371-378.

[11] Kim J,Azagury D,Eisenberg D,et al. ASMBS position statement on prevention, detection, and treatment of gastrointestinal leak after gastric bypass and sleeve gastrectomy,including the roles of imaging, surgical exploration, and nonoperative management. Surg Obes Relat Dis,2015,11(4):739-748.

[12] Kim J,Brethauer S. Metabolic bone changes after bariatric surgery. Surg Obes Relat Dis,2015,11(2):406-411.

[13] 郑成竹,丁丹. 中国糖尿病外科治疗专家指导意见（2010）. 中国实用外科杂志,2011(01):54-58.

[14] Chen W,Chang CC,Chiu HC,et al. Use of individual surgeon versus surgical team approach：surgical outcomes of laparoscopic Roux-en-Y gastric bypass in an Asian Medical Center. Surg Obes Relat Dis,2012,8(2):214-219.

[15] 陈静,祝之明. 内科主导的代谢手术治疗糖尿病的初步实践. 中华糖尿病杂志,2014,6(3):148-151.

[16] Buchwald H,Avidor Y,Braunwald E,et al. Bariatric surgery：a systematic review and meta-analysis. JAMA,2004,292(14):1724-1737.

[17] Ribaric G,Buchwald JN,McGlennon TW. Diabetes and weight in comparative studies of bariatric surgery vs conventional medical therapy：a systematic review and meta-analysis. Obes Surg,2014,24(3):437-455.

[18] Puzziferri N,Roshek TR,Mayo HG,et al. Long-term follow-up after bariatric surgery：a systematic review. JAMA,2014,312(9):934-942.

［19］ Rubino F,Nathan DM,Eckel RH,et al. Metabolic surgery in the treatment algorithm for type 2 diabetes：a joint statement by international diabetes organizations. Obes Surg,2017,27(1)：2-21.

［20］ Armstrong C. ADA updates standards of medical care for patients with diabetes mellitus. Am Fam Physician,2017,95(1)：40-43.

［21］ van de Laar AW,de Brauw LM,Meesters EW. Relationships between type 2 diabetes remission after gastric bypass and different weight loss metrics：arguments against excess weight loss in metabolic surgery. Surg Obes Relat Dis,2016,12(2)：274-282.

［22］ Schauer PR,Bhatt DL,Kirwan JP,et al. Bariatric surgery versus intensive medical therapy for diabetes-5-year outcomes. N Engl J Med,2017,376(7)：641-651.

［23］ Schauer PR,Bhatt DL,Kirwan JP,et al. Bariatric surgery versus intensive medical therapy for diabetes--3-year outcomes. N Engl J Med,2014,370(21)：2002-2013.

［24］ Zhang H,Pu Y,Chen J,et al. Gastrointestinal intervention ameliorates high blood pressure through antagonizing overdrive of the sympathetic nerve in hypertensive patients and rats. J Am Heart Assoc,2014,3(5)：e929.

［25］ Owen JG,Yazdi F,Reisin E. Bariatric Surgery and Hypertension. Am J Hypertens,2017,31(1)：11-17.

［26］ 中国高血压防治指南修订委员会. 中国高血压防治指南 2010. 中华心血管病杂志,2011,39(7)：579-616.

［27］ Puzziferri N,Roshek TR,Mayo HG,et al. Long-term follow-up after bariatric surgery：a systematic review. JAMA,2014,312(9)：934-942.

［28］ Zvintzou E,Skroubis G,Chroni A,et al. Effects of bariatric surgery on HDL structure and functionality：results from a prospective trial. J Clin Lipidol,2014,8(4)：408-417.

［29］ 中国成人血脂异常防治指南修订联合委员会. 中国成人血脂异常防治指南（2016 年修订版）. 中华心血管病杂志,2016,44(10)：833-853.

［30］ Gero D,Favre L,Allemann P,et al. Laparoscopic Roux-En-Y gastric bypass improves lipid profile and decreases cardiovascular risk：a 5-year longitudinal cohort study of 1048 patients. Obes Surg,2017(2)：1-7.

［31］ Chahine E,Kassir R,Dirani M,et al. Surgical management of gastrogastric fistula after Roux-en-Y gastric bypass：10-year experience. Obes Surg,2017,11(8)：1-6.

［32］ Elrazek AE,Elbanna AE,Bilasy SE. Medical management of patients after bariatric surgery：Principles and guidelines. World J Gastrointest Surg,2014,6(11)：220-228.

［33］ Chen GL,Kubat E,Eisenberg D. Prevalence of Anemia 10 years after Roux-en-Y gastric bypass in a single veterans affairs medical center. JAMA Surg,2018,153(1)：86-87.

［34］ Cable CT,Colbert CY,Showalter T,et al. Prevalence of anemia after Roux-en-Y gastric bypass surgery：what is the right number?. Surg Obes Relat Dis,2011,7(2)：134-139.

［35］ Kheniser KG,Kashyap SR,Schauer PR,et al. Prevalence of anemia in subjects randomized into Roux-en-Y gastric bypass or sleeve gastrectomy. Obes Surg,2017,27(5)：1381-1386.

［36］ Park AM,Storm DW,Fulmer BR,et al. A prospective study of risk factors for nephrolithiasis after Roux-en-Y gastric bypass surgery. J Urol,2009,182(5)：2334-2339.

［37］ Oberbach A,Neuhaus J,Inge T,et al. Bariatric surgery in severely obese adolescents improves major comorbidities including hyperuricemia. Metabolism,2014,63(2)：242-249.

［38］ Sinha MK,Collazo-Clavell ML,Rule A,et al. Hyperoxaluric nephrolithiasis is a complication of Roux-en-Y gastric bypass surgery. Kidney Int,2007,72(1)：100-107.

［39］ Moreland AM,Santa AC,Asplin JR,et al. Steatorrhea and hyperoxaluria in severely obese patients before and after Roux-en-Y gastric bypass. Gastroenterology,2017,152(5)：1055-1067.

［40］ Romero-Talamas H,Daigle CR,Aminian A,et al. The effect of bariatric surgery on gout：a comparative study. Surg Obes Relat Dis,2014,10(6)：1161-1165.

［41］ Antozzi P,Soto F,Arias F,et al. Development of acute gouty attack in the morbidly obese population after bariatric surgery. Obes Surg,2005,15(3)：405-407.

［42］ Friedman JE,Dallal RM,Lord JL. Gouty attacks

occur frequently in postoperative gastric bypass patients. Surg Obes Relat Dis,2008,4(1):11-13.

[43] Scibora LM,Ikramuddin S,Buchwald H,et al. Examining the link between bariatric surgery,bone loss,and osteoporosis: a review of bone density studies. Obes Surg,2012,22(4):654-667.

[44] Stein EM,Silverberg SJ. Bone loss after bariatric surgery: causes,consequences,and management. Lancet Diabetes Endocrinol,2014,2(2):165-174.

[45] 邱贵兴,裴福兴,胡侦明,等.中国骨质疏松性骨折诊疗指南(骨质疏松性骨折诊断及治疗原则).中华骨与关节外科杂志,2015,6(05):371-374.

[46] Charalampakis V,Tahrani AA,Helmy A,et al. Polycystic ovary syndrome and endometrial hyperplasia: an overview of the role of bariatric surgery in female fertility. Eur J Obstet Gynecol Reprod Biol,2016,207:220-226.

[47] Kingma BF,Steenhagen E,Ruurda JP,et al. Nutritional aspects of enhanced recovery after esophagectomy with gastric conduit reconstruction. J Surg Oncol,2017,116(5):623-629.

[48] Pories WJ,MacDonald KG Jr,Flickinger EG,et al. Is type Ⅱ diabetes mellitus (NIDDM) a surgical disease?. Annals of Surgery, 1992, 215 (6): 633-642,643.

[49] Waters GS,Pories WJ,Swanson MS,et al. Long-term studies of mental health after the Greenville gastric bypass operation for morbid obesity. Am J Surg,1991,161(1):154-158.

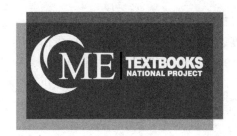

妊娠期相关高血压中国专家共识

陈源源
北京大学人民医院心脏中心

第14章

　　妊娠期高血压疾病的防治原则首先应充分顾及孕产妇与胎儿的安全,妊娠期高血压疾病的防控第一环节是妊娠前评估和血压管理,妊娠期高血压患者需全程监测血压。在血压波动时建议进行24 h血压监测以及家庭血压测量。在每次产前检查时进行尿蛋白的测定。妊娠期高血压的血压管理优先推荐拉贝洛尔和钙离子拮抗药硝苯地平,全程禁忌使用ACEI或ARB。

　　根据中国疾病预防控制中心的数据,青年高血压的发病率呈上升趋势。数据显示,1991年我国中、青年高血压患病率为29%,到2002年患病率就升至34%,成为我国高血压患病率持续升高和患病人数剧增的主要来源。很多青年高血压患者都会面临着人生中重要的内容——生育,特别是在我国二胎政策放开的今天,将有许多高龄妇女和已经患有高血压疾病的妇女计划二胎生育,而女性最佳的生育年龄应该是在23～28岁,随着年龄的增大,女性的生育能力有所下降,内分泌激素调节能力不足,如果孕妇合并高血压、高血脂及糖代谢异常,将使得妊娠期相关疾病更加复杂且难以处理。

　　在高血压的慢性病管理中,针对拟妊娠及妊娠期的高血压及相关疾病的管理是一个非常薄弱的环节。妊娠期高血压疾病可显著增加胎儿生长受限、胎盘早剥、弥散性血管内凝血、脑水肿、急性心力衰竭及急性肾衰竭的风险,是孕产妇和胎儿死亡的重要原因。所以妊娠期高血压疾病的防治原则与普通高血压显著不同,首先要充分顾及孕产妇与胎儿的安全,适度控制血压,预防或延缓由血压升高所致的靶器官损害的发生;更主要的是积极预防、早期筛查并合理干预妊娠期增高的血压,这对于保障孕妇与胎儿健康具有重要意义。国际、国内妇产科学会及中国医师协会高血压专业委员会均有关于女性妊娠期高血压的相关指南,《妊娠期高血压疾病血压管理中国专家共识》于2012年出台,在临床应用至今尚没有太多更新,本文以此共识为基础,部分融合国内、国际高血压相关指南的内容。

一、妊娠期高血压的分类

　　妊娠期高血压主要分为以下4类。

　　1. **慢性高血压**　妊娠前或孕龄20周前已出现高血压,或产后12周后血压仍不能恢复正常者均归为慢性高血压(包括原发性高血压与继发性高血压)。此阶段高血压的分级只分为轻度高血压[收缩压140～179 mmHg和(或)舒张压90～109 mmHg]和重度高血压[收缩压≥180 mmHg和(或)舒张压≥110 mmHg]。

　　2. **妊娠期高血压**　妊娠20周后首次出现的高血压,患者尿蛋白阴性,产后12周内血压逐渐恢复正常则定义为妊娠期高血压。妊娠期高血压可能进展为子痫前期与子痫。

3. 子痫前期与子痫 子痫前期与子痫是妊娠期特有的疾病,指妊娠 20 周后首次出现高血压和蛋白尿,常伴有水肿与高尿酸血症。子痫前期又分为轻度和重度,轻度者在高血压的同时尿蛋白≥300 mg/24 h 和(或)定性试验(+);而重度子痫前期是指血压≥160/110 mmHg,24 h 尿蛋白含量≥2.0g 和(或)定性试验(++)以上,血肌酐>106 μmol/L(1.2 mg/dl),血小板<100×10^9/L 或出现微血管溶血性贫血、头痛、视觉症状或持续性上腹不适等症状。子痫前期患者出现抽搐即可诊断为子痫。

4. 慢性高血压并发子痫前期或子痫 妊娠前或孕龄 20 周前出现高血压并在妊娠过程中发生子痫前期或子痫。

二、妊娠期高血压的发病机制

妊娠期高血压患者中有相当比例为原发性或继发性高血压,只是在妊娠期不再纠结高血压的病因,统称为"慢性高血压"。还有一大部分高血压患者确实在妊娠后 20 周左右检出高血压,并在分娩后 12 周内血压恢复正常,这类高血压患者被定义为"妊娠期相关高血压"。妊娠期相关高血压的发病机制尚不清楚,可能涉及 4 种机制,且在发病中可能多种机制并存并相互影响。①免疫学说:妊娠属于一种半同种移植现象,其成功有赖于母体的免疫耐受。若其耐受性异常,则可能导致病理妊娠,如妊娠高血压疾病等。②胎盘或滋养细胞缺血学说:妊娠过程中可能发生子宫螺旋状小动脉生理重塑障碍,导致胎盘或滋养细胞缺血,进而引起血压升高及其他病理生理学异常。③氧化应激学说:妊娠期间所发生的生理性或病理性缺血再灌注可诱发氧化应激反应,导致中性粒细胞炎性浸润和释放多种蛋白酶,并产生大量氧化中间产物,导致细胞损伤。④遗传学说:妊娠期高血压疾病存在家族遗传倾向,主要表现为母系遗传。

三、妊娠期高血压的易患因素

由于妊娠期高血压可显著增加孕产妇和胎儿不良风险,故早期的预防是首要环节。目前认为妊娠期高血压的易患因素包括:①精神紧张;②气候寒冷;③初产妇年龄<18 岁或>40 岁;④伴慢性高血压、肾炎、糖尿病、抗磷脂综合征等疾病;⑤营养不良;⑥体形矮胖;⑦子宫张力过高,如羊水过多、双胎或多胎、糖尿病巨大儿及葡萄胎等;⑧高血压病(特别是妊娠期高血压)家族史。

四、对拟妊娠女性的评估建议

拟妊娠的慢性高血压患者在准备妊娠前,建议去心血管内科或内科医师处接受必要的高血压及靶器官损害评估、高血压药物安全性及疗效评估,以及健康生活方式调整。

由于妊娠期生活方式有其独特的要求,通过生活方式改善所获得的血压管理效果甚微,故应指导拟妊娠的女性高血压患者积极改善生活方式,如限盐,通过饮食控制与增加体力运动将体重控制在理想范围内(体质指数 18.5～24.9)。血压轻度升高者,通过上述干预措施可使血压降至正常范围内。同时应积极查找可能引起高血压的原因并予以纠正。

慢性高血压的患者拟妊娠前应进行全面的评估。评估应包括全面的血压情况、靶器官损害情况及妊娠前用药情况。由于所有降压药物对胎儿的安全性均缺乏严格的临床验证,故药物选择和应用受到极大的限制;另外,任何降压药物如果使平均动脉压降低,均可能导致胎儿发育异常。因此,建议妊娠前已接受降压药物治疗的孕妇应将血压控制在适当水平,避免因血压过低而增加胎儿畸形的风险。建议在拟妊娠前 6 个月开始将降压药改用硝苯地平和(或)拉贝洛尔控制血压。经过这两种药物治疗后血压仍不能控制至 150/100 mmHg 以下者或轻度高血压但伴有蛋白尿者建议暂缓妊娠。

五、妊娠期高血压的诊断步骤

如果在诊室相隔 6 h 以上准确测量血压,收缩压≥140 mmHg 和(或)舒张压≥90 mmHg 则诊断为高血压。

对于确立血压增高的孕妇应进行血常规、尿液分析、凝血功能、肝功能、肾功能、血尿酸检验,并留取 24 h 尿液检测尿蛋白定量。应严密观察孕妇的临床症状和辅助检查的变化,及时发现可能并存的子痫前期或子痫。

六、妊娠期高血压的血压管理建议

1. 血压管理的目标及时机　对于妊娠期高血压患者,降压治疗的目的在于延长孕龄,努力保证胎儿成熟。对于血压明显升高但无靶器官损害的孕妇,建议将血压控制在 150/100 mmHg 以下。对于血压轻度升高的孕妇(血压<150/100 mmHg)可密切观察,暂不应用降压药物治疗。只有当收缩压≥150 mmHg 和(或)舒张压≥100 mmHg 或出现靶器官受损时方考虑应用药物治疗。

妊娠前已接受降压药物治疗的慢性高血压患者,应将血压控制在适当水平,避免早孕期因血压过低而增加胎儿畸形、胎儿发育迟缓和胎盘早剥的风险。

2. 生活方式的管理　生活方式的管理适用于所有妊娠期高血压疾病患者,主要包括加强监测和限制体力活动,重症患者可能需要卧床休息。与一般高血压患者不同,严格限制食盐摄入量虽有助于降低血压,但有可能导致血容量减少而对胎儿产生不利影响,故应适度限盐;同样,严格地控制体重可能导致新生儿出生体重减低。

3. 药物治疗　尽管 α 肾上腺素能激动药甲基多巴常在国际有关妊娠期高血压的报告中被推荐为首选,但由于此药在国内市场很少供应,并未作为我国妊娠期高血压的主要用药。拉贝洛尔兼有 α 受体及 β 受体阻滞药作用,降压作用显著且不良反应较少,故可首先考虑选用。美托洛尔缓释剂也可用于此类患者,但应加强胎儿体重与心率监测。非选择性 β 受体阻滞药普萘洛尔与阿替洛尔因可导致孕妇早产、胎儿宫内发育迟缓、新生儿呼吸暂停,不推荐选用。

钙通道阻滞药如硝苯地平在临床应用非常广泛。研究显示妊娠早、中期服用硝苯地平不会对胎儿产生不良影响,也可首选用于妊娠早、中期的高血压患者。其他钙离子拮抗药如氨氯地平、地尔硫䓬、维拉帕米对胎儿的安全性仍有待论证,目前尚无关于此类药物导致胎儿畸形的报道。临产孕妇服用钙通道阻滞药可能会影响子宫收缩,在临床应用时需要注意。

关于利尿药对于妊娠期高血压的治疗价值存在较大争议。从理论上来讲,利尿药可使子痫前期孕妇血容量不足,导致胎儿畸形及电解质紊乱。然而,新近一项荟萃分析显示利尿药并不会对胎儿产生不利影响,并可使孕妇获益。据此,专家组建议妊娠前已服用噻嗪类利尿药治疗的孕妇继续应用,如并发子痫前期应停止服用。

妊娠期间绝对禁服血管紧张素转换酶抑制药(ACEI)、血管紧张素受体阻滞药(ARB)与直接肾素抑制药。此大类药物致畸作用肯定。既往曾服用此类药物的妇女在计划妊娠前应停止服用。

单药治疗后血压不能满意控制时,可考虑联合应用降压药物。可选用硝苯地平联合拉贝洛尔或氢氯噻嗪。

目前没有任何一种降压药物是绝对安全的,多数降压药物在 FDA 的安全性评价中属于 C 类水平(即不能除外对母儿具有风险),因此为妊娠期高血压患者选择药物时应权衡利弊。正确的监测和治疗,配合生活方式和饮食习惯的调整有助于改善孕妇及胎儿预后。

4. 子痫前期患者的血压管理 当孕妇收缩压＞160 mmHg 或舒张压＞110 mmHg 时应启动降压药物治疗,使血压维持在 140～155/90～105 mmHg。重度子痫前期患者血压急剧升高时,可静脉应用拉贝洛尔、尼卡地平和乌拉地尔积极降低血压。对于距预产期时间较长的重度子痫前期患者可采取期待疗法,并口服拉贝洛尔或硝苯地平以控制血压。硝普钠可增加胎儿氰化物中毒风险,除非其他药物疗效不佳时,不建议使用。

子痫前期和子痫的治疗还包括硫酸镁止痉、镇静、促胎肺成熟、终止妊娠等。硫酸镁不是降血压药,但是治疗子痫前期或子痫的首选药物,其作用是预防先兆子痫发展为子痫和防止子痫再发作。

虽然妊娠期高血压发病率较高且常对孕妇与胎儿构成严重危害,但由于其病理生理机制的特殊性及相关循证医学研究证据的匮乏,其治疗策略仍有待进一步完善。加强对高危人群的监测并早期合理干预,可能有助于减少妊娠期高血压对孕妇与胎儿的不利影响。在降压治疗过程中,应基于现有研究证据,遵循积极、适度的处理原则,减少因血压增高所致的危害,最大程度地保障妊娠妇女与胎儿的安全。加强产科与心内科等多科协作,采取综合防治策略,有助于提高治疗成功率。

参 考 文 献

[1] 中国医师协会高血压专业委员会.妊娠期高血压疾病血压管理中国专家共识.中华高血压杂志, 2012,20(11):1023-1027.

[2] 国家卫生计生委合理用药专家委员会,中国医师协会高血压专业委员会.高血压合理用药指南(第2版).中国医学前沿杂志(电子版),2017,9(7):28-126.

[3] 中华医学会妇产科学分会妊娠期高血压疾病学组.妊娠期高血压疾病诊治指南(2012版).中华妇产科杂志,2012,47(6):476-480.

[4] Whelton PK, Carey RM, Aronow WS, et al. 2017 ACC/AHA/AAPA/ABC/ACPM/AGS/APHA/ASH/ASPC/NMA/PCNA guideline for the prevention, detection, evaluation, and management of high blood pressure in adults: A report of the American College of Cardiology/American Heart Association task force on clinical practice guidelines(published online ahead of print November 13, 2017). Hypertension. doi: 10. 1161/HYP. 0000000000000065. https://www. ncbi. nlm. nih. gov/pubmed/29133356.

[5] Peters RM, Flack JM. Hypertensive disorders of pregnancy. J Obstet Gynecol Neonatal Nurs, 2004, 33:209-220.

[6] Duley L. The global impact of pre-eclampsia and eclampsia. Semin Perinatol, 2009, 33(3):130-137.

[7] 全国妊高征科研协作组.全国妊高征的流行病学调查.中华妇产科杂志,1991,26:67-71.

[8] 上海市妊娠高血压综合征调查协作组.上海市10

年妊娠高血压综合征发病的研究.中华妇产科杂志,2001,36:137-139.

[9] 林其德.妊娠高血压综合征病因学研究进展与展望.中华妇产科杂志,2003,38:471-473.

[10] Sibai BM. Chronic hypertension in pregnancy. Obstet Gynecol, 2002, 100:369-377.

[11] Gilbert WM, Young AL, Danielsen B. Pregnancy outcomes in women with chronic hypertension: a population-based study. J Reprod Med, 2007, 52: 1046-1051.

[12] American college of obstetricians and gynecologists. ACOG practice bulletin No. 29: chronic hypertension in pregnancy. Obstet Gynecol, 2001, 98:177-185(reaffirmed in 2008).

[13] Diagnosis and management of preeclampsia and eclampsia. ACOG Practice Bulletin No. 33. American college of obstetrics and gynecologists. Obstet Gynecol, 2002, 99:159-167(reaffirmed in 2008).

[14] Lenfant C. Working group report on high blood pressure in pregnancy. J Clin Hypertens (Greenwich), 2001, 3:75-88.

[15] Magee LA, Dadelszen P, Rey E, et al. Less-tight versus tight control of hypertension in pregnancy. N Engl J Med, 2015, 372(24):407-417.

[16] Khan K, Zamora J, Lamont RF, et al. Safety concerns for theuse of calcium channel blockers in pregnancy for the treatment of spontaneous preterm labour and hypertension: a systematic review and meta-regression analysis. J Matern Fetal Neo-

natal Med,2010,23(9):1030-1038.

[17] Collins R,Yusuf S,Peto R. Overview of randomised trials of diuretics in pregnancy. Br Med J (Clin Res Ed),1985,290:17-23.

[18] Sibai BM,Grossman RA,Grossman HG. Effects of diuretics on plasma volume in pregnancies with long-term hypertension. Am J Obstet Gynecol, 1984,150:831- 835.

[19] von Dadelszen P,Magee LA. Antihypertensive medications in management of gestational hypertension-preeclampsia. Clin Obstet Gynecol,2005, 48:441-459.

[20] Sibai BM. Diagnosis and management of gestational hypertension and preeclampsia. Obstet Gynecol, 2003,102:181-192.

[21] Altman D,Carroli G,Duley L,et al. Do women with pre-eclampsia,and their babies,benefit from magnesium sulphate? The Magpie Trial: a randomised placebo-controlled trial. Lancet, 2002, 359:1877-1890.

[22] Lucas MJ,Leveno KJ,Cunningham FG. A comparison of magnesium sulfate with phenytoin for the prevention of eclampsia. N Engl J Med,1995, 333:201-205.

[23] Irgens HU,Reisaeter L,Irgens LM,et al. Long term mortality of mothers and fathers after preeclampsia: population based cohort study. BMJ, 2001,323:1213-1217.

[24] Wilson BJ,Watson MS,PrescottGJ,et al. Hypertensive diseases of pregnancy and risk of hypertension and stroke in later life: results from cohort study. BMJ,2003,326:845.

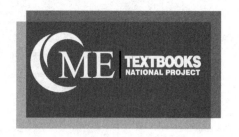

第二篇

高血压与盐代谢

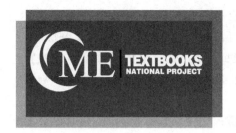

高血压患者盐摄入量评估的可能及必要

孙宁玲

北京大学人民医院

第 **15** 章

高血压是心血管疾病最主要的危险因素之一,研究表明,60%的冠心病和50%的脑卒中死亡与高血压有密切关联。血压的有效评估和治疗有利于血压的控制,这将对减少心脑血管的死亡具有重要的意义和作用。高血压的机制之一是容量负荷增加,而容量的增加与盐的摄入量过多有关,对于中国人群血压与脑卒中的关联较其他心血管事件的关联更为密切。高盐摄入过多会导致血压及脑卒中的增加,限盐对降压及减少脑卒中具有重要的意义。世界卫生组织(World Health Organization,WHO)、美国、欧洲等高血压指南,也将限盐策略作为控制高血压的重要手段之一,并且给出了针对不同人群膳食钠/盐的推荐摄入量。在2011年联合国高级别慢性病防治会议上,各国专家也将减少盐的摄入列为五项控制慢性病的生活方式干预措施之一。钠/盐摄入与高血压之间的关联已得到大家共识,限盐也确实能达到降低血压的效果。但是,2013年美国医学研究所(IOM)对美国疾病预防与控制中心(CDC)和美国心脏学会(AHA)提出的钠推荐摄入量及其限盐举措提出质疑。认为没有循证医学证据表明限盐干预能够有效降低心血管病死亡或心血管事件,致使该不该限盐的问题引起学术界的争议。本文将会对高血压患者该不该限盐,该不该进行盐的评估提出自己的观点

一、盐及高盐的生理与病理生理作用

盐是钠盐,即氯化钠(NaCl),由钠离子(Na^+)和氯离子(Cl^-)组成的离子化合物,分子量58.443g/mol。盐作为一种电解质,是人体生理活动中重要的营养物质,据估算正常成年人钠每日必需摄入量在200~500 mg,折合成盐摄入量即为0.509~1.272 g。在动物肉类、蔬菜和水果中,也会含有少量的盐;相比其他食物,日常烹调用的调味品和腌制食品中含盐量更高,比如酱油、味精、酱菜等。正常居民钠摄入的主要来源是从食物中摄取,其中大部分又是从食盐或含盐的调味料中摄取的。在人体生理过程中,钠在发挥其生理功能后,主要通过尿液和汗液途径排出体外。钠摄入实际是指每日摄入的所有来源的钠,包括食盐、各种调味料中的盐以及其他食物中所含的盐,而后将摄入的总含钠量再折算成氯化钠的量,即含盐量。含钠量与含盐量之间的单位换算为:100 mmol 钠=2.3 g 钠,折合成约5.85 g 氯化钠;即1 g 钠折合成约2.54 g 氯化钠。

高盐摄入会对血压产生不利的影响。①高钠的摄入增加:过度钠摄入可以引起血管平滑肌细胞肥大,增加还原型烟酰胺腺嘌呤二核苷酸磷酸(NADPH)氧化酶的活性和氧化应激,减少一氧化氮的作用和产生。高盐摄入也可以激活血管、肾、脑的血管紧张素Ⅱ信号。同时,高钠引起的体内水钠潴留,使细胞外容量增加,会激活代偿机制,增加内源性哇巴因类似物的产生,使血管平滑肌细胞 Na^+-K^+-ATP 酶活性的抑制可以引起血压升高,激活压力利尿机制。②当钠代谢异常时,主要表现为体

内水钠潴留,细胞内钠含量增加,盐负荷后进一步升高。③高盐会激活交感神经,使血管产生应激反应,这种应激血压反应增强,使血浆去甲肾上腺素水平升高,同时高盐可使正常压力利尿机制破坏,引起细胞外液持续增加,从而激活中枢神经系统,增加交感神经的活性、血管平滑肌收缩和钠的转运。长期盐的摄入量过多造成交感中枢的抑制紊乱和相继外周交感神经强力增加,既而通过影响肾的血液流变学、肾小管对钠和水的处理,产生血压的盐敏感性。

所以,盐的摄入量过多对人体不利,特别是高血压患者高盐摄入会使血压控制困难,同时也会导致器官损害以及脑卒中的发生。世界卫生组织(WHO)一直以来对推广限盐策略、促进健康非常重视,近十多年间全球发布了一系列关于限盐的文件和报告。2006 年,WHO 的技术报告提出人群限盐有较好的成本和效果,并提出建议每人每日摄盐量降低至 5g 的限盐界值。

二、控盐的共识与争议

1. 限盐的干预对血压控制有利的证据 目前已有上百个减少钠盐摄入对高血压影响作用的临床试验公布。Hoffman 等对 476 名新生儿进行一项双盲对照试验,研究对象被随机分为低钠饮食组和正常钠饮食组。低钠组的钠摄入量约减少 30%(通过检测尿钠浓度进行判断),收缩压即获得改善;在干预第 6 个月末,低钠组婴儿相对于正常钠饮食组婴儿的收缩压降低 2.1 mmHg。15 年后,对这些婴儿中的 167 名研究对象进行随访,在校正其他因素后发现,原先低钠组研究对象的收缩压和舒张压比正常钠饮食组分别降低 3.6 mmHg 和 2.2 mmHg,两者的血压仍存在明显差别,这说明早期的盐摄入对血压有长期影响。

国外的一些经典的研究,如饮食方法控制高血压试验(dietary approaches to stop hypertension,DASH)、高血压预防试验(trials of hypertension prevention,TOHP)等均证明限盐起着一定的降血压作用。美国 DASH 研究目的是观察生活方式调整在预防和治疗高血压中的作用。1997 年发表第一个为期 8 周的试验结果,该试验入选 459 例收缩压 120~159 mmHg、舒张压 80~95 mmHg 的成年人。其中 27% 的受试者患有高血压,但均未使用降压药物。所有受试者进入研究前 3 周均进食典型的美国饮食。结果显示,富含蔬菜、水果的 DASH 饮食者表现出明显的血压下降,即使在血压正常者也使收缩压下降 3.4 mmHg,高血压患者下降得更为明显,为 11.4 mmHg。

TOHP 为一项大型的研究非药物干预对血压的影响效果的临床干预试验,其中部分内容为限盐试验的研究。该试验包括 1987—1990 年的 TOHP I 期和 1990—1995 年的 II 期试验。受试者为年龄在 30~54 岁的成年高血压前期患者,通过电话和信函进行随访。在 I 期试验中,把 744 名研究对象随机分为减盐组(每日摄盐<1.6 g)和对照组。结果表明,干预 18 个月后,干预组的 24 h 尿钠从基线时的 154.6 mmol/d 下降到 99.4 mmol/d,收缩压和舒张压分别下降 2.4 mmHg 和 1.2 mm-Hg,血压下降差异有统计学意义。在 II 期的关于长期低钠饮食和减肥的 2×2 析因设计研究中,把 2382 名研究对象分为单纯低钠饮食干预组、联合干预组、单纯减肥干预组和对照组共 4 组,干预 36 个月后发现单纯减钠组的尿钠净减少 40mmol/d,收缩压和舒张压分别下降 1.2 mmHg 和 0.7 mm-Hg,收缩压下降具有统计学意义。经 10~15 年随访,还显示使心血管事件的发生风险降低 30%。

2. 我国低钠盐摄入的干预模式对血压控制有利的证据 在天津市河西区尖山"四病"基地开展的一项关于长期食用含钾镁代钠盐对血压的作用及血压决定因素的研究表明,在与血压有关的其他因素无明显变化的条件下,长期食用含钾镁代钠盐的人群,与食用普通盐人群相比,收缩压和舒张压均有下降,未见有代钠盐引起不良作用。

在中国北方农村青年居民中做了一项含有钾、钙离子代钠盐的研究,将 325 名高血压青年随机分成 3 个组,第 1 组是每天在食盐中添加 10 mmol 的钾和 10 mmol 的钙,第 2 组采用普通食盐但鼓励限盐,第 3 组是不采取任何干预措施的对照组。干预 2 年后,添加钾、钙组的收缩压和舒张压分别下降 5.9/2.8 mmHg,限盐组则下降 5.8/1.0 mmHg,在对照组中则上升 1.3/1.2 mmHg;添加钾、钙组和限盐组之间比较,血压变化没有明显的差异,但是分别和对照组比较时,血压变化有明显的差异;在干预对象的家庭成员中也能发现相似的变化,表明钾钙代钠盐降血压效果明显。

为了确证并评价低钠盐降低血压的效果,2004 年,武阳丰等在中国北方 6 个农村地区——黑龙江、天津、辽宁、山西和北京的 2 个郊区,采用钾镁代钠盐进行多中心随机双盲对照试验干预研究。该研究选取 608 名心血管疾病高危个体,干预组给予低钠代用盐(68% 氯化钠、22% 氯化钾、10% 硫酸镁),对照组提供普通盐(99% 氯化钠),在干预 12 个月后干预组比对照组收缩压降低 5.4 mmHg,在使用代钠盐的研究人群中,代钠盐产生重要的且持续的收缩压下降。对其中 187 名研究对象更为深入的研究发现,外周动脉与中心动脉的收缩压均显著降低,分别为 7.4 mmHg($P = 0.009$)和 6.9 mmHg($P = 0.011$),并发现脉搏波传导时间延长,这说明代钠盐不仅降低血压水平,也同时改善血管弹性。该项研究还对代钠盐的耐受程度进行分析,发现代钠盐均有良好的接受性。

3. 对限盐界值的争议　2011 年在 *JAMA* 杂志刊登了一篇纳入了 7 项 RCT 的荟萃分析,提出了限盐干预质疑的意见,认为限盐可使血压下降,但并没有显著地降低全因死亡、心血管事件或卒中等发生率。建议进行更大规模的临床试验,并以健康相关结局指标作为终点指标来最终确认。之后又有两篇观察性研究发现盐摄入量与心血管事件的关系是"J 形"曲线。

2013 年美国医学研究所(IOM)发布一则报道,其结论为:1500~2300 mg/d 钠摄入的限盐界值缺乏充足的证据支持,需要对钠/盐摄入直接与健康结局的关联开展进一步研究。

2014 年,另一篇荟萃分析纳入 23 项队列研究和 2 项 RCT 随访研究,将纳入人群按照盐摄入水平分为低(钠 < 115 mmol/d,折合盐 < 6.7 g/d)、正常(钠 115~215 mmol/d,折合盐 6.7~12.6 g/d)、高(钠 > 215 mmol/d,折合盐 > 12.6 g/d)3 组,得到低盐和高盐摄入均增加全因死亡及心血管事件发生风险的结论。

新英格兰医学杂志也于同年发表了一项来自前瞻性城乡流行病学研究(PURE)子研究的结果,该子研究关注于钠摄入与心血管事件的关联。PURE 研究在全世界范围内,根据不同国家与地区经济水平的差异进行抽样,分为低、中、高三类收入水平,最终共纳入 600 多个不同国家的社区、140 000 多人。本研究共纳入分析 101 945 人,通过清晨时点尿钠/肌酐测定估计 24 h 尿钠排出,从而估算尿钠摄入。研究结果提示,钠摄入 3~6 g/d(即盐摄入量 7.6~15.2 g/d)是最佳的。此研究结果提示的盐摄入量风险界值与 WHO 所提倡的不超过 5~6 g/d 限盐界值相矛盾,这也遭到提倡限盐减盐措施的研究者的质疑,认为该子研究在尿钠排出的测定、钠摄入的估算及人群选择方面可能存在偏倚。

三、评估盐摄入量方法探讨的重要性

根据以往膳食调查,我国人群钠盐摄入量普遍超标。目前广大医务工作者和患者虽已经意识到高血压患者应限制饮食中盐的摄入,但实际临床工作中却很少有医师对高血压患者的食盐摄入情况进行评估。限制钠的摄入量不是标准不明确,而是实施困难。患者对低盐饮食只有模糊的概念,自己盐的摄入量并不清楚,在食盐量上面往往缺乏评估的客观指标。

1. 目前评估饮食中钠摄入量主要有两类方法,分别是基于测量饮食中含量测定和基于尿钠测量。见表 15-1。

表 15-1 盐摄入量的评估方法

评估方法	可靠性	便利性
基于测量饮食中含量		
饮食回顾问卷法	○	△
称重法	◎	×
进餐前测量	◎	×
试纸或传感器测量	×	◎
基于测量尿钠排泄量		
24 h 尿	◎	×
夜尿或晨尿	○	△
晨起第 2 次尿	○	△
随机尿	△	○
试纸或传感器测量	×	◎

注:◎很好,○好,△一般,×差

目前应用较多的两种方法,即饮食回顾调查法和留取 24h 尿标本法。有研究对这两种方法进行比较后发现,饮食回顾调查法容易低估全部摄盐量的 30%～50%,准确性欠佳。

目前检测 24 h 尿液中钠的含量是最可靠和准确的方法,正常情况下,人体 95% 的钠随尿排出,因此 24 h 尿钠排泄量能较好代表钠摄入量。但此方法收集测定不方便,过程烦琐,给患者带来诸多不便,常因收集的方法不正确影响结果的准确性。而点尿(spot urine)评估尿钠的方法是一种简单易行的方法。

2. 点尿在预测尿钠的准确性的评估:日本学者 Kawasaki 等通过检测清晨空腹第 2 次尿(second morning voiding urine sample,SMU)中钠(Na)与肌酐(Cr)比值来估算 24 h 尿钠值的方法,点尿尿钠和 24 h 尿钠的相关性可达 0.725。该方法不但在健康人群流行病学调查中得到证实,而且多项在高血压人群中的研究也证实其准确性和可靠性,降压药物(包括利尿药)对该方法没有影响。这种方法也有一定的局限性,即对标本要求较严格,须留取清晨空腹早餐前的第 2 次尿。

日本的另一学者 Tanaka 等采用随机点尿的尿钠/肌酐比值估算 24 h 尿钠,但此公式的准确度欠佳。研究发现,对个体来说,此方法估测的 24 h 尿钠与实际留取 24 h 尿方法检测的尿钠相差较大。

美国学者 Mann 等也对晨尿、下午尿样以及随机尿样本的尿钠/肌酐预测值与实测 24 h 尿钠进行对照。发现实际的和预测的 24 h 尿钠的相关系数分别为 0.31、0.86 和 0.17。随机尿与 24 h 尿相关性不显著,不适宜作为其替代方法。而接近收集时间中点的 PM 标本尿钠与 24 h 尿钠强相关($r=0.86,P<0.01$)。利用 PM 尿样本发现尿钠<100 mmol/d 的患者,其敏感性为 100%,特异性为 82%。

由此可见点尿预测 24 h 尿钠的排泄具有可能性,通过上述的研究,可发现留清晨点尿更为准确。对此 Intersalt 研究和 PURE 研究均采用清晨点尿。

然而采用点尿的尿钠/肌酐比值预测 24 h 尿钠的排泄以评估盐摄入量的多少。其在人群的钠摄入量的切点与心血管事件预后关系时存在争议。PURE 研究结果发现,该研究提出成人钠摄入量 3～6 g/d(折合成盐即 7.6～15.2 g/d),其死亡和心血管事件的发生风险较低,而>6 g/d 或<3 g/d 的钠摄入量,都会增加风险,折合成盐即>15.2 g/d 或<7.6 g/d。此研究结果提示的盐摄入量风险界值与 WHO 所提倡的不超过 5～6 g/d 限盐界值相矛盾。这样的结果引起学术界的争议。

　　鉴于对限盐减盐干预措施的质疑,AHA 已多次发表专家共识,认为限盐减盐干预的有效性已经得到充分的证据支持。至于需要通过 RCT 来证实限盐能降低健康结局指标的建议,考虑到研究周期、经济成本、可行性等因素,此方面试验尚未能开展,但这不应成为阻碍全民限盐减盐行动的理由。

　　我国是个食盐量高的国家,需要有一种简易的评估方法对患者盐的摄入量进行评估,尽管点尿的尿钠/肌酐比值对预测预后还有争议,但对于评估盐的摄入量还是有帮助的,但我们应当基于中国人的特点建立自己的点尿预测 24 h 尿钠摄入的公式。我国点尿公式的建立将会大大地推动高血压患者对盐摄入量的评估,也有利于国家控盐计划的实施。

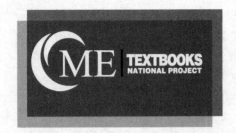

盐与交感神经活性在血压调节中的相互作用

喜 杨
北京大学人民医院

第16章

盐是高血压形成和病理进展的重要环境因素之一,高盐可引起交感-肾上腺髓质活动增强、血管内皮受损、一氧化氮释放减少、内皮素分泌增加,使血压进一步升高。交感神经活性增强可导致肾脏血流动力学和(或)肾小管水钠重吸收的改变。盐负荷大鼠对应激表现出更强烈的心、肾反应,提示盐可能增加交感神经对应激的反应。有研究发现,高盐饮食可使每一次神经冲动神经末梢释放去甲肾上腺素含量增加,使应激引起的心血管反应亢进。应激导致盐负荷大鼠的抗利钠、抗利尿反应可能与中枢肾上腺素能机制激活有关。已有研究证实,高盐负荷作用于中枢神经系统,引起交感神经活性异常增加,是高血压形成的重要机制。

一、交感神经活性异常在高血压发生发展中的作用

既往研究已充分证实交感神经活性异常在高血压的发生、维持中起着重要作用。大量动物实验和临床研究证实增强的交感神经活性(SNA)在高血压的发生和发展过程中发挥重要的作用。

(一)交感神经活性与高血压

目前,高血压相关基础与临床研究发现,SNA增强参与高血压的发生及发展过程,并与血压升高的幅度呈正相关。高血压患者中血压仅轻度升高时,血浆去甲肾上腺素(NE)水平已经增加,提示SNA增强;通过NE放射性标记技术,证实在临界或轻度的高血压患者SNA增强,特别在心和肾部位的SNA增强更为明显。在高血压并发的靶器官损害和并发症中,也伴有特征性的SNA增强,交感神经分别通过α和β肾上腺素能受体引起高血压患者心肌纤维化和肥厚,对心肌细胞产生直接的损伤作用,通过增强炎症反应的间接作用增加心肌损伤;在高血压并发心室肥厚患者中,心室肥厚的程度与SNA增强的程度呈正相关;在高血压并发心力衰竭的患者,即使是轻度或中度的心力衰竭,SNA也会增强,并且随着心力衰竭严重程度的增加而增强。

(二)高血压患者SNA与基因关系研究进展

近些年,与SNA增强有关的功能基因组学成为高血压研究的热点。在有高血压家族史的血压正常患者中存在的某些基因突变,可以直接或间接影响血压、SNA和心血管系统对应激的反应。目前,在导致高血压发病的候选基因中,研究较多的就是肾上腺素能基因家族。研究发现,在伴有代谢综合征的高血压患者中,SNA增强与 α_1 肾上腺素能的基因多态性有关;β_1 肾上腺素能受体基因 *p. Arg389Gly* 和 *p. Ser49Gly* 、β_2 肾上腺素能受体基因 *Arg16Gly* 、β_3 肾上腺素能受体基因

p. Trp64Arg 和高血压相关。NE 转运蛋白基因*Gly478Ser* 多态性与高血压有显著关系,可致突触间隙的 NE 与 NE 转运蛋白的亲和力下降。研究发现,缺乏编码黑皮质素 3 和 4 型受体基因的人群,其血压较低,并且血流动力学和生化方面的指标显示 SNA 减弱。相反,神经肽 Y 受体、肾酶和 catestatin 基因突变的患者表现为血压升高,SNA 增强。此外,在动物实验和临床研究中发现,编码光传感因子的基因与 SNA 的调节和血压对于应激的反应性有关。

(三)中枢神经系统通过交感神经发挥其调节血压的作用

中枢神经系统在血压的调节过程中具有重要作用,一方面通过神经内分泌调节水盐代谢而影响血压,另一方面又通过自主神经控制血管的舒缩而调节血压。目前,众多的证据表明中枢神经系统紊乱对高血压的发生、发展起重要的作用。

1. 压力感受性反射　动脉压力感受性反射(ABR)功能,是心血管系统活动最重要的自身调节机制,其主要功能是维持机体血压的稳定。ABR 功能以神经活动为基础,其反射弧的传出部分为交感神经和迷走神经,效应器为心脏和血管。

(1)压力感受器的重调定(resetting):是指在高血压患者或动物的压力感受反射功能曲线向右移位的现象,即指压力感受器在较正常高的血压水平上工作。重调定可发生在感受器水平,也可发生在反射的中枢部分。高血压患者的压力感受性反射的基点可能升高,使患者血压稳定在高水平。β受体阻滞药等降压药可能降低此反射基点使其接近正常,有利于高血压治疗。

(2)压力感受性反射与高血压:目前,部分动物实验研究证实压力感受性反射与高血压相关。如切断犬的窦神经及猫、家兔、大鼠等动物压力感受器的传入神经后,均可产生高血压。但是,另有学者的研究结果与之相反,切断类人猿、大鼠等的窦神经则不形成高血压,自发性高血压大鼠(SHR)和 Wistar 幼鼠切断窦神经组与假手术组的血压无显著性改变。因此,单纯窦神经功能障碍可能不是产生高血压的唯一原因。

2. 与血压调节相关的脑内核团及区域　随着神经生理学和神经解剖学的研究进展,人们逐渐认识到心血管中枢不仅仅存在于延髓,而是分布于大脑皮质至脊髓各级水平,因此心血管中枢是一个上下连贯的整体,而不能孤立地强调某一水平的作用。脑干的升压区主要包括:①延髓头端腹外侧区、延髓背内侧区、最后区和延髓尾端升压区。②脑桥的蓝斑和臂旁核。③中脑导水管周围灰质(PAG)和黑质。前脑升压区除室旁核、下丘脑外,还有隔腹外侧部、缰核、穹窿下器、下丘脑背内侧和腹内侧区、中央杏仁核等在升高血压过程中发挥作用。脑干的降压区主要包括延髓孤束核、中缝核群、A1 区和延髓-脑桥的 A5 区。前脑降压区包括前腹侧第三脑室区(AV3V)、弓状核(AR)。

其中,下丘脑室旁核(paraventricular hypothalamic nucleus,PVN)在维持心血管活动中起着关键作用,可直接支配交感神经节前神经元,参与外周交感神经活动的调节。室旁核中炎性细胞因子(PIC)、活性氧簇(ROS)、肾素-血管紧张素系统(RAS)、神经递质(NT)及核因子 κB 彼此之间可能存在着密切的联系并相互影响,最终导致外周交感神经活性增强而促使血压上升,参与高血压的发生发展。血管紧张素Ⅱ(Ang Ⅱ)可通过刺激室旁核 NAD(P)H 氧化酶产生而催化生成 ROS,进而激活交感神经系统,使平均动脉压升高。而 PIC 不仅与中枢 RAS 有相互调节作用,而且其本身也可促进 NAD(P)H 氧化酶的活性,NAD(P)H 氧化酶是血管系统的超氧化物的主要来源之一,而中枢过度产生的活性氧簇能够诱发交感兴奋作用。另有研究显示,野生型小鼠注射 Ang Ⅱ则可诱导室旁核出现氧化应激反应和外周交感神经活性增强。高血压大鼠室旁核给予血管紧张素转换酶(ACE)抑制药可使大鼠室旁核 PIC 降低、抗炎细胞因子增加、酪氨酸羟化酶(TH)表达减少、谷氨酸脱羧酶67(GAD67)表达增加,进而引起肾交感神经活动减弱和血压下降。

Apelin 是由同一基因编码的具有不同分子结构的一组内源性活性肽,该类肽通过作用于 7 次跨膜的 G 蛋白偶联受体 APJ 而参与心血管功能、体液平衡、神经系统功能等的调节。形态学研究表明,脑内 Apelin 和 APJ 主要分布于下丘脑、脑干和丘脑,包括室旁核(PVN)、视上核(SON)、延髓头端腹外侧核(RVLM)和孤束核(NTS)等心血管调节中枢。

已有研究发现,延髓的头端腹外侧核与 PVN 的 Apelin 和 APJ 参与自发性高血压大鼠的交感神经异常活动的形成。

二、交感神经活性与盐敏感性高血压

大量研究发现个体间对盐负荷或限盐存在敏感性差异。盐敏感性高血压是高血压的重要类型之一,即服用高盐后血压会随之增高,是我国部分地区高血压发病率明显增高的重要原因。肾脏和中枢神经系统是和盐敏感性有密切关系的两个主要器官和系统。

(一)交感神经系统的可能作用机制

已有研究证实,交感神经系统调节缺陷是盐敏感者的关键病理生理特点,如盐负荷后的血浆去甲肾上腺素水平升高、心率变异性中的夜间低频成分增多和血压的应激反应增强等。长期高盐摄入可在盐敏感者中形成交感中枢的抑制紊乱和外周交感神经张力增加,继而通过影响肾脏的血流动力学、肾小管对钠和水的处理,产生血压的盐敏感性。盐敏感性高血压的发生中,可能与中枢及外周交感神经系统相关。

1. 交感神经机制　盐和应激都是高血压发生的环境因素,二者相互作用,共同促进高血压的发展。有研究表明交感神经系统活动可能在盐敏感性高血压的发生中起重要作用。盐敏感性高血压通常伴有交感神经系统活性增加,比如有盐敏感性高血压父母的正常血压子女在高盐摄入时对精神应激产生的血压增高反应更加明显,同时伴有交感神经活性增强。钠能促进交感神经末梢释放去甲肾上腺素。机体对应激反应的程度代表交感神经活性,盐敏感性高血压患者盐负荷时血浆儿茶酚胺浓度明显增加,对应激的升压反应增强。神经节阻滞和交感神经抑制药可显著减低高盐导致的血压升高,也表明交感神经系统活性增加和高盐导致的高血压有关。另外。多巴胺和肾上腺素能受体也参与盐敏感性高血压的发生机制。研究证实大脑和交感神经系统活性氧增加可以导致盐敏感性高血压。高盐食物的早期效应主要影响夜间动脉血压,也提示交感神经系统活动的昼夜节律性可能影响这一盐敏感性高血压反应的调控。

2. 中枢神经系统机制　盐敏感性高血压伴有交感神经系统活性增加机制可能和中枢神经系统有关。Coruzzi P 等研究显示,原发性高血压患者中尽管其盐敏感性仅轻度升高,也与心血管自主控制的改变相关,提示原发性高血压患者中发生盐敏感性的病理生理学的机制中神经机制的重要作用。

(二)交感神经活性与盐敏感性高血压的相关研究

1. 动物研究结果　研究证明,自发性高血压大鼠进食高盐后交感神经末梢去甲肾上腺素释放增加,后肢血管阻力增大;当给予惊吓或冷刺激时,伴随血压的升高,血浆儿茶酚胺含量相应增高,而尿钠排泄量降低。盐敏感性高血压大鼠于盐负荷后下丘脑前区去甲肾上腺素释放减少,对下丘脑加压区的抑制作用减弱,从而使交感冲动输出增加;盐敏感大鼠的中枢神经递质合成以及受体密度亦有改变,进而影响外周交感神经活性。

主动脉缩窄动物模型的盐敏感性增加,而高盐可通过增加交感神经活性升高血压并降低心功能。高盐亦可以增加压力超负荷大鼠模型的交感神经活性,而该效应与脑内的 APJ 受体表达上调和 Na^+ 敏感性增加密切相关。APJ 受体可能是脑内盐敏感性形成的重要调控靶点。动物实验使用微渗透泵在正常血压大鼠的侧脑室灌注高钠脑脊液后,PVN 内 APJ 蛋白的表达明显上调,同时大鼠的平均动脉压(MAP)、心率和尿 NE 水平均明显增高,表明脑内 APJ 受体参与盐敏感性高血压的交感神经异常活动的形成。

Simchon 研究发现,盐敏感性大鼠的血-脑屏障的通透性是 Dahl 盐抵抗性大鼠的 5 倍。PVN 是自主性和内分泌性反应的重要整合中枢,且在维持心血管活动的动态平衡中起着关键作用。靠近中线处是小细胞性区域,靠近背侧是大细胞性区域。小细胞性区域的一些神经元细胞与 RVLM、NTS 和脊髓交感神经节前神经元直接联系,是交感神经活动调控的关键中枢。已有研究发现,损毁 Dahl 盐敏感大鼠的 PVN 则能阻止高盐诱发的高血压的形成,表明 PVN 在盐敏感性高血压形成中发挥关键作用。

2. 临床研究结果　临床研究显示,血压正常盐敏感者在盐负荷期间伴随血压的升高,血浆儿茶酚胺,尤其是去甲肾上腺素水平明显增高;在冷加压试验中进一步升高,其增幅值明显高于盐不敏感者,提示该年龄段血压正常盐敏感者对慢性盐负荷呈现交感神经活性增强反应。盐敏感性高血压患者在精神激发试验和冷加压试验中的血压升高幅度均明显高于盐不敏感者。可以认为,盐敏感性个体存在高盐介导的交感神经活性增强表现。

交感神经末梢神经递质的释放和重摄取、肾小管上皮细胞 Na^+、K^+、H^+ 等离子的吸收和排泄以及血管平滑肌细胞的兴奋-收缩耦联均依赖于跨膜离子转运。研究发现,高血压病患者红细胞膜 Na^+-H^+ 交换与尿微清蛋白排泄相关,而 Na^+-H^+ 交换速率受细胞内 Ca^{2+} 含量的调节,盐敏感者于盐负荷中淋巴细胞 Ca^{2+} 含量增加,进而影响细胞内 Na^+ 含量。盐敏感性高血压患者于急性盐负荷后红细胞 Na^+ 含量显著增加,同时红细胞膜钠泵活性降低,Na^+-Li^+ 反转运增速;血压偏高青少年盐敏感者于急性盐水负荷后肾的 Na^+ 排泄量明显低于盐不敏感者。血压正常盐敏感者在慢性盐负荷期间红细胞 Na^+ 含量约增加 40%,而 24 h 尿 Na^+ 排泄量明显降低,且后者与血浆去甲肾上腺素水平呈负相关。提示盐敏感性交感神经活性增强与细胞膜离子转运障碍及肾排 Na^+ 缺陷密切相关。

三、肾交感神经、肾胺酶与钠盐、交感神经活性及高血压

(一)肾交感神经

肾交感神经在高血压的发生机制中起关键作用。通过影响钠盐代谢参与血压的调节,肾交感神经活性升高时通过影响肾血流、激活肾素-血管紧张素-醛固酮系统,促进神经末梢释放去甲肾上腺素调节水钠吸收,进而影响血压。

Gottlieb 等研究发现,SHR 大鼠肾交感神经活性增高时,钠重吸收增加。Kompanowska 等研究表明,去肾交感神经可使大鼠静脉血钠负荷减轻,钠排泄增加。Weinstock M 研究发现,去肾交感神经不仅使血压下降,而且能减少钠潴留。Salman IM 等研究发现,与 SHR 大鼠相比,去肾交感神经的大鼠尿钠排泄增加,血钠负荷减轻,血压明显下降。

(二)肾胺酶

肾胺酶(renalase)是一种主要由肾脏分泌的单胺氧化酶,具有降解儿茶酚胺、调节血压、保护心肌等功能。近年研究发现,肾胺酶与交感神经、水钠代谢密切相关,参与血压调节。基础研究及临床研究均提示,交感神经活性及血压升高时常伴随肾胺酶水平下降,而肾胺酶缺乏时血压与交感神经活性升高。

Ghosh 采用 8%NaCl 喂养盐敏感大鼠,3 周后大鼠血压和交感神经活性升高,而血浆肾胺酶水平明显下降。Zheng WL 等研究提示,肾胺酶可能参与盐诱导的大鼠血压升高。国内学者通过观察自发性高血压大鼠(spontaneously hypertensive rats,SHR)与 Wistar Kyoto rats,WKY 大鼠之间肾

脏肾胺酶、酪氨酸羟化酶(tyrosine hydroxylase,TH)表达水平的差别,以及 SHR 大鼠去肾交感神经手术前后血压、肾胺酶浓度、肾脏肾胺酶与酪氨酸羟化酶含量及蛋白表达的变化,探讨去肾交感神经术降低血压的机制。结果显示,肾脏肾胺酶分泌不足与酪氨酸羟化酶表达升高可能共同参与血压升高的机制,去肾交感神经术降低血压的作用,可能与其抑制肾脏酪氨酸羟化酶表达、升高肾胺酶浓度及其蛋白表达水平有关。进一步探讨去肾交感神经术的 SHR 大鼠血压、血浆钠盐浓度及肾胺酶浓度、肾脏肾胺酶含量的变化,探讨去肾交感神经术降低血压的可能机制。结果发现,去肾交感神经术具有显著的降压效果,其降低血压的机制可能与术后升高的肾胺酶及钠负荷的减少有关。提示肾胺酶升高及钠负荷的下降可能共同参与去肾交感神经降压机制,这为去肾交感神经降压机制提供了潜在的理论基础。

四、小　结

目前研究显示,高盐可引起交感神经活性增强,使血压进一步升高;盐敏感性高血压的发生发展过程中,与交感神经活性的变化密不可分。近年开展的去肾交感神经(RDN)及肾胺酶水平的变化与钠盐、交感神经活性及血压的变化密切相关,亦为去肾交感神经降压机制提供了潜在的理论基础。

参 考 文 献

[1] Gabor A, Leenen FH. Central neuromodulatory pathwaysregulating sympathetic activity in hypertension. J Appl Physiol,2012,113(8):1294-1303.

[2] 石伟彬,刘光耀,杨成明.中枢神经系统与高血压.临床荟萃,2003,18:50-52.

[3] 顾蕴辉.脑干各升压区和降压区调节血压的中枢机制及其与延髓头端腹外侧区的机能联系.生理科学进展,1994,25(3):205-211.

[4] 康玉明,李宏宝,齐杰,等.高血压中枢发病机制的研究进展.西安交通大学学报(医学版),2017,1(38):1-6.

[5] Hirooka Y, Kishi T, Ito K, et al. Potential clinical application of recently discovered brain mechanisms involved inhypertension. Hypertension, 2013,62(6):995-1002.

[6] Xie PL, McDowell TS, Chapleau MW, et al. Rapid baroreceptor resetting in chronic hypertension. Implications for normalization of arterial pressure. Hypertension,1991,17(1):72-79.

[7] Grindstaff RJ, Grindstaff RR, Sullivan MJ, et al. Role of the locus ceruleus in barorecetor regulation of supraoptic vasopressin neurons in the rat. Am J Physiol Regul Integr Comp Physiol,2000,279(1):306-319.

[8] Zhang Q, Tan YY. Effect of chronic intracerebroventricular infusion of (pyr1) apelin-13 on cardiovascular regulatory actions. Chin Pharmacol Bull, 2014,30(1):144-145.

[9] Zhang Q, Yao F, Raizada MK, et al. Apelin gene transger into the rostral ventrolateral medulla induces chronic blood pressure elevation in normotensive rats. Circ Res,2009,104(12):1421-1428.

[10] 罗怡,陈明.盐敏感性高血压研究进展.心血管病学进展,2013,34(5):644-648.

[11] Fujita T. Mechanism of salt sensitive hypertension: focus on adrenal and sympathetic nervous systems. J Am Soc Nephrol,2014,25(6):1148-1155.

[12] Stocker SD, Monahan KD, Browning KN. Neurogenic and sympathoexcitatory actions of Nacl in hypertension. Curr Hypertens Rep,2013,15(6):538-546.

[13] Strazzullo P, Barbato A, Vuotto P, et al. Relationships between salt sensitivity of blood pressure and sympathetic nervous system activity: a short review of evidence. Clin Exp Hypertens,2001,23(1-2):25-33.

[14] Ando K, Fujita M. Reactive oxygen species and the central nervous system in salt—sensitive hypertension: possible relationship to obesity-induced hypertension. Clin Exp Pharmacol Physiol,2012,39(1):111-116.

[15] Coruzzi P, Parati G, Brambilla L, et al. Effects of salt-sensitivity on neural cardiovascular regulation

in essential hypertension. Hypertension, 2005, 46 (6):1321-1326.

[16] 张琪,谭颖颖,刘东敏,等.高盐上调压力超负荷大鼠的脑内 APJ 受体表达.中国药理学通报,2015, 31(5):630-635.

[17] Simchon S, Manger W, Golanov E, et al. Handling[22] NaCl byby the blood brain barrier and kidney: its relevance to salt-induced hypertension in dahl rats. Hypertension, 1999, 33(1 Pt 2):517-523.

[18] Osborn JW, OlsonDM, Guzman P, et al. The neurogenic phase of angiotensin II-salt hypertension is prevented by chronic intracerebroventricular administration of benzamil. Physiol Rep, 2014, 2 (2):e00245.

[19] 孙超峰,刘治全,王哲训,等.高血压病患者盐敏感性应激血压与钠代谢.中华心血管病杂志,1996, 24(4):250-253.

[20] 侯嵘,刘治全,刘杰,等.盐敏感者盐负荷期间交感神经活性研究.中华心血管病杂志,1997,25(6): 414-418.

[21] Gottlieb HB, Kapusta DR. Endogenous central kappa-opioid systems augment renal sympathetic nerve activity to maximally retain urinary sodium during hypotonic saline volume expansion. Am J Physiol Regul Integr Comp Physiol, 2005, 289 (5):1289-1296.

[22] Kompanowska-Jezierska E, Wolff H, Kuczeriszka M, et al. Renal nerves and nNOS: roles in natriuresis of acute isovolumetric sodium loading in conscious rats. Am J Physiol Regul Integr Comp Physiol, 2008, 294(4):1130-1139.

[23] Weinstock M, Gorodetsky E, Kalman R. Renal denervation prevents sodium retention and hypertension in salt-sensitive rabbits with genetic baroreflex impairment. Clin Sci (Lond), 1996, 90 (4):287-293.

[24] Salman IM, Sattar MA, Ameer OZ, et al. Role of norepinephrine & angiotensin II in the neural control of renal sodium & water handling in spontaneously hypertensive rats. Indian J Med Res, 2010, 131:786-792.

[25] Xu J, Desir GV. Renalase, a new renal hormone: its role in health and disease. Curr Opin Nephrol Hypertens, 2007, 16(4):373-378.

[26] Zheng WL, Wang J, Mu JJ, et al. Effects of salt intake and potassium supplementation on renalase expression in the kidneys of Dahl salt-sensitive rats. Exp Biol Med (Maywood), 2016, 241(4): 382-386.

[27] 郭运忠,李禄洪,谭丽华,等.去肾交感神经术对自发性高血压大鼠肾胺酶及酪氨酸羟化酶的影响.中南大学学报(医学版),2012,37(8):829-833.

[28] 郭运忠,蒋卫红.去肾交感神经术对自发性高血压大鼠肾胺酶及钠盐的影响.中国保健营养,2017, 27(7):60-61.

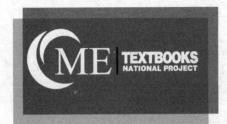

盐与肾素-血管紧张素系统在血压调节中的相互作用

第17章

张新军　曾良帮
四川大学华西医院　成飞医院

肾素-血管紧张素系统(renin-angiotensin system,RAS)是人体最重要的神经内分泌调节机制之一,在维持和调节人体血压、调节肾脏水-电解质平衡和细胞生长,以及心血管结构与功能健全和稳定中起着至关重要的作用。高血压及其心血管靶器官损害与RAS过度激活密切相关,同时与肥胖及代谢疾病、肾脏病和心力衰竭的发生发展相关。抑制包括RAS在内的神经内分泌过度激活是改善高血压和心血管疾病预后的重要手段。基础研究与临床研究证实,RAS在调节人体血压,维持肾脏对水、盐和电解质平衡调节等正常生理功能中具有关键性作用。血压的调节涉及神经内分泌-体液机制和钠-容量负荷调节机制,且两者具有相互影响和双向调节作用,而肾脏是最重要的容量调节器官,在保持容量负荷平衡、维持血压稳定中发挥着重要作用。因此,肾在维持水、盐平衡的过程中受到系统和局部RAS的影响和调控,通过功能转运蛋白和Na^+-K^+-ATP酶的活性等调节作用维持容量负荷和血压稳定。

一、RAS对血压的调节作用

现代生理学和病理生理学研究揭示,人体动脉血压的形成和维持及其随生理活动而波动的特性与神经-体液因子的调控密切相关。包括儿茶酚胺、内皮素、一氧化氮和血管紧张素(Ang)Ⅱ等因子在调节外周血管阻力进而调控血压生理性波动方面发挥至关重要的作用,其中,RAS及其组成成分的生理性作用近年来研究得较为透彻,且持续展示新的研究进展。当血压下降或容量负荷降低时,肾近球小体的颗粒细胞合成和分泌肾素,将作用于其底物血管紧张素原(AGT),在肾素的作用下水解,形成由10个氨基构成的十肽,即为血管紧张素Ⅰ(Ang Ⅰ)。Ang Ⅰ本身没有生物学活性。在血浆和组织中,特别是在肺血管内皮表面,存在血管紧张素转换酶(angiotensin converting emzyme,ACE),在ACE的作用下,Ang Ⅰ水解,剪切掉C-末端2个氨基酸残基,形成八肽,即为Ang Ⅱ,发挥重要的生理调节作用。

Ang Ⅱ的主要生理作用包括:①直接作用于全身血管,促使阻力型动脉收缩,从而增大外周阻力,使得系统血压升高。此作用是Ang Ⅱ通过兴奋其特异性血管紧张素1型(AT1)受体而产生的快速性升压反应(rapid pressor response);也可使静脉血管收缩,促使回心血量增多。Ang Ⅱ也可促进心肌肥大和心肌组织纤维化,导致心脏结构重塑。②与交感神经系统的反馈性调节。其作用于交感神经末梢的AT1受体,促进交感神经末梢释放去甲肾上腺素。同时可作用于中枢神经系统内部分神经元上的AT1受体,使交感介导的缩血管效应增强。通过此种中枢和外周的双重机制,形成RAS-交感正反馈机制,促进外周阻力增大,血压升高。③对醛固酮合成与释放的作用。Ang Ⅱ刺激肾上腺皮质球状带细胞合成和释放醛固酮,后者的作用是促进肾小管和集合管对 Na^+ 和水的重吸收,并使细胞外液容量增加,升高血压。此即为 Ang Ⅱ 通过调节醛固酮合成和活性进而调控肾脏对 Na^+ 和水平衡作用产生的缓慢性升压反应(slow pressor response)。这一作用是 RAS 对血压调节的重要机制之一,也是全身性水盐平衡和内环境稳定的重要维持机制。对 RAS 尤其是肾脏局部 RAS 在水和 Na^+、K^+、Cl^- 等离子的重吸收及排泌中的调控作用的研究成为认识盐-容量与血压相关性和盐敏感性高血压形成机制的重要切入点。

二、盐负荷对血压的影响

容量负荷是维持血压水平的主要机制之一。钠-容量调节机制异常是形成高血压的重要环节。INTERSALT 研究显示,以尿钠排泄率方法评估的盐摄入水平并以此反映的全身钠负荷状态与血压水平之间呈明显的正相关关系。此种相关性在老年人群、肥胖者、合并糖尿病或代谢综合征者及合并慢性肾脏病患者中更为显著。上述人群即通常被认为具有盐敏感性特征者。在具有盐敏感性特征的高血压人群中,盐摄入水平与血压反应性之间的相关性较为显著。20 世纪 70 年代,Luft 等根据高血压患者对高盐摄入后的血压反应及钠潴留的程度,提出了盐敏感性的概念。盐敏感性高血压者在相对高盐摄入时引起的血压升高反应性增强。对盐敏感性高血压发生的相关因素研究显示,其形成机制较为复杂,其中关键环节可能是水钠潴留和肾素-血管紧张素-醛固酮系统(RAAS)的激活,且两者具有相互作用,对高血压发生和进展具有重要影响,在盐敏感人群中的影响更为重要。研究表明,RAAS 不仅存在于系统循环,而且是呈全身分布的局部内分泌系统,RAAS 是体内与血管舒缩及水盐代谢关系密切的系统之一,在高血压形成中起着关键作用。

盐敏感性参与血压调节的病理生理学机制涉及多个方面。盐敏感者钠盐代谢障碍,引起水钠潴留和细胞内钠负荷增加,在盐负荷后更为明显;细胞膜钠离子转运异常,Na^+-K^+-ATP 酶活性降低,钠排出减少,Na^+-Ca^{2+} 交换增多,细胞内钙离子浓度增高。血管平滑肌细胞内钙离子增多可增加外周阻力,增强缩血管效应;肾脏排钠效应减弱,盐负荷后肾脏排钠反应延迟;高盐负荷后分别在肾远曲小管和连接小管-集合管部位通过激活 β 肾上腺素能激动型糖皮质激素受体(GR)和醛固酮-盐皮质激素受体(MR)途径,增加肾小管钠离子重吸收。此外,高盐负荷也可通过醛固酮-盐皮质激素受体-上皮钠通道和哇巴因-钠泵通路增加脑脊液钠离子浓度,进而作用于延髓头端腹外侧区和下丘脑室旁核,刺激交感神经兴奋和增加神经元放电频率,神经传出冲动增加,从而引起高血压。高盐负荷已成为高血压形成的重要机制之一,也是临床上将限制盐摄入作为降压治疗和预防高血压措施的理论基础。INTERSALT、PURE、DASH 等多项研究显示摄盐量增加与血压升高之间呈正相关且存在量效关系,限制盐摄入可明显降低血压。

三、RAS 对肾脏盐平衡的调节作用

RAS 对系统性血压的调节发挥着重要作用。随着对 RAS 及其组分的研究不断深入,近年来更为引人瞩目的是 RAS 各组成部分在各器官组织水平的变化及其对高血压发病过程所发挥的作用。肾是人体最重要的容量平衡调节器官,因而在系统血压维持和高血压发生中起到关键作用。肾脏对水钠平衡的调控是维持正常容量和血压的必要基础。研究显示循环和局部 RAS 在此环节中的重要性,尤其是局部 RAS 及其组分的作用至为关键。肾素由肾近球小体的颗粒细胞分泌。当肾素分泌增多时可使血浆中的 AGT 水解为 Ang Ⅰ,进而转变为 Ang Ⅱ,并进一步转化成 Ang Ⅲ。Ang Ⅱ 和 Ang Ⅲ 都有促进肾上腺皮质球状带分泌醛固酮的作用。醛固酮与远曲小管和集合管上的相应受体结合,从而促进远曲小管和集合管对 Na^+ 和水的重吸收,并促进 K^+ 的排出,使细胞外液增多,血中

Na^+、K^+ 比例得以保持。

肾内的 Ang Ⅱ 可由循环和局部组织产生的 Ang Ⅰ 转换而来。研究发现,在正常情况下肾内大部分 Ang Ⅰ、Ang Ⅱ 由局部组织生成。肾脏局部 Ang Ⅱ 水平增高可抑制 Na^+-K^+-ATP 酶活性,并呈正向量效关系,促使肾小管钠重吸收增加,并可能通过激活肾小管管腔 AT1 受体并刺激远端肾小管对钠的重吸收,这种功能和醛固酮增加对钠的重吸收相似。因此,局部 RAS 对肾脏水盐平衡发挥着至关重要的作用。新近随着对 RAS 研究的不断深入,进一步揭示其调节水盐离子平衡、维持容量和血压调节功能正常的作用。ACE2-Ang(Ⅰ-Ⅶ)-Mas 受体轴是 RAS 家族中对心血管系统和肾脏离子转运发挥重要作用的组成成分。Ang(Ⅰ-Ⅶ)可通过其特异性 Mas 受体介导利尿利钠、扩张血管等与 Ang Ⅱ 相反的生理作用,其促进钠排出的作用是通过抑制近端肾小管对钠离子的重吸收作用而产生。Ang(Ⅰ-Ⅶ)通过激活管状上皮细胞的磷脂酶 A2 调节转运蛋白的活性,从而限制细胞间钠离子的转运。此外,Ang(Ⅰ-Ⅶ)也可能通过抑制肾皮质和近端肾小管 Na^+-K^+-ATP 酶活性而发挥作用。部分研究显示 Ang(Ⅰ-Ⅶ)通过 Mas 受体逆转 AT2 受体对近端肾小管 Na^+-K^+-ATP 酶的作用。

肾脏局部 RAS 对盐负荷的调节作用机制十分复杂。常规的 RAS 调节通路即 ACE-Ang Ⅱ-AT1 受体轴为负向调节机制,其相应作用机制研究较为透彻;而 RAS 的正向调节通路即 ACE2-Ang(Ⅰ-Ⅶ)-Mas 受体轴的作用机制尚有待于更深入的研究以揭示其生理或病理学作用。

四、盐负荷对 RAS 调节作用的影响

盐负荷增加可能通过容量机制引发血压升高。研究显示高盐负荷状况下循环 RAS 活性可被抑制,提示循环 RAS 途径并不是高盐诱导或容量负荷性血压增高的产生机制。肾脏生理学研究揭示肾具有独立于系统性 RAS 的组织型 RAS,并在调节肾血浆流量、肾小球滤过及肾小管重吸收和分泌功能中发挥主要作用。研究发现,肾间质和近曲小管液中 Ang Ⅱ 显著高于血液循环中 Ang Ⅱ 水平,近曲小管细胞可以表达血管紧张素原(AGT)mRNA 并分泌 AGT 蛋白。近曲小管、远曲小管、集合管和肾内皮细胞均可产生 ACE。肾完整的 RAS 组成成分保证其生理作用的发挥,使得肾局部即可通过自分泌和旁分泌机制合成和产生 Ang Ⅰ 和 Ang Ⅱ。局部 RAS 的活化和对肾脏作用的调节模式与循环 RAS 的作用机制存在明显不同。通常情况下血浆中增高的 Ang Ⅱ 可通过负反馈机制抑制循环 RAS 的活化,但基础研究的发现却显示肾脏存在着 Ang Ⅱ 与局部 RAS 间的“正反馈”机制,即在通过导入 Ang Ⅱ 诱发的高血压模型的肾组织中肾素、AGT 和 ACE 含量均升高,局部 Ang Ⅱ 水平也进一步升高。

在自发性高血压大鼠和 Dahl 盐敏感大鼠模型中进行的研究发现,高盐饮食可以提高肾局部的 Ang Ⅱ 水平,Ang Ⅱ 诱导的高血压模型显示 Ang Ⅱ 以时间和剂量依赖的形式增加肾局部 Ang Ⅱ、AGT 和尿液 AGT 含量,提示高盐诱导肾局部 RAS 成分的表达。研究发现,Dahl 盐敏感大鼠在给予高盐饮食时肾 AGT 水平显著增高;在盐敏感大鼠(SSR)和盐抵抗大鼠(SRR)的研究中发现高盐饮食在显著抑制 SSR 血浆肾素活性的同时诱导肾 RAS 组分的表达,此现象却未在 SRR 中发现。由此推测,盐敏感性高血压大鼠的血压升高可能与高盐负荷时肾局部 RAS 过表达有关。局部 Ang Ⅱ 水平的升高又可抑制肾 Na^+-K^+-ATP 酶活性,促使肾小管对 Na^+ 的重吸收增加和排出减少,增大容量负荷,产生升压效应。在对正常大鼠的研究中同样显示高盐饮食在不改变循环 RAS 活性的情况下诱导肾局部 RAS 表达显著上调,同样印证了肾局部 RAS 独立于循环 RAS 之外,且参与高盐诱发的血压上升和肾损害的病理生理过程。

在对盐敏感性高血压患者盐负荷前后 RAS 及心钠素(ANP)变化规律及与钠代谢关系的研究中,通过对高血压患者进行急性静脉盐水负荷试验筛选盐敏感者并测定盐负荷前后 Ang Ⅱ、ANP、

尿钠排泄量及红细胞钠含量。结果显示盐敏感性高血压患者盐水负荷后 Ang Ⅱ 受抑不足,血浆 ANP 代偿性分泌减少,尿钠排泄延缓,红细胞钠含量增加;盐敏感性高血压患者盐水负荷后 Ang Ⅱ 未受抑者血浆 ANP 降低,尿钠排泄量显著低于 Ang Ⅱ 受抑者,红细胞钠含量显著增加,提示存在明显的钠代谢障碍。

　　总之,血压维持和高血压的形成与容量负荷及 RAS 的调节作用密切相关,肾是上述机制发挥调节作用的主要效应器官。在高血压患者尤其是盐敏感性高血压人群中,RAS 对血压的调节作用明显受到盐摄入水平或盐负荷状态的影响。高盐负荷除对高血压的发生与进展产生影响,也通过与 RAS 的相互作用,对肾、血管和心肌等重要靶器官的结构与功能造成损害。

参 考 文 献

[1] Kobori H,Nangaku M,Navar LG,et al. The intra-renal renin-angiotensin system:from physiology to the pathobiology of hypertension and kidney disease. Pharmacol Rev,2007,59(3):251-287.

[2] Van Kats JP,Schalekamp MA,Verdouw PD,et al. Intrarenal angiotensin Ⅱ : interstitial and cellular levelsand site of production. Kidney Int,2001,60(6): 2311-2317.

[3] Satou R,Shao W,Navar LG. Role of stimulated intrarenal angiotensinogen in hypertension. Ther Adv Cardiovasc Dis,2015,9(4):181-190.

[4] Bader M. Tissue renin-angiotensin-aldosterone systems:Targets for pharmacological therapy. Annu Rev Pharmacol Toxicol,2010,50(1):439-465.

[5] 吴海燕,梁耀先,郑亦沐,等.高盐饮食上调肾局部肾素-血管紧张素系统参与大鼠高血压肾损害的发生.北京大学学报(医学版),2015,47(1):149-154.

[6] Stamler J. The INTERSALT Study: background, methods, findings, and implications. Am J Clin Nutr,1997,65(2 Suppl):626S-642S.

[7] Mente A,O'Donnell MJ,Rangarajan S,et al. Association of urinary sodium and potassium excretion with blood pressure. N Engl J Med,2014,371(7):601-611.

[8] Sacks FM,Svetkey LP,Vollmer WM,et al. Effects on blood pressure of reduced dietary sodium and the Dietary Approaches to Stop Hypertension (DASH) diet. DASH-Sodium Collaborative Research Group. N Engl J Med,2001,344:3-10,25.

[9] 董洋宏,石治宇,尹新华,等.钠盐摄入量在高血压中的研究进展.心血管病学进展,2018,39(02):190-194.

[10] 何绘姗,姜黔峰.血管紧张素转换酶 2-血管紧张素(Ⅰ-Ⅶ)/Mas 轴与离子泵的关系.岭南心血管病杂志,2016,22(1):111-114.

[11] 王永兴,刘治全,侯嵘,等.盐敏感性高血压病患者静脉盐水负荷后血管紧张素Ⅱ的受抑状态与心钠素及钠代谢.中华心血管病杂志,2001,29(9):518-520.

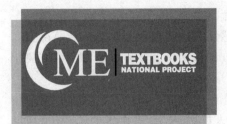

钾、钙、镁、氯离子在血压调控中的作用及与钠的相互影响

王鲁雁
北京大学人民医院

第18章

　　高血压是一种慢性疾病,血压从理想水平到确诊为高血压并逐渐进展至并发症的出现是一个慢性过程,在这个隐匿的过程中,多种因素参与其中,钠盐摄入增加是重要因素之一。研究表明高盐摄入不仅参与血压的升高,同时与高血压所致的多种靶器官损害及并发症的出现有关。人体血容量及周围血管阻力是血压调控的关键因素,钠摄入增加可对机体血容量、动脉张力产生影响,升高血压。在机体细胞组织中,有多种矿物质离子如钾、钙、镁、氯等,这些离子在人体体液容量、酸碱及电解质平衡、机体内环境稳定、细胞正常功能的维持中发挥作用。当上述矿物质摄入过多或不足时同样会对血压产生影响。目前研究发现,低钾、低钙、低镁膳食可导致机体内上述矿物质离子缺乏而参与血压升高的过程,高盐即氯化钠摄入导致的血压升高中氯具有其独特而重要的作用。

一、钾与高血压

　　钾是维持机体体液容量、酸碱、电解质平衡及正常细胞功能的必需营养素。人体摄入钾大部分经由尿液排出,在高温、剧烈运动等特殊情况下,钾可短时间经汗液丢失,但通常可经正常饮食补充,不需要额外摄入。由于钾在各种常见粗制食物含量较高,尤其水果和蔬菜,食品加工可减少食品中钾的含量,目前人们更多倾向于进食加工食品而进食新鲜水果、蔬菜较少,从而导致食物中钾缺乏。各国对于钾摄入量的推荐不同,2002年世界卫生组织/联合国粮食及农业组织(WHO/FAO)的专家建议钾摄入量应在70~80 mmol/d,英国等国家建议为90 mmol/d,美国等建议为120 mmol/d。全球数据表明,目前钾的总体摄入量均低于当前的推荐(图18-1),女性钾摄入量低于男性。

　　1. 钾摄入不足与血压升高　流行病学研究显示,人群中钾摄入不足与血压升高有一定关系。早期在不同人群中的研究发现,朝鲜人钾的摄入量和排出量低于比利时人,且钾和血压之间有明显的负相关关系,每增加1 mmol钾离子相应的血压降低值可3倍于钠与血压的正比关系。该研究结果之后在不同人种和地域得以证实,INTERSALT研究证实每天钾摄入量降低50 mmol,可致收缩压升高3.4 mmHg、舒张压升高1.9 mmHg。

　　相关干预研究则证实增加钾的摄入会对血压产生影响,在膳食中补充钾可起到降低血压的作用。一项荟萃分析通过对33个随机对照试验的数据分析发现,单纯补钾干预可使收缩压平均降低3.11 mmHg、舒张压降低1.97 mmHg,血压降幅在高盐摄入参与者中更为明显。该研究结果进一步证实低钾摄入对血压的不良影响,同时提示增加钾摄入量可用于降压治疗,尤其对于无法有效限盐的人群。另一项荟萃分析对1995—2001年40项钠有关研究和27项钾相关研究进行数据分析后发现,钠摄入量平均减少77 mmol/24 h可降低收缩压2.54 mmHg、舒张压1.96 mmHg,高血压患

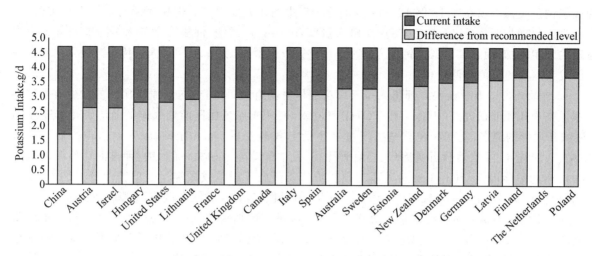

图 18-1　中国、澳大利亚、美国等国家钾平均每日摄入量，浅色部分为摄入量，深色部分为与推荐摄入量的差异

者和正常血压者降幅分别为收缩压 5.24 mmHg 和 1.26 mmHg、舒张压 3.69 mmHg 和 1.14 mm-Hg；钾摄入量平均增加 44 mmol/24h 可使收缩、舒张压分别降低 2.42 mmHg 和 1.57 mmHg，其中高血压患者和正常血压者降幅分别为收缩压 3.51 和 0.97 mmHg、舒张压 2.51 和 0.34 mmHg；提示钾、钠摄入量对血压的影响在高血压患者中较血压正常者更为明显。

2. 钾摄入不足与血压升高的可能机制　肾是调节人体组织钾平衡的重要器官，人体摄入的钾 90% 经由肾脏排泄。由于早期人类食物中富含钾而缺乏钠，需要较高的尿钾排泄量与饮食摄入相匹配，因而人类肾脏倾向于保钠排钾。然而肾脏的这一离子调节特点难以适应现代饮食中的高盐低钾摄入。

当人体摄入过多的钠，并由肾脏重吸收可致机体血容量增加，参与高血压的发生。原发性高血压患者存在肾脏重吸收钠增加的现象，其表现为位于近端肾小管和髓襻升支钠转运蛋白——钠-氢交换蛋白 3（NHE3）活性增加，其由钠泵供能增加钠重吸收，同时位于远端肾小管的钠-氯协同转运蛋白和集合管上皮钠通道的激活同样导致高血压患者钠重吸收的增加。而钾的缺乏可提高钠转运蛋白 NHE3 活性，长期钾缺乏可刺激钠泵的活性并促进其表达，因此低钾摄入可通过增加肾脏钠的重吸收，参与血压升高。

钾摄入不足也可通过其对血管平滑肌组织的作用影响血压调节。研究发现，钠潴留、钾缺乏或低钾血症可抑制血管平滑肌细胞钠泵，使细胞内钠浓度增加、钾浓度降低，细胞内钠浓度增加可激活细胞膜钠-钙交换蛋白 1，促进钙进入细胞。低钾可抑制血管平滑肌细胞膜钾通道，使细胞膜去极化，激活细胞膜电压依赖性钙通道、肌质网钙通道和钠-钙交换蛋白，促进钙内流，使血管平滑肌细胞内钙浓度升高，从而导致血管平滑肌收缩，血压升高。

钠-钾平衡对于内皮依赖性血管舒张功能非常重要。钠潴留可抑制一氧化氮（NO）合成、增加血中内源性 NO 抑制剂非对称二甲基 l-精氨酸的浓度。增加食物中钾摄入可在生理范围内升高血钾，通过刺激钠泵、开放钾通道使内皮细胞超极化，使血管平滑肌细胞内钙浓度降低，导致内皮依赖性血管舒张。此外，研究发现，血浆钠和钾是维持血管内皮细胞机械刚度的主要因素。在体外培养的牛主动脉内皮细胞中，增加钠浓度可降低内皮细胞顺应性，而增加钾浓度可使内皮细胞膨胀、顺应性增加，在血流作用下更容易发生快速的形态变化，产生更多的一氧化氮。

3. 低钾摄入和高钠摄入对血压升高有协同作用　人体内钾的功能与钠密切相关。当钠摄入量增加时，增加钾摄入可缓解钠造成的血压升高，因此钠/钾摄入量比值可能是更为有价值的指标。INTERSALT 研究发现，尿钾/钠比值与血压呈显著负相关，其与血压的相关性明显优于单独应用尿钾或尿钠。美国一项在 4716 例 12～14 岁的青少年中的研究发现,钠、钾摄入量与血压无相关性,但在钠摄入量增加明显(≥7500 mg/d)、钾摄入量<700 mg/d 或钠/钾摄入比≥2.5 的被调查者中高血压的发生增加,而在高钠或低钾摄入者中 49.2% 钠/钾摄入比≥2.5,再次证实钠/钾摄入比对高血压的发生具有更好的预测价值。

4. 钾缺乏与心血管疾病 钾摄入量不仅与血压升高有关,同时也与心血管疾病的发生有着密切联系。高血压预防研究 TOHP Ⅰ 和 TOHP Ⅱ 在对 30～54 岁高血压前期人群的随访研究中进行 24 h 尿钠和尿钾的测定,发现在调整基线变量和生活方式改变后,24 h 尿钠/尿钾比值与心血管疾病(卒中、心肌梗死、冠状动脉再通治疗、心血管死亡)发生风险显著相关,提示钠/钾排泄比值升高是心血管疾病的危险因素,其对于疾病风险的预测价值明显高于尿钠或尿钾。一项荟萃分析纳入 15 个队列研究、样本量共计 247 510 人,随访 5～19 年,应用回忆法 24 h 饮食调查、食物进食频率问卷、24 h 尿钾测定对钾的摄入量进行评估。分析结果显示,每天增加钾摄入 1.64g(42 mmol)与卒中风险降低 21% 有关,冠心病和总心血管疾病风险也有所降低,提示增加膳食中钾摄入量可能降低心脑血管疾病发生,增加含钾食物的摄入量,可作为预防心血管疾病的防治措施之一。

美国第 3 次国民健康与营养调查对 1988－2006 年 12 267 例成人数据的分析结果显示,在调整其他变量后,高钠摄入与全因死亡升高相关,每增加 1 g/d 风险比(HR)为 1.20,而高钾摄入与死亡风险降低相关,每增加 1 g/d HR 为 0.8,钠/钾摄入比最高四分位与最低四分位相比,全因死亡 HR 1.46、心血管死亡 1.46、缺血性心脏病死亡 2.15,该结果不受性别、种族、体重指数、高血压、受教育程度、运动影响,提示高钠摄入和低钾摄入是心血管疾病及全因死亡的危险因素。

研究发现,当钾的摄入为 90～120 mmol/d 时对血压的影响最为明显,增加钾的摄入至 90～120 mmol/d 可降低血压 7.16/4.01 mmHg。由于机体可通过尿液将过多摄入的钾排出体外,增加食物中的钾摄入量是安全的。有研究结果显示,增加钾摄入量至 400 mmol/d,之后以 115 mmol/d 维持 1 年未发现不良反应。因此,增加食物中的钾摄入是一项成本效益极佳且安全的控制血压的公共卫生策略。在目前钠摄入量普遍超过人体所需的情况下,2012 年 WHO 颁布的《成人和儿童钾摄入量指南》建议,在限制钠盐摄入的同时增加钾摄入量,以协助成人降低血压和心血管疾病风险,以及儿童的血压控制。

二、钙与高血压

人群调查发现,高钙饮食可能使血压降低并降低高血压发生的风险。美国在 58 218 名 34～59 岁的女性护士中随访 4 年,发现每日钙摄入>800 mg 与 400 mg/d 相比高血压的发生风险可降低 22%。在 30 000 例血压正常中、老年男性(40～75 岁)中的研究发现,钙摄入量不足 250 mg/d 与≥ 400 mg/d 相比,高血压的发生增加 50%。美国 28 886 例 45 岁以上女性前瞻性队列研究同样发现膳食中钙含量与高血压发生风险呈负相关。

钙可与钠、钾、镁共同作用维持血管平滑肌细胞膜的离子稳定,参与血管舒张。当钙摄入量不足导致低钙时,可导致血管平滑肌细胞膜不稳定,当钙水平升高到理想水平时可抑制钙进入血管平滑肌细胞内,抑制血管收缩,降低血压。但目前钙参与血压降低的机制尚不清楚。

补充膳食中钙是否可降低血压并无确定结论。有荟萃分析发现高血压患者中补钙可降低收缩压 2.1 mmHg、舒张压 1.1 mmHg。高血压预防试验(TOHP)在 445 例正常血压者中进行的随机对照研究,发现补钙 1 g/d、持续 6 个月,在补钙组与对照组之间并未观察到血压存在差异。

三、镁与高血压

镁是人体内重要的矿物质元素。它是天然的钙通道阻滞药,参与钙代谢的调节,同时可与钠竞争血管平滑肌细胞上的结合位点,调节细胞内钙、钠、钾和 pH,与钾共同参与内皮依赖性血管舒张和血压下降。另外,镁是 γ 亚油酸生成的辅助因子,参与前列腺素 E 前体的生成,镁缺乏可影响前列腺素产生,导致血管收缩、血压升高。此外,镁还与胰岛素敏感性、动脉顺应性有关。

流行病学观察显示膳食中镁摄入量与血压成反比。美国一项随访研究发现镁摄入量≥300 mg/d 女性高血压发生率较摄入量<200 mg/d 女性降低 23%,高镁同时高钙摄入可降低高血压发生率 35%。但干预研究结果并不一致。一项纳入 20 个随机对照试验的荟萃分析结果显示,补充镁总体对血压的降低作用较小,镁摄入量 10~40 mmol/d、中位数 15.4 mmol/d(相当于 374 mg/d)时,收缩压仅降低 0.6 mmHg,舒张压降低 0.8 mmHg,但研究发现补充镁可能存在剂量依赖性血压降低作用,每增加 10 mmol/d,收缩压降低 4.3 mmHg,舒张压降低 2.3 mmHg。另一项荟萃分析则显示补充镁未对血压产生明显影响。由于相关研究样本量小及人群、镁补充量不同,使得无法得出一致的结论,因此,目前尚无法确认补充镁能够降低血压。

四、氯与高血压

氯是人体重要的阴离子,对于维持血渗透压和酸碱平衡起着重要作用。体内氯的水平由消化道和肾共同维持。胃分泌 HCl,氯再由肠道重吸收,肾通过重吸收肾小管氯,该过程常与钠、钾结合,有多种转运蛋白如 Na-Cl-转运蛋白(NCC)、Na-K-2Cl 协同转运蛋白(NKCC 2)等参与,目前研究发现肾的氯平衡与血管组织氯转运蛋白在血压调控中起关键作用。

早在 1904 年人们已经开始关注氯在高血压中的作用。钠摄入过多可引起血压升高,人体 85% 的钠是以氯化钠的形式被摄入的,动物研究发现氯化钠所致的血压升高,未能在其他钠盐中得到重复,摄入碳酸氢钠、磷酸钠对血压没有明显影响,提示氯化钠引起的血压升高中氯可能具有其独立作用甚至大于钠的作用。盐敏感性高血压患者中的研究发现给予氯化钠可致血压升高,枸橼酸钠组血压无升高。研究还发现钠盐摄入过多可导致与之相当的钠潴留、体重增加和肾素-血管紧张素-醛固酮系统抑制,但只有摄入过多氯化钠可引起血容量增加和血压升高。

氯参与血压升高的确切机制尚不清楚。基础研究显示肾脏氯重吸收增加可导致血压升高。在体外实验中,应用高氯灌注肾可通过激活管球平衡引起肾入球小动脉收缩、肾小球滤过率下降。动物研究发现,盐敏感大鼠 Dahl-S 在喂食氯化钠后髓襻皮质部氯、水重吸收明显增加,参与尿钠排泄的减少和血压的升高。肾致密斑细胞可感知邻近肾小管腔内氯化钠的浓度调控肾素分泌,当腔内液氯化钠浓度降低时肾素分泌增加,研究发现该感知过程由钠-钾-氯协同转运蛋白 NKCC2 介导,增加致密斑局部氯水平可抑制该过程,提示氯参与肾脏对 RAAS 的调控。

在血管方面,多种血管活性物质如去甲肾上腺素、内皮素可刺激血管平滑肌细胞发生氯外流增加,而应用氯通道拮抗药和其他阴离子替代进行的研究证实氯外流可引起血管收缩。动物实验发现降低细胞外液氯浓度可引起压力诱发的脑动脉收缩。此外,氯通道还参与血管平滑肌细胞增殖的调控。

近期研究发现皮肤间质中氯化钠的潴留可能参与血压升高,单核-巨噬细胞系统参与其中。当皮肤间质中储存氯化钠、局部张力升高时,巨噬细胞可进入皮肤局部,激活张力反应性增强子结合蛋白(TONEBP),即活化 T 细胞核因子 5(NFAT5),促进血管内皮生长因子 VEGFC 表达、局部毛细淋巴管增生,通过皮肤淋巴静脉促进多余电解质清除,当该过程被阻断时,则会导致盐敏感性高血压。而动物研究发现盐敏感动物模型存在体内和皮肤氯潴留但并无钠潴留现象,提示皮肤间质中氯潴留参与盐敏感性高血压的发生,上述研究为氯化钠参与炎症反应、血压调控提出了新思路。

综上所述,膳食中多种矿物质参与人体血压调控,关注人群中矿物质摄入量,将限制氯化钠摄入和补钾、镁、钙相结合,是良好控制人群血压的一项简单、性价比高的基础治疗措施。

参 考 文 献

[1] American College of Sports Medicine, Sawka MN, Burke LM, et al. American College of Sports Medicine position stand. Exercise and fluid replacement. Med Sci Sports Exerc, 2007, 39 (2): 377-390.

[2] Webster JL, Dunford EK, Neal BC. A systematic survey of the sodium contents of processed foods. Am J Clin Nutr, 2010, 91(2): 413-420.

[3] WHO. Diet, nutrition and the prevention of chronic disease. Report of a Joint WHO/FAO Expert Consultation. World Health Organ Tech Rep Ser, 2003: 916.

[4] Expert Group on Vitamins and Minerals. Revised review of potassium. 2002.

[5] van Mierlo LA, Greyling A, Zock PL et al. Suboptimal potassium intake and potential impact on population blood pressure. Arch Intern Med, 2010, 170(16): 1501-1502.

[6] Heyden S, Fodor JG. The potential role of potassium in blood pressure control. Bol Asoc Med P R, 1985, 77(10): 425-426.

[7] Elliott P, Dyer A, Stamler R. The INTERSALT study: results for 24 hour sodium and potassium, by age and sex. INTERSALT Co-operative Research Group. J Hum Hypertens, 1989, 3(5): 323-330.

[8] Whelton PK, He J, Cutler JA, et al. Effects of oral potassium on blood pressure. Meta-analysis of randomized controlled clinical trials. Journal of the American Medical Association, 1997, 277 (20): 1624-1632.

[9] Geleijnse JM, Kok FJ, Grobbee DE. Blood pressure response to changes in sodium and potassium intake: a metaregression analysis of randomised trials. J Hum Hypertens, 2003, 17(7): 471-480.

[10] Meneton P, Jeunemaitre X, de Wardener HE, et al. Links between dietary salt intake, renal salt handling, blood pressure, and cardiovascular diseases. Physiol Rev, 2005, 85: 679-715.

[11] Imbert-Teboul M, Doucet A, Marsy S, et al. Alterations of enzyme activities along the rat collecting tubule in potassium depletion. Am J Physiol, 1987, 253: F408-F417.

[12] Iwamoto T. Vascular Na^+/Ca^{2+} exchanger: implications for the pathogenesis and therapy of salt-dependent hypertension. Am J Physiol Regul Integr Comp Physiol, 2006, 290: R536-R545.

[13] Fujiwara N, Osanai T, Kamada T, et al. Study on the relationship between plasma nitrite and nitrate level and salt sensitivity in human hypertension: modulation of nitric oxide synthesis by salt intake. Circulation, 2000, 101: 856-861.

[14] Amberg GC, Bonev AD, Rossow CF, et al. Modulation of the molecular composition of large conductance, Ca^{2+} activated K^+ channels in vascular smooth muscle during hypertension. J Clin Invest, 2003, 112: 717-724.

[15] Büssemaker E, Hillebrand U, Hausberg M, et al. Pathogenesis of hypertension: interactions among sodium, potassium, and aldosterone. Am J Kidney Dis, 2010, 55(6): 1111-1120.

[16] Oberleithner H, Callies C, Kusche-Vihrog K, et al. Potassium softens vascular endothelium and increases nitric oxide release. Proc Natl Acad Sci USA, 2009, 106(8): 2829-2834.

[17] Intersalt Cooperative Research Group. Intersalt: an international study of electrolyte excretion and blood pressure: results for 24-hour urinary sodium and potassium excretion. BMJ, 1988, 297: 319-328.

[18] Chmielewski J, Carmody JB. Dietary sodium, dietary potassium, and systolic blood pressure in US adolescents. J Clin Hypertens (Greenwich), 2017, 19(9): 904-909.

[19] Cook NR, Obarzanek E, Cutler JA, et al. Joint effects of sodium and potassium intake on subsequent cardiovascular disease: the Trials of Hypertension Prevention follow-up study. Arch Intern Med, 2009, 169(1): 32-40.

[20] D'Elia L, Barba G, Cappuccio FP, et al. Potassium intake, stroke, and cardiovascular disease a meta-analysis of prospective studies. Journal of the American College of Cardiology, 2011, 57 (10): 1210-1219.

[21] Yang Q, Liu T, Kuklina EV, et al. Sodium and potassium intake and mortality among US adults:

prospective data from the Third National Health and Nutrition Examination Survey. Arch Intern Med,2011,171(13):1183-1191.

[22] Poorolajal J,Zeraati F,Soltanian AR,et al. Oral potassium supplementation for management of essential hypertension: A meta-analysis of randomized controlled trials. PLoS One, 2017, 12 (4): e0174967.

[23] Siani A,Strazzullo P,Giacco A,et al. Increasing the dietary potassium intake reduces the need for antihypertensive medication. Ann Intern Med, 1991,115:753-759.

[24] Guideline: Potassium intake for adults and children. Geneva, World Health Organization (WHO),2012.

[25] Suter PM,Sierro C,Vetter W. Nutritional factors in the control of blood pressure and hypertension. Nutr Clin Care,2002,5:9-19.

[26] Witteman JC,Willett WC,Stampfer MJ,et al. A prospective study of nutritional factors and hypertension among US women. Circulation, 1989, 80 (5):1320-1327.

[27] Ascherio A,Rimm EB,Giovannucci EL,et al. A prospective study of nutritional factors and hypertension among US men. Circulation,1992,86(5): 1475-1484.

[28] Wang L,Manson JE,Buring JE,et al. Dietary intake of dairyproducts,calcium,and vitamin D and the risk of hypertension in middle-aged and older women. Hypertension,2008,51:1073-1079.

[29] Resnick LM. Calcium metabolism in hypertension and allied metabolic disorders. Diabetes Care, 1991,14:505-520.

[30] Undurti DN. Nutritional factors in the pathobiology of human essential hypertension. Nutrition, 2001,17:337-346.

[31] Griffith LE,Guyatt GH,Cook RJ,et al. The influence of dietary and nondietary calcium supplementation on blood pressure: an updated meta-analysis of randomized clinical trials. Am J Hypertens, 1999,12:84-92.

[32] The Trials of Hypertension Prevention Collaborative Research Group. The effects of nonpharmacologic interventions on blood pressure of persons with high normal levels. JAMA,1992,267:1213-1220.

[33] Uzui H,Lee JD. Role of magnesium in hypertension therapy. Clin Calcium,2005,15:117-122.

[34] Das UN. Nutrients,essential fatty acids and prostaglandins interact to augment immune responses and prevent genetic damage and cancer. Nutrition, 1989,5:106-110.

[35] Bo S,Pisu E. Role ofdietary magnesium in cardiovascular disease prevention,insulin sensitivity and diabetes. Curr Opin Lipidol,2008,19:49-56.

[36] Das UN. Nutritional factors in the pathobiology of human essential hypertension. Nutrition,2001,17: 337-346.

[37] Touyz RM. Role of magnesium in the pathogenesis of hypertension. Mol Aspects Med,2003,24:107-136.

[38] Jee SH,Miller ER 3rd,Guallar E,et al. The effect of magnesium supplementation on blood pressure: a metaanalysis of randomized clinical trials. Am J Hypertens,2002,15:691-696.

[39] Mizushima S,Cuppauccio FP,Nichols R,et al. Dietarymagnesium intake and blood pressure: a qualitative overview of the observational studies. J Hum Hypertens,1998,12:447-453.

[40] Higgins H. Observations on blood pressure,chlorine retention and dechlorination,hyperacidity,and variation in the starch ration. Lancet,1908,171: 1136-1142.

[41] Berghoff RS,Geraci AS. The influence of sodium chloride on blood pressure. BMJ, 1929, 56: 395-397.

[42] Sharma AM,Schorr U,Oelkers W,et al. Effects of sodium salts on plasma renin activity and norepinephrine response to orthostasis in salt-sensitive normotensive subjects. Am J Hypertens, 1993, 6 (9):780-785.

[43] Boegehold MA,Kotchen TA. Importance of dietary chloride for salt sensitivity of blood pressure. Hypertension,1991,17(1 Suppl):I158-I161.

[44] Schmidlin O,Tanaka M,Bollen AW,et al. Chloride-dominant salt sensitivity in the stroke-prone spontaneously hypertensive rat. Hypertension, 2005,45(5):867-873.

[45] Kirchner KA. Increased loop chloride uptake precedes hypertension in Dahl salt-sensitive rats. Am J Physiol,1992,262(2 Pt 2):R263-R268.

[46] Lorenz JN,Weihprecht H,Schnermann J,et al.

Renin release from isolated juxtaglomerular apparatus depends on macula densa chloride transport. Am J Physiol,1991,260(4 Pt 2):F486-F493.

[47] Nelson MT,Conway MA,Knot HJ,et al. Chloride channel blockers inhibit myogenic tone in rat cerebral arteries. J Physiol,1997,502(Pt 2):259-264.

[48] Dai Y,Zhang JH. Manipulation of chloride flux affects histamine-induced contraction in rabbit basilar artery. Am J Physiol Heart Circ Physiol,2002, 282(4):H1427-H1436.

[49] Cheng G,Kim MJ,Jia G,et al. Involvement of chloride channels in IGF-I-induced proliferation of porcine arterial smooth muscle cells. Cardiovasc Res,2007,73(1):198-207.

[50] Wiig H,Schröder A,Neuhofer W,et al. Immune cells control skin lymphatic electrolyte homeostasis and blood pressure. J Clin Invest, 2013, 123 (7):2803-2815.

[51] Benz K,Schlote J,Daniel C,et al. Mild Salt-Sensitive Hypertension in Genetically Determined Low Nephron Number is Associated with Chloride but Not Sodium Retention. Kidney Blood Press Res, 2018,43(1):1-11.

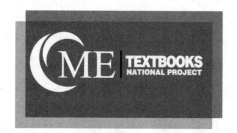

高盐摄入独立于血压外的靶器官损伤作用

第 19 章

何明俊　牟建军
西安交通大学第一附属医院

原发性高血压是一种遗传因素与环境因素相互作用所致的疾病,盐是重要的环境因素之一,并导致心血管疾病的发病与死亡。近年来,随着临床和实验室技术的深入,人们发现饮食中的盐摄入除了能引起血压升高外,亦能通过独立的、非血压依赖途径影响心血管系统。

一、高盐摄入独立于血压导致靶器官损伤

(一)高盐摄入对心脏结构和功能的影响

高盐摄入对心脏结构和功能的影响一直引起人们的关注。20 世纪 90 年代,DU Cailar 及 Schmieder 等相继报道,在正常血压的个体,左心室质量及左心室舒充盈功能与每日钠盐摄入量呈独立正相关,24 h 尿钠排泄率是高血压患者相对室壁厚度的一个独立决定因子,其作用比血压水平更强。Ferreria 等动物实验发现,用 1.3%、4% 和 8% 的盐喂养 Wistar-Kyoto(WKY)大鼠,观察高盐对心脏结构和功能的影响,在 18 周龄时行心脏超声检查,评估室间隔厚度、左心室后壁厚度和舒张末左心室内径。结果显示,使用 4%、8% 高盐喂养的 WKY 大鼠,伴随着血压明显升高,其室间隔厚度、左心室后壁厚度明显增加,左心室舒张功能显著受损;高盐组舒张末左心室内径较对照组明显增加,左心室舒张末容积的增加与心脏收缩功能减弱密切相关。同时发现,使用缬沙坦和肼屈嗪可以纠正高盐引起的血压升高,但却不能逆转心脏结构和功能的改变。说明高盐喂养 WKY 大鼠,伴随着心肌纤维化、心肌细胞肥大和心室质量的增加,而降压药物不能逆转心脏结构的改变。表明高盐能独立于血压增加心脏质量、引起心肌细胞肥大,增加心肌纤维化程度(图 19-1)。

此外,Simone 等研究发现高盐喂养可使实验性肾血管性高血压大鼠左心室质量增加,而且二者之间的关联性比血压水平的关联更为一致。有学者在 Dahl 盐敏感大鼠中发现,用高盐喂养大鼠后血压的增加可被慢性脑室内注射 Fab 片段阻断,但大鼠左心室质量的增加却未被逆转。基于上述高血压病患者和动物实验的结果表明,盐摄入量是高血压个体左心室质量的一个独立的、且比血压水平更强的决定因子,提示高盐对心脏有着独立于血压的直接损害作用。

值得注意的是,与血压相关的左心室质量增加可通过限盐而减轻。一项轻度高血压治疗研究表明,盐摄入量的减少与左心室质量之间呈显著相关。与此相似,在两肾一夹实验模型高血压大鼠中,低盐饮食可逆转心肌肥厚和特定酶改变,而血压并未有显著改变。动物实验显示,正常血压水平的大鼠心肌梗死后心肌纤维化、心肌细胞肥大呈持续进展,低盐饮食不能阻断这种进展,而高盐饮食却能促进心肌收缩力、促进胶原沉积,恶化心功能。Wangensteen 等发现低盐饮食能够降低甲状腺功

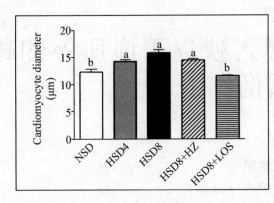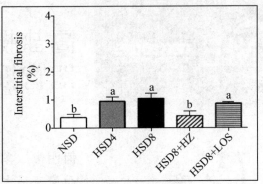

图 19-1 盐及降压药物对 WKY 大鼠左心室直径及纤维化程度的影响

注：NSD. 1.3%NaCl，HSD4. 4%NaCl，HSD8. 8% NaCl，HZ. 肼屈嗪，LOS. 氯沙坦

能亢进大鼠及对照组大鼠左心室质量。

人群和动物实验均表明，高盐摄入还对心电活动有明显影响。QT 间期离散度（QTd）是体表心电图各导联间最长间期与最短 QT 间期之差，是反映心室肌复极不均一性和电不稳定程度的指标，对预测恶性心律失常和心脏性猝死有重要价值，已广泛应用于高血压、冠心病、心律失常等心脏疾病研究和药物疗效的评价。Tzemos 等对 16 例正常血压的年轻人进行 5d 高盐饮食干预（200 mmol/d）后发现 QTd 显著增加。而 Franzoni 等发现神经性厌食患者口服补钾后校正 QTd（QTdc）明显降低。本课题组的相关研究表明，对正常血压个体进行慢性盐负荷实验，在校正血压改变、体重、年龄、性别等其他因素之后，高盐饮食能够使受试者 QT 间期离散度明显增加，而补充钾盐不仅能使升高的血压有下降趋势，还使 QT 间期离散度明显下降。高盐摄入能够直接促进心室重构、心功能恶化，损害内皮功能，心室僵硬度增加，室壁应力通过细胞膜、细胞黏附分子和细胞骨架传递到牵张激活离子通道，影响动作电位，这可能是心室复极离散度增加的原因。已有研究表明，心室肌复极的不均一性增加易形成折返活动，造成各种室性心律失常。

盐摄入量对个体的血压影响并不相同，存在盐敏感性问题，而盐对心脏结构和功能的影响也存在个体之间的盐敏感性差异。我们课题组曾对 71 例高血压患者和 23 例正常血压个体的相关研究显示，虽然基础血压水平相似，但高血压和正常血压盐敏感者的 LVM 均显著大于盐不敏感者，室间隔及左心室后壁厚度均较盐不敏感者显著增厚，盐敏感者 LVH 检出率明显高于盐不敏感者，而且其心室舒张早期与心房充盈期血流速度比 V_E/V_A 较盐不敏感者明显降低，这一结果提示血压的盐敏感性会使左心室质量进一步加重，其舒张功能损害更为显著。la sierra 等对轻、中度高血压患者的研究发现，盐敏感者与盐不敏感者的基础血压水平无差异，但盐敏感者的左心室较盐不敏感者厚，左心室质量明显偏大，LVH 检出率也高于盐不敏感者，心脏多呈向心性肥厚。动物实验也观察到，用高盐饲养 Dahl 大鼠，其中 Dahl 盐敏感鼠的左心室壁增厚，左心室质量明显增加，而盐不敏感鼠则心脏形态改变不明显。以上这些研究更加验证了盐对心脏结构和功能的影响也存在盐敏感性差异，盐敏感个体更容易发生左心室肥厚，而且舒张功能损害更为严重。

高盐摄入对心脏有着直接的损害作用。Gu 等在细胞培养实验中发现，逐渐增加心肌细胞培养液中的盐浓度，心肌细胞平均直径、细胞体积及细胞内蛋白质含量呈浓度-相关性增加，心肌细胞呈现肥大，而对心肌细胞增殖无影响，同时发现心肌细胞内蛋白质合成速度加快，而蛋白分解受抑制，这一结果表明高盐能直接促进心肌细胞蛋白合成，诱导心肌细胞肥大。高盐通过非血压依赖途径对心脏损害的具体机制目前尚不清楚，可能主要与肾素-血管紧张素-醛固酮系统（renin-angiotensin-al-dosterone system，RAAS）的调控、机体炎症反应、氧化应激、血管内皮系统调控及雌激素受体等诸多因素有关。有学者报道高盐可能通过血管内皮生长因子-C（VEGF-C）和 TonEBP 途径增强心脏淋巴管的增生介导心肌细胞肥大、心肌纤维化、左心室扩大和心功能恶化。研究发现四氢生物蝶呤(BH4)激活 PKC-ε 通路、增加 NO 水平、降低氧化应激水平,改善高盐喂养的 DHR 大鼠左心室收缩功能的损害,而对血压水平无明显影响,提示氧化应激及 NO 合成减少可能参与高盐对左心室收缩功能的影响。高盐对心脏的直接损害作用机制尚需进一步阐明。

(二)高盐摄入对肾的损害

盐是高血压重要的环境因素,流行病学调查和临床数据显示过多盐摄入与心脑血管发病密切相关。近来众多的证据显示高盐摄入可独立于血压升高之外损害肾功能,如增加尿蛋白排泄率、增加肾纤维化,其机制可能与机体炎症因子释放增加、氧化应激、内皮功能损害、血流动力学紊乱、神经内分泌激活等有关。

Hwang 等进行的人群试验表明,在血压水平没有明显变化的情况下,与正常饮食组相比,低盐饮食后人群 24 h 尿钠排泄有明显降低,对限盐组进行亚组分析后显示,24 h 尿钠水平下降>25% 的人群较 24 h 钠水平下降<25% 者相比,24 h 尿蛋白排泄率有进一步下降(图 19-2)。这提示高盐直接引起肾功能损害。本课题组的研究提示,高盐负荷使盐敏感大鼠肾髓质 TGF-β₁ mRNA 和蛋白表达水平明显升高,而 SS-13BN 大鼠肾脏髓质 TGF-β₁ 表达对盐反应迟钝,虽有升高趋势,但不如盐敏感大鼠明显,提示高盐促进盐敏感大鼠肾损伤,其可能是通过增加 TGF-β1 表达而实现的。另有研究显示,高盐饮食可以促进 Dahl 盐敏感大鼠(salt sensitivity rat,SSR)和 13-BN 大鼠间质胶原沉积,并且随着高盐饮食时间的延长,胶原沉积程度日渐加重。4 周和 8 周高盐干预后,与 SSR 正常饮食组相比,SSR 高盐组肾脏 E-cadherin(肾小管上皮标志)表达显著减少,α-SMA(间质细胞标志)表达明显增加。肾脏纤维化程度与肾小管 EMT(肾小管上皮向间质转化)的发生显著相关。这提示高盐饮食可诱导 Dahl 盐敏感大鼠肾小管上皮细胞 EMT 的发生,促进肾纤维化。

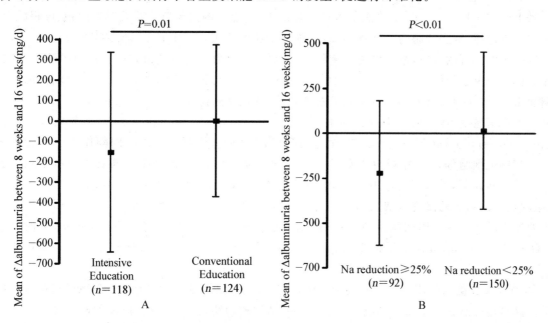

图 19-2　A. 限盐组和正常饮食盐组尿清蛋白排泄率变化;B. 严格限盐组(24 h 尿钠排泄>25%)与非严格限盐组(24 h 尿钠排泄<25%)尿清蛋白排泄率变化

高盐对肾损伤还与机体对盐的敏感性有关。有研究显示,盐敏感者在高盐负荷后其尿液中微量清蛋白的含量、肾血管阻力较盐不敏感者显著增加,而肾小球滤过率和肾血流量则明显减少,这提示高盐可能对盐敏感者肾脏损害更为严重。Chandramohan 等发现慢性盐负荷造成 Dahl 盐敏感大鼠血压升高与肾损伤,而对盐不敏感大鼠(salt resistant rat,SRR)却没有类似反应。这可能与 SSR 大鼠高盐状态下肾内 RAS 系统激活、肾素抑制不足、ROS 合成增加、抗氧化酶分泌不足,促炎和促纤维化蛋白合成增加等有关。高盐摄入可以独立于血压水平外造成靶器官损害,这可能与高盐负荷后机体氧化应激水平增加、炎症水平增加、内皮损害等机制有关,肾小球、肾小管的组织结构被破坏、纤维化等发生,引起尿蛋白排泄增加,但具体机制还需要进一步探索。

(三)高盐摄入与血管重塑

膳食钠摄入量与动脉壁病变之间的联系近年来颇受人们关注。高盐摄入在不影响血压的情况下能够使大动脉弹性及血管壁机械性能发生改变,影响动脉脉搏波传导速度,认为盐对大血管壁结构和功能产生的作用独立于血压。

1. 盐与血管内皮功能障碍　内皮是一种兼有感觉与效应细胞,作为中介器官,在感受血流压力变化、炎症信号及循环中激素水平的同时,做出调节反应,调节血管舒缩状态及细胞的生衰。血管内皮表面存在机械应力感受器。机械应力发生变化是通过细胞骨架发生串联反应,并与血管内皮周围的细胞外基质相互作用,将机械信号转变为生物信号,从而影响血管结构。当血管内皮发生损伤时,这一平衡被打乱,造成血管结构的改变,即血管重塑(remodeling)与张力的变化。内皮功能障碍以内皮依赖舒张功能障碍为代表,NO 合成与释放减少是主要原因之一。NO 在血管重塑过程中作用非常广泛,它可以抑制血小板、白细胞黏附、聚集;调节血管平滑肌生长,抑制其增生和迁移;抑制细胞外基质的生成和降解;调节基因的表达,这些均是血管重塑的必要条件。除此之外,NO 还可以作为生长因子的第二信使参与血管重塑过程。

研究显示,尽管体内自身调节可维持血浆钠浓度稳定,但高盐摄入仍可导致血浆钠离子(Na^+)浓度轻微上升($2\sim4mmol/L$),随着血浆 Na^+ 浓度的上升,血管内皮细胞数量及其表面积、体积减少,细胞骨架发生破坏,减弱细胞变形性和柔韧性,内皮细胞膜表面的 eNOS 内化、NO 合成减少。Na^+ 还能促进皮肤淋巴管的合成,增加内皮细胞硬度。此外,高盐摄入还可使血浆中一种内源性 NOS 抑制物非对称性二甲基精氨酸(ADMA)生成增多,后者与 L-精氨酸竞争结合 eNOS 使 NO 合成减少。减少钠盐摄入、增加钾盐摄入均会改善脉管系统功能,降低动脉僵硬度。

近年有报道显示,血管内皮上皮钠通道(epithelial sodium channels,ENaC)及血管内皮表面糖衣层(proteinaceous layer glycocalyx)在盐与血管内皮功能起重要作用。醛固酮作用于血管内皮 ENaC,增加内皮细胞僵硬度并减少内源性 NO 合成。血管内皮细胞内面的糖衣层含有 ENaC 和 Na^+-K^+ ATP 转移酶,糖衣层能作为屏障,结合钠离子,避免细胞内 Na^+-K^+ 失衡,糖衣层发生破坏时,细胞内皮对钠离子的渗透性增加,导致血管内皮顺应性减弱和 NO 的合成减少。与此同时,血管内皮表面糖衣层 Na^+-K^+ 比例发生改变时,细胞表面受到的切应力会增加,激活 eNOS,从而引起 NO 的合成增加。因此,醛固酮受体拮抗药和 ENaC 通道阻滞药会显著降低盐介导的内皮功能紊乱。

2. 盐与大血管重构　流行病学及大量临床研究显示,盐摄入是动脉弹性和动脉壁性质的重要影响因素。高盐还可以独立于血压影响大动脉血管壁结构和功能,损害传导动脉的僵硬度和阻力动脉的反应性,降低动脉脉搏波传导速度。有研究报道,给患单纯性收缩性高血压的老年人滴注等渗生理盐水可引起动脉壁僵硬而导致血压的显著增高,肱动脉直径缩小,对服用降压药吲达帕胺可以降低血压而没有肱动脉直径的明显变化,这说明盐的摄入对动脉紧张度和动脉壁的性质独立于血压之外。Limas 等予 SHR 大鼠 15 周 1% 高盐饮食发现,与正常盐饮食对照组相比血压无明显差异,但高盐组出现主动脉中层显著增厚。Dickinson 等选取 29 名超重的血压正常者,分为低盐组和正常盐饮食组,发现低盐饮食独立于血压改变能明显改善血管内皮细胞功能,增加血流介导的血管舒张功能

(flow-mediated dilation，FMD)。Cavka 等发现短期盐负荷(11g NaCl/d，7 d)在对血压没有明显影响的情况下,明显降低肱动脉血流并损害内皮细胞功能,并且这种改变能被力量运动所逆转。对 SHR 大鼠进行短期盐负荷试验(0.9%NaCl，14 d)发现,对血压没有产生明显影响,但通过激光-多普勒血流仪发现 SHR 大鼠脑动脉血流明显减少,脑动脉闭塞及脑梗死面积增加。这提示盐存在血压非依赖性的对大血管功能和结构的影响。

另有研究显示,盐敏感性参与盐对大血管结构和功能的影响。应用非介入性血管超声技术对年龄匹配的盐敏感受试者和盐不敏感受试者大动脉顺应性进行比较发现,盐敏感者的颈动脉、肱动脉以及股动脉的顺应性明显低于盐不敏感者。Benetos 等也发现无论是否给予高盐饮食,Dahl 盐敏感大鼠的颈动脉僵硬度均比 Dahl 盐不敏感大鼠高。高盐摄入可以通过增加 $TGF-\beta_1$ 表达,激活 RAAS 及局部炎症反应等多种途径引起大血管硬化、组织学改变及重构。

研究表明大多数内源性血管收缩物质如转化生长因子 β(TGF-β)、血小板源性生长因子(PDGF)、内皮素(ET)、碱性成纤维细胞生长因子(bFGF)、胰岛素样生长因子(IGF-1)、IL-1、IL-6、凝血酶、血栓素等能促进血管平滑肌细胞(VSMC)增殖,对血管重塑有促进作用,而大多数内源性扩血管物质如一氧化氮(NO)、前列环素(PGI_2)、硫酸肝素、心钠素、C 型利钠肽对血管重塑则有抑制作用,它们均不同程度、不同作用参与 VR 过程中,但它们在盐介导的血管重塑中的作用有待于进一步探索。

3. 盐与小血管重构　血管对缩血管物质的反应性过高导致全身小动脉痉挛是高血压病早期仅有的改变。随着病程的延长,小动脉内膜受损,出现玻璃样变;平滑肌细胞肥厚、增生、功能障碍;细胞间质成分,包括胶原、弹性硬蛋白、酸性黏多糖等沉积增加等导致管壁增厚、硬化、管腔变窄。高盐介导的小血管重构可能与内皮素 ET-1mRNA 表达过度、交感神经激活引起神经递质转运障碍,胰岛素抵抗等多种原因有关。

胰岛素可促进蛋白质合成代谢,刺激细胞对氨基酸的吸收并通过激活转录和转运过程,增加结构蛋白和功能蛋白的合成。体外细胞实验证明,胰岛素能增强有丝分裂因子活性,促进血管平滑肌细胞的生长。胰岛素还可以增加动脉内膜的厚度,刺激血管平滑肌细胞从中层穿过弹性纤维层进入内膜下间隙,造成血管壁增厚,血管僵硬度增加,阻力增加。高盐膳食对盐敏感者可引起高胰岛素血症及血压的升高。Sharma 等对有高血压家族史血压正常的年轻个体进行慢性盐负荷试验的同时观察口服葡萄糖后的血胰岛素变化和血压变化,结果发现:①盐敏感者与盐不敏感者相比有更高的空腹血胰岛素及口服葡萄糖后更高的高胰岛素血症。②盐敏感者的血糖及血胰岛素在高盐期比盐不敏感者高,而在低盐饮食期则没有明显区别。③盐敏感者血压在高盐期和低盐期的变化与血糖和血胰岛素变化一致。该试验提示,高盐的摄入对盐敏感者的高血糖和高胰岛素血症在高血压发生之前就已经存在,而高盐摄入对盐敏感者胰岛素水平有明显影响(图 19-3)。

(四)高盐摄入对后代心血管系统功能的影响

研究证明,母代在围生期高盐饮食对子代血压、心血管系统功能将产生明显影响,且该种影响仅局限在雄性子代,而对雌性子代的影响尚未得出一致的结果。有研究发现,围生期高盐饮食对子代动脉血压盐敏感性具有程控作用,并具有显著的性别差异,其机制可能与子代肾素-血管紧张素-醛固酮系统功能异常及应激反应性变化有关。研究证实,妊娠期高盐饮食可使雄性成年子代肠系膜动脉对 Ang Ⅱ 引起的收缩更加敏感,且该改变与 Ang Ⅱ 通过 AT1 受体介导的血管平滑肌细胞的全钾电流抑制程度加深有关。妊娠期高盐饮食可能通过影响成年雄性子代微血管功能,增加高血压等血管疾病的发生风险。Piecha 等采取使用低盐和高盐喂养妊娠的 SD 大鼠,来观察母代高盐饮食对子代心血管系统的影响。研究发现母代高盐饮食对子代心血管系统存在重大影响,高盐喂养母鼠的子代动脉硬化的发生率及程度均较对照组明显升高;子代动脉壁厚度,血管壁纤维化程度增加,平滑肌细

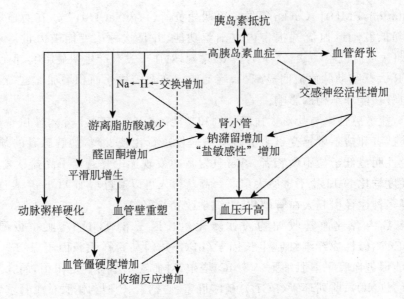

图 19-3　胰岛素抵抗与高血压及小血管重塑的关系

胞增殖更加活跃;妊娠期高盐饮食还能增加子代尿微量清蛋白排泄率;以上变化均独立于血压水平,且不能被子代盐摄入的改变而纠正。

　　围生期高盐饮食影响子代心血管系统功能的可与母代高盐饮食使子代氧化应激水平增加、内皮功能损害及 RAAS 系统激活等多种因素有关。母代高盐饮食与目前正常盐饮食相比,母代高盐饮食子代体内促肾上腺皮质激素释放激素(CRH)和皮质醇水平均较低,提示其对高盐饮食的应激反应性较低,而其与盐敏感性变化的关系和机制还有待于进一步阐明(表 19-1,图 19-4)。

表 19-1　子代血压、心脏质量、生化和尿液分析

Group	Heart weight (g)	Heart/body weight (g/kg)	Serum sodium (mmol/L)	Serum potassium (mmol/L)	Plasma ADMA (μmol/L)	Plasma MBG (nmol/L)	Urinary sodium excretion (mmol/24 h)	Urinary albumin excretion (mg/24 h)
LL($n=10$)	1.72±0.17	3.8±0.3	141±3	3.9±0.2	0.64±0.13	0.29±0.15	0.6±0.3	0.62±0.29
LH($n=10$)	1.77±0.24	4.3±0.5*	138±2	4.2±0.4	0.77±0.10*	0.34±0.09	22.1±8.5*	3.21±1.21*
HH($n=10$)	1.85±0.18[†]	4.5±0.4*	140±3	4.0±0.6	0.82±0.16	0.62±0.32[†]	17.2±6.7*	4.73±1.75*,[†]
HL($n=10$)	1.89±0.24[†]	4.2±0.3[†]	140±2	4.0±0.3	0.77±0.09[†]	0.55±0.16[†]	1.1±0.6	2.04±0.66[†]
2-way ANOVA								
PreW	$P<0.01$	$P<0.005$	$P=$NS	$P=$NS	$P<0.05$	$P<0.01$	$P=$NS	$P<0.001$
PostW	$P=$NS	$P<0.001$	$P=$NS	$P=$NS	$P<0.05$	$P<0.001$	$P<0.001$	$P<0.001$
PreW×PostW	$P=$NS	$P=$NS	$P=$NS	$P=$NS	$P=$NS	$P=$NS	$P<0.05$	$P=$NS

　　注 LHL. 母代高盐饮食,子代低盐饮食;LH. 母代低盐饮食,子代高盐饮食;HH. 母代与子代均为高盐饮食;LL. 母代与子代均为低盐饮食。* $P<0.05$ LH versus LL and HH versus HL.;[†]$P<0.05$ HH versus LH and HL versus LL.

　　综上所述,围生期高盐饮食可程控子代动脉血压的盐敏感性,这种风险主要表现在雄性子代,这种变化最主要的机制可能为 RAAS 系统发育异常及与应激反应有关,其程控机制及预防策略仍需要进一步阐明。

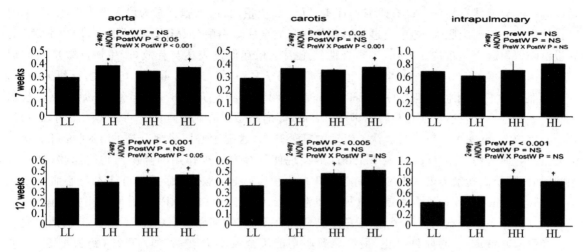

图 19-4　7 周和 12 周时子代主动脉、冠状动脉、肺动脉血管面积与管腔面积比值

注：HL. 母代高盐饮食，子代低盐饮食；LH. 母代低盐饮食，子代高盐饮食；HH. 母代与子代均为高盐饮食；LL. 母代与子代均为低盐饮食；

* $P<0.05$ LH versus LL and HH versus HL；† $P<0.05$ HH versus LH and HL versus LL

二、高盐摄入独立于血压导致靶器官损害机制

高盐摄入可独立于血压直接造成心、脑、肾、血管等靶器官损害，导致心血管疾病。其机制尚未完全阐明，可能涉及 RAAS 与交感激活、炎症、氧化应激及内皮损伤等多种机制。

(一)高盐摄入与 RAAS 激活、炎症

Ferreria 及 Le 等报道，高盐饮食可上调 WKY 大鼠、卒中易发大鼠心肌组织血管紧张素转换酶（angiotensin-converting enzyme，ACE）、血管紧张素受体（angiotensin Ⅱ receptor 1，AT1）mRNA 水平，而使用 AT1 抑制药可使盐介导的心肌细胞肥大减轻，故推测肾素-血管紧张素系统（RAAS）可能介导高盐对心脏的损害。一般认为，高盐饮食时循环血中 RAAS 受到抑制，但心脏局部 Ang Ⅱ 表达增强、醛固酮浓度增高，促使心脏发生重构。Schmieder 等研究发现，盐摄入量大致相等的高血压病患者当中，血浆血管紧张素Ⅱ浓度较高者与较低者相比，浓度较高者左心室质量亦较大。因此，认为一些个体在高盐饮食下出现血管紧张素Ⅱ的合成下调受损，血管紧张素Ⅱ持续呈高水平状态，可能是引起左心室肥厚的主要机制。

RAAS 激活可造成血管内皮功能受损、促进血管重塑。研究发现，局部血管紧张素转换酶的表达及活性升高明显，可诱导血管局部生长因子的自分泌增加，促进 VSMC 的增长及迁移。Ang Ⅱ 可以导致内皮细胞功能障碍激活 NF-κB，刺激血管细胞黏附分子的表达和 IL-6、TNF-α 等炎症因子释放，造成血管的炎症反应，参与血管重构。Ang Ⅱ 刺激 SMC 合成和释放基质金属蛋白酶；Ang Ⅱ 通过 AT1 来激活 ERK1/2 和 P38MAP 激酶，进一步促进 SMC 的胶原合成和增殖；Ang Ⅱ 还可促进 VSCM 产生自由基，使内皮细胞合成的 NO 迅速灭活，从而削弱其抑制血管重构的作用。Hodge 等对 SHR 大鼠进行 4 周高盐饮食发现，大鼠体内肾素、醛固酮水平及血管紧张素转换酶活性均受抑制，但体内 Ang Ⅱ 却异常升高，提出盐可能激活体内其他非 RAS 通路的 Ang Ⅱ 生成途径，如组织蛋白酶 D、胃蛋白酶途径。

近来研究报道，高盐饮食能够促进机体一些炎症介质的激活与分泌，这些炎症反应又通过多种

机制促进心脏等靶器官损伤。已有研究均证实，以 C 反应蛋白、白细胞介素为代表的炎症因子，不但可以直接引起心肌细胞肥大，还可通过基因调节使基质金属蛋白酶(MMPs)的量增加，加快 ECM 的胶原蛋白降解引起心室重构。另外，各种炎性细胞因子相互促进表达与释放，产生协同效应共同促进心室重构的发展。TNF-α 是机体内最重要的炎症因子之一，与心血管重塑密切相关，有研究表明，TNF-α 可促进血管平滑肌细胞由 G_1 期向 S 期转化，调节白细胞介素-1(IL-1)分泌，促进原癌基因(c-sis、c-mys、c-fos)表达及活化核转录因子 NF-κB 等通路参与心血管重构。动物实验表明，高盐饮食后左心室内 TNF-α 水平较正常盐饮食组动物显著升高，这提示心肌局部升高的 TNF-α 可能参与实验大鼠的心肌重构。Rodrigues 及 Ferreria 等发现使用具有抗炎作用的降压药物肼屈嗪，在降低血压的同时，可使高盐喂养的 WKY 大鼠心肌纤维化程度减轻，提示炎症反应可能参与心肌纤维化过程。动物实验表明，高盐饮食大鼠 24h 尿钠排泄量与 C 反应蛋白(CRP)水平呈正相关，且与心室重构有关。近年多种新型炎症因子，如磺酰基转移酶(ST-2)、心肌营养素(CT-1)、B 型前脑钠肽通过多种途径引起心室重构、心肌纤维化，最终导致心功能不全及心力衰竭，如 ST-2L(跨模型 ST-2 蛋白)与 IL-33 共同组成 ST-2L/IL-33 信号通路，调节心肌细胞肥大和心肌纤维化，抑制心室重构，而 ST-2(分泌型 ST-2 蛋白)作为分泌性诱饵受体，可阻断该信号通路的心脏保护作用，加速心肌细胞肥大，加速心肌纤维化，最终导致心肌纤维化和心力衰竭。CT-1 是 IL-6 基因超家族成员，由心肌细胞和成纤维细胞在机械压力和血管紧张素 II 等神经体液因子的刺激下产生，进而激活并可导致心肌细胞生长和功能障碍的各种信号通路，在有心室重构的高血压患者中明显高于无心室重构的高血压患者，伴有心力衰竭的高血压患者又明显高于无心力衰竭的高血压患者。但高盐摄入与新型炎症因子水平的相关关系及与心室重构之间的作用仍需进一步的研究探索。

炎症在高盐摄入对肾的损害中亦发挥重要作用。炎症可能参与肾小球基底膜的破坏和血清清蛋白的流失，引起尿蛋白排泄率增加。横断面观察发现，24h 尿钠排泄较高者体内炎症因子(CRP)水平较低、中度排泄者升高，尿蛋白排泄率亦升高。Yilmaz 等选取 224 名高血压患者，根据 24h 尿钠排泄分为低盐摄入组、中盐摄入组及高盐摄入组，三组人群具有类似的人口学特征及血压水平，但分析发现，尽管高盐摄入组血压控制水平与低、中等盐摄入组类似，但在矫正年龄、性别、体质指数(BMI)和血脂水平后，高盐摄入组血清 C 反应蛋白(CRP)水平却较低、中等盐摄入组显著升高(图 19-5)。

(二)盐摄入与 TGF-β、内皮素

转化生长因子 β(TGF-β)是一种多功能多肽类生长因子，在免疫调节、创伤修复、胚胎发育、细胞凋亡及造血调控等方面具有不同的功能，其对血管平滑肌细胞增殖、成纤维细胞增生、细胞外基质沉积以及介导心血管疾病的发生有重要作用。Li 等于 1999 年首次证明高血压患者血清 $TGF\beta_1$ 浓度与血压水平呈正相关。随着研究的深入，证明 $TGF\beta_1$ 影响血压及血管损伤的机制可能涉及：① $TGF\beta_1$ 能刺激内皮细胞和血管平滑肌细胞中内皮素(ET-1)的 mRNA 表达，促进血管收缩和 VSMC 增殖。② $TGF\beta_1$ 能刺激肾小球旁细胞释放肾素，增强 RAAS 活性。③ $TGF\beta_1$ 能直接刺激并诱导 VSMC 肥大、成纤维细胞增生和成纤维细胞向肌成纤维细胞转化，使受损的血管重塑、管腔狭窄。④ $TGF\beta_1$ 直接刺激细胞基质合成，减少其降解。

研究表明，$TGF\beta_1$ 在盐介导的血管重塑中发挥重要作用。Henry 等在 SHR 大鼠与 WKY 大鼠中发现，高盐干预 8 周可使大鼠左心室、肾小球、肾小管及心肌内动脉广泛纤维化并伴有肾 TGF-β_1 的过量表达，且这些改变与血压无关。实验研究发现，DOCA 大鼠和 Dahl 盐敏感大鼠主动脉中 $TGF\beta_1$ 的 mRNA 表达水平增加。Dahly 等给予高盐饮食的 Dahl 盐敏感大鼠抗 $TGF\beta_1$ 治疗后，其主动脉纤维化程度明显减轻。YING 等研究表明，高盐可通过非血压依赖途径增加 TGF-β_1 表达，可能是通过激活 PYK2 与 C-SRC 组成的复合体实现的。也有研究认为，$TGF\beta_1$ 的增加是高盐介导的

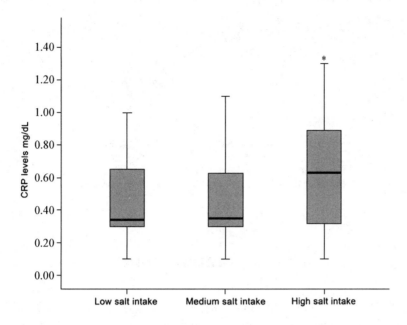

图 19-5　盐摄入量与血清 C 反应蛋白水平之间的关系

内皮功能失调的结果。NO 是 TGFβ₁ 生成的负性调节因子，高盐使内皮生成 NO 减少，进而导致 TGFβ₁ 生成增加（图 19-6、图 19-7）。

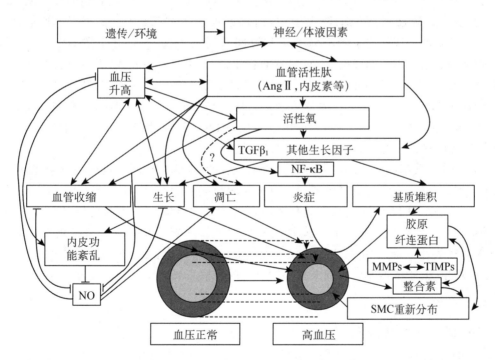

图 19-6　动脉壁结构重塑的病理生理机制

注：MMP. 间质金属蛋白酶；TIMP. 金属蛋白酶组织抑制药；SMC. 平滑肌细胞

国内有学者采用高盐（1％NaCl）和正常盐（0.2％NaCl）喂养 DHR 大鼠，发现高盐喂养者 24 h 尿蛋白排泄率明显增加，并伴随肾病理组织学改变，包括肾小管扩张与肥厚、肾小管中蛋白管型增多、肾小球纤维样增生硬化、间质细胞的浸润及小动脉壁增厚、肾小球和肾间质毛细血管密度明显降

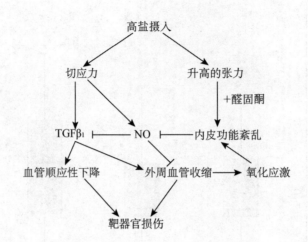

图 19-7　高盐与血管重塑及靶器官损害

低等。高盐组大鼠肾脏组织中 TGFβ₁ 和 Smad7 蛋白（Smad 蛋白是 TGF-β 家族信号从受体到核的细胞内转导分子，是 TGF-β 家族诱导的转录反应的调节物。其中 Smad7 蛋白是 TGFβ₁ 细胞内信号转导的负调控蛋白，主要表达于肾小球和皮质肾小管上皮细胞内）表达明显增高。有学者等对 DHR 大鼠进行高盐饮食，然后将实验动物分为安慰剂组、氨氯地平治疗组及波生坦治疗组，实验发现两组 DHR 大鼠与安慰剂组比较，血压有明显降低。与安慰剂组及氨氯地平实验组相比，波生坦组实验动物的尿蛋白、肾纤维化改变程度均较轻，安慰剂组肾中 TGFβ1 和 Smad7 的表达明显上调，而波生坦能显著抑制其表达。故推测，在 DHR 模型中，内皮素可能通过 ET-TGFβ₁-ECM 轴介导肾损害。ET-TGFβ₁-ECM 轴的上调促进了肾小球硬化和肾间质纤维化，并导致其下游 Smad7 分子表达上调，而波生坦能通过阻断 ET-TGFβ₁-ECM 轴或直接下调 TGFβ₁ 和 Smad7 表达改善肾病变。Feron 等报道，高盐喂养的卒中易发高血压大鼠，大鼠心脏内皮素-1（endothelin-1，ET-1）基因转录水平的表达增加，而血压未有改变，提示内皮系统可能与高盐的非血压依赖性心脏损害有关。笔者在人群、动物和细胞研究显示，高盐独立于血压作用之外通过 PRMT/ADMA/DDAH 通路抑制内皮细胞 NO 合成，导致盐敏感者内皮功能紊乱。

内皮素是血管内皮细胞分泌的一种强有力收缩血管的 21 肽。有研究报道内皮素能使培养的血管平滑肌细胞增殖，能促进平滑肌细胞 C-fos 和 c-myc 原癌基因表达，增加 DNA 合成，促进血管平滑肌细胞肥大。内皮素的一个重要功能是促进有丝分裂及血管紧张素 Ⅰ 向血管紧张素 Ⅱ 转化和肾素醛固酮的释放。又有研究发现，SHR 大鼠饲以醋酸去氧皮质酮及盐时血管壁极度增厚，内皮素 ET-1mRNA 过度表达。单纯 SHR 大鼠并没有血管壁的极度增厚，可见盐对内皮素的表达及在血管壁平滑肌细胞增生、血管壁增厚中起到重要作用。同时醋酸去氧皮质酮型高血压大鼠尾动脉中酸性黏多糖的含量增加。

（三）高盐摄入与氧化应激

氧化应激（oxidative stress）是指机体或细胞内氧自由基的产生与清除失衡，导致活性氧（reactive oxygen species，ROS）和活性氮（reactive nitrogen species，RNS）在体内或细胞内蓄积而引起的氧化损伤过程。有研究者动物实验显示，高盐通过多种机制诱发机体氧化应激水平增加。而机体氧化应激水平与尿蛋白排泄密切相关。本课题组的研究发现，高盐可以诱导 Dahl 盐敏感大鼠肾氧化应激水平明显升高，肾小管上皮向间质转化（EMT），促进肾纤维化。Suzuki 等发现血清抗氧化剂类胡萝卜素水平与尿蛋白排泄率呈负相关。8-OHDG 检测可以评估体内氧化损伤和修复的程度，氧化应激与 DNA 损伤的相互关系,也可以用来评价抗氧化剂治疗 DNA 氧化损伤的效果。Imaizumi 等的观察性研究显示,24 h 尿钠排泄率与血清 8-羟基脱氧鸟苷(8-OHDG)呈线性关系,并伴随尿蛋白排泄率的升高(图 19-8)。

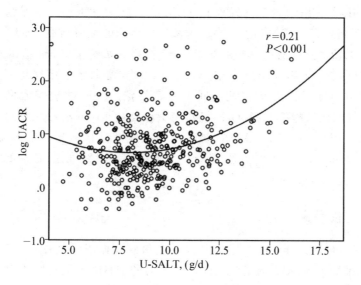

图 19-8　24U-SALT 与 log UACR 呈线性关系

24U-SALT. 24 h 尿钠排泄率;UACR. 尿清蛋白/肌酐比值

(四)盐与交感神经

盐的摄入量增加是导致交感神经活性增加的重要环境因素之一。盐对交感神经系统的影响涉及与其活动有关的感受器、传入神经、神经中枢、传出神经和效应器等各部分。有研究表明,高盐摄入可以诱导血浆儿茶酚胺含量增加,从而导致血压升高,肾上腺素能神经末梢对去甲肾上腺素的重摄取依赖于钠泵即 Na^+-K^+-ATP 酶的作用。钠泵将突出前膜内的 Na^+ 主动转运到突触间隙而形成 Na^+ 跨膜浓度梯度是去甲肾上腺素重摄取入神经末梢的先决条件。此时去甲肾上腺素与 Na^+ 协同跨膜转运进入神经末梢,从而实现神经递质的重摄取。研究显示,在盐敏感者和大部分原发性高血压患者中一种内源性钠泵抑制药——内源性洋地黄物哇巴因紊乱。当高盐摄入时,体内哇巴因水平升高,抑制 Na^+-K^+-ATP 酶活性,影响细胞膜离子转运障碍,交感神经活性增加,进一步使血管收缩、血管壁肥厚。实验发现,给予高盐饮食后,盐敏感大鼠和 SHR 大鼠下丘脑前区去甲肾上腺素转运明显降低,而盐不敏感大鼠和 WKY 大鼠在高盐饮食后,该区去甲肾上腺素周转并不发生变化。因此有学者提出,在盐不敏感大鼠和 WKY 大鼠来自延髓血管运动中枢的投射(递质为去甲肾上腺素)可以兴奋下丘脑前区,后者进而抑制下丘脑加压区(下丘脑外侧区和下丘脑后区)及中脑导水管周围区的活动,从而交感神经传出冲动减少。而盐敏感大鼠和 SHR 大鼠高盐饮食使下丘脑前区去甲肾上腺素释放减少,下丘脑对下丘脑加压区的抑制作用减弱,使交感神经活性增强。因此,盐介导的交感神经激活在高盐摄入引起的非血压依赖的靶器官损伤中起到重要作用。

(五)高盐摄入与 MicroRNA

miRNA 是一类非编码、内源性的小 RNA,虽说其在生物学领域相对较新,研究不够深入,但有足够的证据证实其在心室重构及心力衰竭中发挥着重要的基因调节功能。Divakaran 认为 miRNA 主要通过以下过程参与心室重构:①调控心肌细胞肥厚。②调节细胞外基质(extracellular matrix,

ECM)的合成与降解。③激活 RAAS,促进神经内分泌系统激活。④有可能参与细胞的程序性死亡。研究发现,microRNA133 基因敲除小鼠出现明显的心肌纤维化和心肌细胞凋亡;对胸主动脉缩窄术诱导 C57816 小鼠心肌肥厚及肾素依赖性高血压诱导大鼠心肌肥厚的两个动物模型和主动脉瓣狭窄患者心肌组织进行 miRNA 相关研究,均发现 microRNA133a 表达下调。本课题组进行的相关研究提示,高盐可能通过下调心肌 miRNA133a 的表达参与高血压心肌纤维化,并且纤维化的发生发展可能与实验动物自身的盐敏感性有关。与低盐组相比,在高盐负荷下,Dahl 盐敏感大鼠心肌细胞左心室质量指数(LVWI)、心肌组织胶原蛋白Ⅰ(collagen Ⅰ)与心肌组织结缔组织生长因子(CTGF)表达量均较低盐组明显增加,而 SD 大鼠两组间无明显差异。Dahl 盐敏感大鼠和 SD 大鼠高盐组 microRNA133a 表达量均比低盐组下调,Dahl 盐敏感大鼠高盐组 microRNA133a 表达量较 SD 大鼠高盐组下降更为显著。因此,microRNA133a 被认为与高盐及高血压靶器官的亚临床损害密切相关,高盐饮食可以诱导 microRNA133a 表达的下降,从而引起心肌纤维化、心室重构乃至心力衰竭等靶器官损害。

(六)高盐摄入与性激素

Gürgen 等发现高盐可以诱导 DHR 大鼠(DOCA 盐敏感高血压大鼠)左心室肥大、心肌纤维化,但这种现象仅出现在雄性大鼠;敲除雌激素受体 β(ERβ)的 DHR 大鼠与野生型 DHR 大鼠比较发现,ERβ 敲除大鼠的左心室肥大、心肌纤维化程度较野生型大鼠相比最为明显。这提示 ERβ 受体在高盐诱导心室重构、心功能不全可能起到重要的保护作用。

有众多的研究证实,高血压发病的围生期程控机制与 RAAS 的作用有关,母代高盐饮食激活子代 RAAS 系统活性,并且不能被高盐摄入所抑制,增加子代体内 AngⅡ 和醛固酮浓度,增加子代的盐敏感性,使子代对高盐摄入更加敏感,并且通过影响血压的反射性调控、肾脏的发育和功能等机制影响血压水平。母代高盐饮食对子代的盐敏感性和血压调控存在性别差异,有研究提示雌性激素对 RAAS 发育存在调控作用,并可防止 AngⅡ 依赖的高血压发生。

总之,大量研究证实高盐摄入可升高血压,并导致心肌梗死、左心室肥大,慢性肾脏病及血管功能障碍等靶器官损伤,而高盐摄入还可独立于血压之外导致心、肾和血管等靶器官损伤。深入研究高盐产生独立于血压之外的靶器官损伤及其机制,对于高血压的防治具有重要意义。

参 考 文 献

[1] Beil AH,Schmieder RE. Salt intake as a determinant of cardiac hypertrophy. Blood Press Suppl,1995,2:30-34.

[2] Du CG,Ribstein J,Daures JP,et al. Sodium and left ventricular mass in untreated hypertensive and normotensive subjects. Am J Physiol,1992,263(1 Pt 2):H177-H181.

[3] Ferreira DN,Katayama IA,Oliveira IB,et al. Salt-induced cardiac hypertrophy and interstitial fibrosis are due to a blood pressure-independent mechanism in Wistar rats. J Nutr,2010,140(10):1742-1751.

[4] Neaton JD,Grimm RJ,Prineas RJ,et al. Treatment of Mild Hypertension Study. Final Results.

Treatment of Mild Hypertension Study Research Group. JAMA,1993,270(6):713-724.

[5] Wangensteen R,Rodriguez-Gomez I,Perez-Abud R,et al. Dietary salt restriction in hyperthyroid rats. Differential influence on left and right ventricular mass. Exp Biol Med (Maywood),2015,240(1):113-120.

[6] He Mingjun,Mu Jianjun,Liu Fuqiang,et al. Effects of high salt intake and potassium supplementation on QT interval dispersion in normotensive healthy subjects. Intern Med,2015,54:295-301.

[7] de la Sierra A,Lluch MM,Pare JC,et al. Increased left ventricular mass in salt-sensitive hypertensive patients. J Hum Hypertens,1996,10(12):795-

799.

[8] Gu JW,Anand V,Shek EW,et al. Sodium induces hypertrophy of cultured myocardial myoblasts and vascular smooth muscle cells. Hypertension,1998, 31(5):1083-1087.

[9] Yang GH,Zhou X,Ji WJ,et al. VEGF-C-mediated cardiac lymphangiogenesis in high salt intake accelerated progression of left ventricular remodeling in spontaneously hypertensive rats. Clin Exp Hypertens,2017,39(8):740-747.

[10] Hwang JH,Chin HJ,Kim S,et al. Effects of intensive low-salt diet education on albuminuria among nondiabetic patients with hypertension treated with olmesartan: a single-blinded randomized, controlled trial. Clin J Am Soc Nephrol,2014,9 (12):2059-2069.

[11] 徐海霞,白晓军,牟建军,等. 钠钾干预对 Dahl 盐敏感大鼠肾髓质 TGF-β1 表达及纤维化的影响. 西安交通大学学报(医学版),2014,35(2):157-162.

[12] 汪洋,牟建军,褚超,等. 高盐饮食对 Dahl 盐敏感大鼠肾小管上皮向间质转化和肾脏纤维化的影响. 中国病理生理杂志,2016,32(8):1524-1525.

[13] Chandramohan G,Bai Y,Norris K,et al. Effects of dietary salt on intrarenal angiotensin system,NAD (P)H oxidase,COX-2,MCP-1 and PAI-1 expressions and NF-kappaB activity in salt-sensitive and-resistant rat kidneys. Am J Nephrol,2008,28(1): 158-167.

[14] Nijst P,Verbrugge FH,Grieten L,et al. The pathophysiological role of interstitial sodium in heart failure. J Am Coll Cardiol,2015,65(4):378-388.

[15] Dickinson KM,Keogh JB,Clifton PM. Effects of a low-salt diet on flow-mediated dilatation in humans. Am J Clin Nutr,2009,89(2):485-490.

[16] Matthews EL,Brian MS,Ramick MG,et al. High dietary sodium reduces brachial artery flow-mediated dilation in humans with salt-sensitive and salt-resistant blood pressure. J Appl Physiol (1985), 2015,118(12):1510-1515.

[17] Benetos A,Xiao YY,Cuche JL,et al. Arterial effects of salt restriction in hypertensive patients. A 9-week,randomized,double-blind,crossover study. J Hypertens,1992,10(4):355-360.

[18] Fujita T. Insulin resistance and salt-sensitive hy-

pertension in metabolic syndrome. Nephrol Dial Transplant,2007,22(11):3102-3107.

[19] 吕波,闫剑群,刘健. 围产期高盐饮食程控雄性子代大鼠动脉血压盐敏感性. 南方医科大学学报, 2011,31(10):1663-1668.

[20] Piecha G,Koleganova N,Ritz E,et al. High salt intake causes adverse fetal programming-vascular effects beyond blood pressure. Nephrol Dial Transplant,2012,27(9):3464-3476.

[21] Le Corvoisier P,Adamy C,Sambin L,et al. The cardiac renin-angiotensin system is responsible for high-salt diet-induced left ventricular hypertrophy in mice. Eur J Heart Fail,2010,12(11):1171-1178.

[22] Schmieder RE,Langenfeld MR,Friedrich A,et al. Angiotensin Ⅱ related to sodium excretion modulates left ventricular structure in human essential hypertension. Circulation,1996,94(6):1304-1309.

[23] Intengan HD,Schiffrin EL. Structure and mechanical properties of resistance arteries in hypertension: role of adhesion molecules and extracellular matrix determinants. Hypertension,2000,36(3): 312-318.

[24] 石耿辉,商黔惠,王晓春. 高盐饮食对 Wistar 大鼠血压和心脏结构功能的影响. 中国老年学杂志, 2017,37(19):4762-4764.

[25] Rodrigues SF,de Oliveira MA,Dos SR,et al. Hydralazine reduces leukocyte migration through different mechanisms in spontaneously hypertensive and normotensive rats. Eur J Pharmacol, 2008,589(1-3):206-214.

[26] Tian N,Gu JW,Jordan S,et al. Immune suppression prevents renal damage and dysfunction and reduces arterial pressure in salt-sensitive hypertension. Am J Physiol Heart Circ Physiol,2007, 292(2):H1018-H1025.

[27] Franco M,Martinez F,Rodriguez-Iturbe B,et al. Angiotensin Ⅱ,interstitial inflammation,and the pathogenesis of salt-sensitive hypertension. Am J Physiol Renal Physiol,2006,291(6):F1281-F1287.

[28] Sanders PW. Effect of salt intake on progression of chronic kidney disease. Curr Opin Nephrol Hypertens,2006,15(1):54-60.

[29] Yilmaz R,Akoglu H,Altun B,et al. Dietary salt intake is related to inflammation and albuminuria

in primary hypertensive patients. Eur J Clin Nutr, 2012,66(11):1214-1218.

[30] Ying WZ, Aaron K, Sanders PW. Mechanism of dietary salt-mediated increase in intravascular production of TGF-beta1. Am J Physiol Renal Physiol,2008,295(2):F406-F414.

[31] Feron O, Salomone S, Godfraind T. Influence of salt loading on the cardiac and renal preproendothelin-1 mRNA expression in stroke-prone spontaneously hypertensive rats. Biochem Biophys Res Commun,1995,209(1):161-166.

[32] Cao Yu, Mu Jianjun, Fang Yuan, et al. Impact of high salt independent of blood pressure on PRMT/ADMA/DDAH pathway in the aorta of Dahl salt-sensitive rats. Int J Mol Sci, 2013, 14: 8062-8072.

[33] Lenda DM, Boegehold MA. Effect of a high salt diet on microvascular antioxidant enzymes. J Vasc Res,2002,39(1):41-50.

[34] Lenda DM, Sauls BA, Boegehold MA. Reactive oxygen species may contribute to reduced endothelium-dependent dilation in rats fed high salt. Am J Physiol Heart Circ Physiol, 2000, 279 (1): H7-H14.

[35] Imaizumi Y, Eguchi K, Murakami T, et al. High salt intake is independently associated with hypertensive target organ damage. J Clin Hypertens (Greenwich),2016,18(4):315-321.

[36] Divakaran V, Mann DL. The emerging role of microRNAs in cardiac remodeling and heart failure. Circ Res,2008,103(10):1072-1083.

[37] 张婕,王静,牟建军,等.高盐干预对盐敏感高血压大鼠心脏 microRNA133a 表达及纤维化的影响. 西安交通大学学报(医学版),2016,37(3):363-366,371.

[38] Gurgen D, Hegner B, Kusch A, et al. Estrogen receptor-beta signals left ventricular hypertrophy sex differences in normotensive deoxycorticosterone acetate-salt mice. Hypertension,2011,57(3): 648-654.

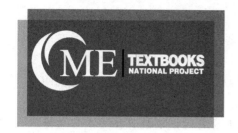

高盐对妊娠女性及子代的影响

杨　宁　李玉明
武警后勤学院附属医院

第 *20* 章

高血压是心血管疾病最重要的危险因素之一。盐作为高血压的重要环境因素,应引起国家、社会、个体的高度重视。我国是高盐摄入大国,居民平均摄盐量约为 12 g/d,高于欧美国家平均水平 3～4 g。尤其是北方地区,盐摄入量远远高于 WHO 推荐(5g/d)。20 世纪 80 年代进行的 INTER-SALT 研究,纳入了 32 个国家 52 个中心的 10 079 例观察对象。在 52 个中心中,我国天津地区摄盐量居首位,为 14.4 g/d。全民减盐是推动我国高血压防治进程的重要策略,关乎全民族的心血管健康。其中,一些特殊时期,尤其是妊娠期和生命早期的减盐,会对母子两代远期的心血管健康产生深远影响。

一、妊娠期高盐增加女性心血管疾病风险

妊娠期心血管疾病风险暴露是指女性在妊娠期间暴露于妊娠期高血压疾病、妊娠期糖尿病、高盐、肥胖、脂代谢紊乱、甲状腺功能减低、营养不良及叶酸缺乏等一系列可导致母子两代远期心血管疾病风险升高的疾病或不良状态。部分妊娠期紊乱状态在分娩之后可恢复正常水平,不易引起重视。然而,"夫风生于地,起于青萍之末",正是妊娠期这些容易被大家忽视的细微之处,恰恰酝酿着女性中、老年时期心血管疾病大风暴的来临。心血管疾病的早期防控,要从控制高盐等妊娠期心血管疾病风险暴露开始。高盐会激活母体氧化应激、激活交感神经系统、增加肾素-血管紧张素-醛固酮系统(renin-angiotensin-aldosterone system,RAAS)活性,造成水钠潴留,增加发生妊娠期高血压的风险。

盐在妊娠期中的作用尚存争议,部分观点认为适量的盐摄入有利于维持孕妇血压在正常水平。但大多数观点仍倾向于认为妊娠期减盐有利于心血管健康,尤其是在我国摄盐量普遍超标的大环境之下。醛固酮是水、盐代谢的重要激素。妊娠期机体醛固酮的代谢与未妊娠时不同。在妊娠期,醛固酮处于高水平,以保证孕妇血容量的增加和子宫胎盘的血流灌注。在此阶段,醛固酮分泌被重置到一个更高的调定点,受 RAAS 和血管内皮生长因子双重调节。血管内皮生长因子可作为醛固酮分泌的主要刺激物,这是不依赖于肾素水平的。

对于患有妊娠期高血压疾病或先兆子痫(preeclampsia,PE)高危的女性而言,控制盐的摄入尤为重要。PE 是妊娠期高血压疾病中最重要的类型,是导致母胎死亡的三大主要因素之一,也是引发早产的最主要原因。引起 PE 的分子学机制目前尚不明确。免疫机制参与其中,还包括水、盐调节的异常、RAAS 异常。最终形成非特异性的血管、炎症反应,导致临床综合征的发生。在妊娠期,盐代谢不仅对于血压调节和血容量稳态的调节至关重要,对于免疫调节也发挥潜在作用。在蛋白聚糖的

相互作用下，Na$^+$和Cl$^-$可以高渗状态被储存，不伴有水的聚集。组织间隙的巨噬细胞作为一种盐的感受器，可产生大量的血管内皮因子C，血管内皮因子C可以增加淋巴-毛细血管网密度，促进血管一氧化氮生成。组织间隙盐浓度的增加，会激活固有免疫系统，特别是Th17细胞，这或许是触发免疫疾病的重要因子。钠储存和局部容量机制及免疫调节方面的新发现，均与PE相关。盐代谢或可将PE的免疫和血管机制联系起来。

丹麦学者进行了一项随机双盲交叉设计的临床试验。观察妊娠期和非妊娠期女性饮食盐摄入后RAAS的反应。该研究纳入7名低盐饮食的PE患者、15名健康孕妇和13名未孕女性，随机给予盐片或安慰剂。在健康孕妇和未孕女性中，高盐摄入明显降低肾素和血管紧张素Ⅱ（angiotensin Ⅱ，Ang Ⅱ）浓度。但在PE患者中，高盐摄入不能降低肾素和Ang Ⅱ浓度。然而，在全部受试者中，高盐摄入后可以同样观察到醛固酮水平下降和脑钠素（brain natriuretic peptide，BNP）水平的升高。在PE患者，低盐饮食没有引起子宫动脉和脐动脉指数的不利改变。虽然PE患者已经存在基础的肾钠重吸收增加，在高盐饮食后，仍可表现出血浆肾素和Ang Ⅱ水平的改变。

土耳其的一项研究纳入150名先兆子痫患者和50名健康孕妇，观察盐摄入对母婴结局的影响。先兆子痫纳入标准为20周之后血压140/90 mmHg以上（间隔4h重复），尿蛋白>300 mg/dl。测定24 h尿钠/钾比值，依据比值结果将先兆子痫孕妇分为3组，低钠/钾组（1.04±0.32），中等钠/钾组（2.49±0.54），高钠/钾组（6.62±3.41）。结果显示，低钠/钾组收缩压和舒张压水平均低于中等钠/钾组（$P=0.024$）和高钠/钾组（$P=0.0002$），低钠/钾组血清肌酐低于高钠/钾组（$P=0.025$），低钠/钾组发生严重先兆子痫的频率少于中等钠/钾组（$P=0.002$）和高钠/钾组（$P=0.0001$），低钠/钾组子代出生体重和胎龄均高于高钠/钾组子代（$P=0.045$，$P=0.0002$）。调整协变量之后，收缩压、舒张压、血清肌酐水平均与24 h尿钠/钾比值独立相关。该研究结果表明，在先兆子痫孕妇中，高钠低钾饮食具有更高的不良母婴结局的风险。提示对于先兆子痫的孕妇，应进行更为严格的限盐。

一项瑞士的病例对照研究提示有先兆子痫病史的女性，在绝经期之前盐敏感性即明显升高。该研究纳入40名生育史均为10年的绝经期前的女性，进行盐敏感性测定。盐敏感者定义为高盐饮食负荷后24 h动态血压平均值升高>4 mmHg。结果显示，具有先兆子痫病史的女性在盐负荷后动态血压明显高于对照组。先兆子痫病史组低盐阶段平均收缩压和舒张压分别为115（95%CI，109~118）/79（95%CI，76~82）mmHg，高盐阶段平均血压为123（95%CI，116~130）/80（95%CI，76~84）mmHg。在对照组中，低盐阶段平均收缩压和舒张压分别为111（95%CI，104~119）/77（95%CI，72~82）mmHg，高盐阶段平均血压为111（95%CI，106~116）/80（95%CI，72~79）mmHg。两组结果具有统计学差异（$P<0.05$）。先兆子痫病史组盐敏感指数（SSI）高于对照组[51.2（95%CI，19.1~66.2）比6.6（95%CI，5.8~18.1），$P=0.015$]。另外，研究中还发现，先兆子痫病史组女性在高盐饮食阶段动态血压夜间构型变浅。这项研究提示，有先兆子痫病史的女性，在绝经期之前，盐敏感性已经增加，这或许与她们远期的心血管疾病风险增高有关。

二、妊娠期高盐对子代心血管健康的影响

对于子代而言，高盐等妊娠期心血管疾病风险暴露促进成年期心血管疾病的易感性，在生命早期即埋下未来疾病的"种子"。宫内不良暴露可以通过遗传因素、表观遗传因素等影响子代一生的心血管疾病风险轨迹。研究显示，宫内的高盐暴露会增加子代远期心血管疾病发生风险。

德国学者动物实验发现，妊娠期高盐摄入可改变子代肾蛋白表达，减少肾小球数量，引起子代血压升高，还可引起子代机体氧化应激异常活跃，导致血管内皮功能不良和血管平滑肌细胞增殖和胶原合成的增加。妊娠期高盐对于子代的血管功能遗传编程上的影响，是独立于子代出生之后的盐饮食环境和血压改变之外的。高盐饮食使得孕妇血浆循环海蟾蜍毒素（marinobufagin，MBG）升高，进

而导致子代脉管系统内皮细胞中还原型烟酰胺腺嘌呤二核苷酸磷酸(triphosphopyridine nucleotide, NADPH)介导的超氧化物(O^{2-})和过氧硝酸盐($ONOO^-$)增多。后者会诱发内皮型一氧化氮合酶(endothelial nitric oxide synthase, eNOS)的解偶联,以及下游的血管平滑肌细胞的可溶性鸟苷酸环化酶的失活。这个过程会干扰稳态,引起血管平滑肌细胞的增殖和胶原合成的增加,进而造成血管功能的异常。

妊娠期高盐会影响胎儿和子代出生后的肾 RAAS。在羊的动物实验中,已发现妊娠期高盐饮食对胎儿和子代肾功能和 RAAS 的影响。在妊娠中、晚期给予母羊高盐饮食 2 个月,检测胎儿和子代的肾功能、血浆激素活性、肾 RAAS 中关键蛋白和 mRNA 表达。在高盐组,胎儿肾排钠功能增加,尿量减少,血尿素氮(BUN)增加,肾/体重比率减少。母亲和胎儿血浆抗利尿激素升高,血浆肾素和 Ang Ⅰ 水平无变化,Ang Ⅱ 水平降低。在母体摄入高盐之后,胎儿肾局部 RAAS 系统中,血管紧张素原、血管紧张素转换酶(angiotensin converting enzyme, ACE)、ACE2、血管紧张素(angiotensin, AT) 2 型受体表达发生明显变化。这些结果表明,妊娠期高盐摄入会通过改变胎儿肾 RAAS 中关键组分的表达而影响胎儿肾发育,其中的部分变化会持续至出生后,增加出生后肾脏病和心血管疾病的发生风险。

妊娠期高盐摄入对子代心脏产生不利影响。在动物实验中,给予孕鼠高盐饮食后,评估胎鼠心脏的结构、细胞周期、RAAS 和表观遗传学改变。结果显示,在宫内高盐暴露之后,胎鼠肌原纤维变得紊乱、线粒体嵴消失,胎鼠心肌细胞 S 期增强,血浆 Ang Ⅱ 浓度下降,心肌 Ang Ⅱ 浓度上升。Ang Ⅱ 诱发的胎鼠心肌细胞 S 期延长主要是经由 AT1 受体介导的。胎鼠心脏 AT2 受体 mRNA 和蛋白表达水平均无变化,而 AT1 受体蛋白、AT1a 和 AT1b 蛋白 mRNA 表达则增加。CpG 位点可见 DNA 甲基化,这与胎鼠心脏 AT1b 受体有关。母代妊娠期高盐暴露后,子代成年后心脏 AT1 受体蛋白表达水平也增加。由此研究可见,妊娠期高盐与子代心脏细胞发育和 RAAS 有关。日本的动物实验也显示,妊娠期和哺乳期高盐饮食会干扰子代的血管和心脏功能。与低盐饮食对照组子代相比,高盐饮食组自发性高血压大鼠子代在 12 周龄时血压、心率均高于对照组,左心室收缩功能和舒张功能均下降,主动脉对于一氧化氮的反应性也明显下降。

另外,妊娠期高盐摄入还会影响子代胃肠道的电解质转运,使得子代近端结肠离子转运家族 9 (Na^+/H^+ 转运体)和家族 3 的表达增加。母代妊娠期过度的盐暴露,可通过影响新生儿大脑和肠道的发育而增加子代远期高血压发生的风险。

三、高盐对婴儿心血管健康的影响

1. 婴儿期肾保留钠的能力　在刚出生的阶段,在 RAAS 的激素支持之下,肾保钠能力包括外部钠平衡能力迅速增加。不论早产还是足月的新生儿,都经历一个出生后的体重减少过程,这部分上是由于生理性排钠反应所致,这在早产的婴儿中更为明显。在 3～4 周龄早产儿中补充钠的研究显示,不论补钠与否,在初生阶段,早产儿都处于负钠平衡状态;在出生后第 2 周,补钠的婴儿可以更快地转变为正钠平衡。在第 3～5 周,不论是否补钠,所有婴儿均可以达到同一程度的正钠平衡。这一结果说明,肾可通过获得更强的保钠能力来很快地适应低钠环境。这表现在无论钠摄入量如何,肾可以很快地逐步减少排钠分数。在新生儿产后发育阶段,肾小管重吸收能力的发育成熟与 RAAS 活性有密切联系。随着时间推移,肾小管肾单位逐渐成熟,近曲小管和远曲小管的重吸收能力逐渐增加,并由适当升高的肾素、醛固酮水平和高交感张力来维持。

2. 生命早期盐摄入与血压具有相关性　荷兰的一项随机对照研究,将 476 名新生儿分为低盐组和对照组,低盐组进行为期 6 个月的低盐配方干预。其中,低盐组的婴儿累计钠摄入量比对照组婴儿低 2.5 倍[(0.89 ± 0.26)mol vs(2.50±0.95)mol],具有统计学差异。从出生第 5 周开始直至 25

周观察结束,可以见到两组血压的差值逐渐增加,到 25 周龄时,在调整各种混杂因素之后,两组的收缩压差值已经达到 2.1 mmHg。15 年后,研究者再次追踪到 199 名观察对象,其中 167 名再次接受医学检查,其中低盐组 71 名,对照组 96 名。结果显示,尽管两组 24 h 尿钠无差异,但在校正了性别、出生体重、出生身长、教育程度、高血压家族史、母亲教育程度、母亲收缩压等混杂因素之后,低盐组收缩压依然比对照组低 3.6 mmHg（95% CI,−6.6 ～−0.5,P＝0.02）。这一结果使研究者认为,新生儿时期的低盐环境甚或影响到青少年时期的血压水平。

在荷兰的这项研究进行 20 年之后,以色列的另一项研究对其进行确证。这也是一项随机对照研究,在出生至 2 月龄阶段,58 名犹太新生儿被随机分为两组,一组使用低钠矿泉水（1.4 mmol/L）稀释奶粉,一组使用高钠矿泉水（8.5 mmol/L）稀释奶粉。另有 15 名母乳喂养的新生儿作为对照。进行 2 个月的观察随访。结果显示,与母乳喂养和低钠喂养组相比,给予高钠矿泉水的新生儿的收缩压和舒张压均有明显的升高。

在婴儿阶段,母乳喂养可以减少盐摄入、降低远期高血压发生风险。英国的一项前瞻性观察和对照试验的荟萃分析,纳入从 1910 年开始的 17 个队列、17 000 名观察对象,结果显示,牛奶替代品和传统配方奶中食盐含量均远高于母乳。与食用替代品和配方奶相比,母乳喂养婴儿远期血压较低。2017 年发表的一项在印度孟加拉邦进行的横断面调查,观察婴儿喂养方式包括盐摄入量对生长的影响。该研究共纳入 517 名婴儿（中位月龄为 6.5）。约 72.7% 的 0～6 个月婴儿接受纯母乳喂养,而 6～12 个月的婴儿（n＝235）中 91.5% 在食物中添加了盐。进行年龄调整之后显示低盐饮食是体重/身长和 BMI 升高的独立预测因素,增量分别为 0.637 SD（P＝0.037）和 0.650 SD（P＝0.036）。该研究发现,孟加拉邦的婴儿生长状态比较差。大多数婴儿在生命早期即在食物中添加了食盐。推测生命早期的低体重伴高盐摄入或许是印度儿童发生高血压的一个危险因素。

研究表明,在有高血压家族史的婴儿中,对盐有偏好的婴儿的血压明显高于其他儿童;与之不同的是,在无高血压家族史的婴儿中,对盐有偏好的婴儿的血压没有明显升高。这提示,盐的偏好与血压之间或许存在某种先天性的联系,这在远期高血压的发生发展中发挥一定作用。早期嗜盐或许是未来高血压的预测因素。

3. 咸味觉和嗜盐习惯形成于生命早期　嗜盐习惯（高盐饮食）形成于幼年期。人类对咸味觉感知能力的差异主要受环境因素影响,而非取决于遗传背景。从个人层面上讲,咸味觉的形成取决于饮食文化。人类的咸味觉感知度（盐阈）在某种程度上是可以被重新设定的。一旦个体被长期置于低盐饮食环境时,其对食盐的味觉敏感度即会增加。美国学者通过对 75 对同卵双生和 35 对异卵双生双胞胎进行味觉方面的测试,结果显示,人类对咸味觉感知能力的差异主要受环境因素影响,而非取决于遗传背景;有趣的是,酸味觉则更多的与遗传背景相关。新生儿对含有氯化钠的饮水无明显偏好,4 个月以后开始逐渐喜欢饮用含盐分的水,2 岁以后开始表现出不同的咸度偏好,而这种偏好的程度受幼儿的生活环境影响。暴露于高盐饮食传统的儿童,会逐渐偏好各种高盐食品。目前尚无针对儿童和成人的探讨保持健康状态最小摄盐量的临床研究。但从流行病学观察中,可以得到一些间接证据。INTERSALT 研究发现在一些每天仅摄入很小量钠的群体中,血压不随年龄的增长而升高。英国营养素摄入参考中推荐 0～6 个月婴儿一天钠摄入量为 10.5 mmol（0.62 g 氯化钠）,到 3 岁时,钠摄入量可逐渐增长至 22 mmol（1.3g 氯化钠）。美国钠摄入量推荐中 0～6 个月阶段低于英国标准,而 3 岁时稍高于英国标准。在儿童的饮食中,钠摄入主要来源于面包、乳制品、加工过的肉类、谷类食品和意大利面、饼干和蛋糕等。目前,妇幼专家比较认同的观点是,在新生儿到 1 岁以前,不建议在辅食中额外添加食盐。

高血压是我国最大的流行病,防控形势严峻。2017 年 10 月刚刚发表的中国 170 万人的高血压流行病学研究显示,在进行年龄、性别调整后,我国高血压患病率高达 37.2%,而知晓、治疗和控制的标化率仅为 36.0%、22.9% 和 5.7%！高血压已经不单单是一个医学问题,而是一个重大的社会问题。对于摄盐普遍较高的中国人群来说,减盐是防控高血压的重要措施。全民减盐,尤其是生命早期的减盐,改变的不仅仅是饮食习惯,而是终身的、惠及母子两代的心血管疾病风险降低获益。目前,对于妊娠期和生命早期的减盐,广大民众包括医务工作者仍缺乏充分认知与足够重视。尚需通过多种形式加强社会健康宣教,提高全民健康素养,这对于我国高血压甚至整个慢病的人群防控具有重要意义。

参 考 文 献

[1] Rakova N,Muller DN,Staff AC,et al. Novel ideas about salt, blood pressure, and pregnancy. J Reprod Immunol,2014,101-102:135-139.

[2] Nielsen LH,Ovesen P,Hansen MR,et al. Changes in the renin-angiotensin-aldosterone system in response to dietary salt intake in normal and hypertensive pregnancy. A randomized trial. J Am Soc Hypertens,2016,10(11):881-890. e4.

[3] Yılmaz ZV,Akkaş E,Türkmen GG,et al. Dietary sodium and potassium intake were associated with hypertension,kidney damage and adverse perinatal outcome in pregnant women with preeclampsia. Hypertens Pregnancy,2017,36(1):77-83.

[4] Martillotti G,Ditisheim A,Burnier M,et al. Increased salt sensitivity of ambulatory blood pressure in women with a history of severe preeclampsi. Hypertension,2013,62(4):802-808.

[5] Koleganova N,Piecha G,Ritz E,et al. Both high and low maternal salt intake in pregnancy alter kidney development in the offspring. Am J Physiol Renal Physiol,2011,301(2):F344-354.

[6] Mao C,Liu R,Bo L,et al. High-salt diets during pregnancy affected fetal and offspring renal renin-angiotensin system. J Endocrinol, 2013, 218(1):

61-73.

[7] Maruyama K,Kagota S,Van Vliet BN,et al. A maternal high salt diet disturbs cardiac and vascular function of offspring. Life Sci,2015,136:42-51.

[8] Hofman A,Hazelbrock A,Valkenburg HA. A randomized trial of sodium intake and blood pressure in newborn infants. J Am Med Assoc,1983,250:370e3.

[9] Geleijnse JM,Hofman A,Witteman JC,et al. Long-term effects of neonatal sodium restriction on blood pressure. Hypertension,1997,29(4):913-917.

[10] Pomeranz A,Dolfin T,Korzets Z,et al. Increased sodium concentrations in drinking water increase blood pressure in neonates. J Hypertens,2002,20:203e7.

[11] Genovesi S,Antolini L,Orlando A,et al. Poor early growth and high salt intake in Indian infants. Int J Food Sci Nutr,2017,68(4):467-472.

[12] Wise PM,Hansen JL,Reed DR,et al. Twin study of the heritability of recognition thresholds for sour and salty taste. Chem Senses,2007,32(8):749-754.

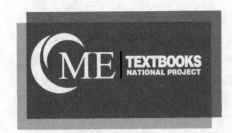

盐敏感性高血压的定义、评估方法及人群分布

第21章

宋 玮 姜一农

大连医科大学附属第一医院

盐是人体最基本的生理环境之一,而盐摄入过多是我国人群高血压发病的重要危险因素。所以,盐和血压的关系是一重要的公共卫生问题。摄盐过多可导致血压升高,我国人均摄入盐量远远高于生理的需要量。我国 80% 的摄盐量来自烹饪时外加盐或含盐较高的调味品。人均日摄入量为 11.7～17.6g,远高于国际认可的每日 6g(104 mmol/d)的摄盐量,且北方人群摄盐量(平均每日 15～18 g)高于南方人群(平均每日 7～12 g),农村高于城市。

一、盐敏感性高血压的定义

早在公元前两千多年前我国的《黄帝内经》就记载:"咸者,脉弦也……"。20 世纪初期,法国学者 Ambard 和 Beaujard 发现限制膳食中的食盐能够降低人血压水平。20 世纪 20 年代,Allen 等研究者发现限制食盐摄入对治疗高血压有一定的作用,并发现在人群中实行限盐能降低心血管疾病的发病率和死亡率。20 世纪 40 年代,Kempner 发现富含水果的膳食因含钠量低所以能降低高血压患者的血压。20 世纪 60 年代,Dahl 首次成功建立高盐饮食导致的高血压大鼠动物模型。20 世纪 70 年代,Forment 等学者分析 28 个受试者尿液中钠的排出量和血压的关系,发现血压水平与尿钠的排出量呈正相关,并确定尿钠的排出量可以作为摄入食盐量的监测指标。一项包括中国人群的 INTER-SALT 研究发现,24 h 尿钠排出量与血压随年龄上升的速度呈正相关。另一项在 24 个地区 47 000 名非亚洲受试者的实验数据也证明血压和尿钠的正相关关系会随着年龄的增长而改变。INTER-MAP 研究发现,中国南方和北方人群血压分布不同的部分原因是因为膳食中食盐的摄入量差异所致。综上述近百年来的人群流行病学研究结果显示,盐与血压有着密切的关系,处于低盐环境的人,高血压患病率低,相反,高血压患病率增加,其人群血压均值水平也较高。

1978 年,Kawasaki 和 Luft 两位学者先后依据高血压患者和血压正常受试者对摄入高盐后血压的反应性不同提出"血压的盐敏感性"的概念。血压盐敏感性(salt sensitive of blood pressure,SSBP)是啮齿动物和其他哺乳动物的一种生理特性,部分人群的血压水平与盐摄入量的变化平行。在动物群体中,盐敏感个体表现为盐负荷后血压升高而盐耗减后血压下降,而盐抵抗(salt resistant,SR)则不会如此。对盐负荷敏感的高血压称为盐敏感性高血压,盐敏感性高血压表现为盐负荷后血压升高 5%～10% 或至少增加 5 mmHg,或动态血压监测盐负荷后平均血压升高 4 mmHg。

二、盐敏感性高血压的评估方法

以往研究中,不同人群采用不同的方法来检测盐敏感性。目前对盐敏感性的评估尚无统一、规范的方法和判定标准。尽管各研究中采用的方法不尽相同,但检出的差异率并不大。近年来部分临床开始采用急性盐负荷和慢性盐负荷方法评价盐敏感性。有学者发现一些间接方法也可评估盐敏感性高血压。

(一)急性盐负荷试验

急性盐负荷试验多用于住院患者,在 4 h 内静脉输注生理盐水 2000 ml 作为钠负荷期,之后 3 d 为低钠饮食(10 mmol/d)期,并于每日上午 10:00、下午 14:00 及 18:00 口服呋塞米 40 mg,此为减钠期。分别于早 8:00 和中午进行坐位血压测量,观察输注生理盐水前、后平均血压的增幅值和减盐后平均血压的减幅值。同时每日测定血浆肾素活性、醛固酮、电解质,24 h 尿钠、钾及儿茶酚胺。综合判定是否为盐敏感者。大多数盐敏感者血浆肾素活性偏低。血压测定值的具体标准为:减盐期末的平均动脉压较基础值减幅≥10 mmHg 即判为盐敏感者,盐负荷末的平均动脉压较基础血压值增减幅<5 mmHg 即判为盐不敏感者,处于二者之间为中间型。

有学者试图将缩容期移至静脉盐水负荷后,即刻静脉注射呋塞米 40 mg,监测其后 3 h 的血压变化。盐负荷后平均血压的增幅与注射呋塞米后 3 h 末较注射前平均血压的减幅值之和≥15 mmHg 者即判为盐敏感者。有学者认为这种方法能够确切地预测限制食盐摄入后的血压反应。但研究发现,在钠负荷期血压的增幅值是相符的,但在减钠期血压的降幅值出现不一致的反应。这种差异可能是由于 3 h 的减钠缩容期时间较短,不足以产生激素的抑制反应所致。近年来我国学者在临床及流行病学调查中对前述方法进行修改,将减盐、缩容期改为静脉盐水负荷后即刻口服呋塞米 40 mg,监测 2 h 后的血压变化。盐负荷后平均血压的增幅与呋塞米后 2 h 末较服用前平均血压的减幅值之和≥15 mmHg、儿童≥10 mmHg 者即判定为盐敏感者。静脉盐水负荷亦可改为口服盐水负荷,摄盐量与静脉盐水负荷量相当,但限定 30 min 之内饮入。经与急性盐负荷、慢性盐负荷试验对比发现,二者盐敏感性的检出率较为符合。

(二)慢性盐负荷试验

慢性盐负荷试验目前均采用高盐饮食期与低盐饮食期相结合的方法确定盐敏感性,但具体方法各有不同,包括盐负荷先后顺序的差别和食盐量的差别。

1. **盐负荷的先后顺序,持续时间略有差异**　盐负荷顺序有先低盐后高盐,也有先高盐后低盐;持续时间从数日至数周不等。

2. **摄盐量的差别**　高盐饮食期每天的盐负荷量依据不同人群的饮食习惯,从 180～1600 mmol,多数在 200～400 mmol;低盐期的摄盐量是依据受试者的基础摄盐量及当地的生活习惯而定,低盐期的摄盐量可为每日 80～100 mmol,但多数为每日 15～40 mmol。

由于方法略有差异,评判标准也各有不同。Sullivan 推荐 3 d 平衡盐饮食(120～140 mmol/d),高盐饮食期 7 d,低盐饮食期 7 d。高盐期平均血压较平衡盐期增幅≥5 mmHg 和(或)与低盐饮食期平均血压减幅之和≥10 mmHg 者判定为盐敏感。Weinberger 等采用平衡盐饮食期、低盐期、高盐期的干预顺序,以低盐到高盐平均动脉压升高≥10% 者为盐敏感者。Sharma 等采用由低盐到高盐的方法,平均动脉压≥3 mmHg 者为盐敏感者。

(三)其他方法

急、慢性盐负荷试验评价盐敏感性高血压耗时耗力,临床应用较少。近年来学者们研究是否有简单易行的替代方法用以评价盐敏感性高血压。意大利学者通过动态血压分析 24 h 血压和心率变异情况发现,在非杓型血压且 24 h 平均心率>70/min 的高危人群中,盐敏感性高血压检出率高达

70％,这提示动态血压对盐敏感性高血压有一定的诊断价值。也有学者关注与钠离子转运有关的近端肾小管上皮细胞或尿液中肾外泌体溶解产物与盐敏感高血压的相关性,以期发现血浆或尿液中的生物标记物,用以评价盐敏感高血压,但目前仍处于研究阶段。

三、盐敏感性高血压的人群分布

流行病学调查研究发现,不同国家不同种族人群中盐敏感者检出率不同。盐敏感者在血压正常人群中的检出率为 15％～42％,而高血压人群为 28％～74％。研究发现,老年人、黑种人、肥胖、绝经后女性、糖尿病和慢性肾脏病患者中盐敏感者比例较大。在欧美国家中一般人群盐敏感者约 25.0％,高血压患者中为 50.0％。在我国正常血压者中为 28.0％,高血压患者达 60.0％,家族史阳性青少年为 42.0％。

20 世纪 80 年代的 INTERSALT 研究发现我国平均尿钠排出量的最高水平出现在北方(天津)人群中,而南方(南京)人群的 24 h 平均尿钠排出量较低。在随后的 INTERMAP 研究中也发现,中国北方人群(北京)的尿钠排出量很高。就世界范围内的分布而言,日本人群平均钠排出量与中国相近,英国人群平均排钠量相对较低。此外,不同种族人群钠盐摄入的食物来源也有明显差异,这些环境因素同盐敏感性高血压易感基因间的相互作用,造成不同种族人群原发性高血压患病情况存在差异。

迁移人口调查研究显示,从摄盐较少迁移到摄盐相对较多的地区的人群,血压将有所增高。在肯尼亚,相对非移民者,移民者的平均尿钠/钾的比值显示更高,并且其收缩压也更高。我国一项研究发现,将生活在乡村的彝族农民和迁移到乡镇的彝族迁移者相比较的话,迁移者摄入更多的钠和更少的钾,并会出现低血钾和高钠/钾比值。迁移者的尿钠排泄要比原住农民多,这显示生活方式的改变,包括改变饮食,是导致迁移者血压升高的重要原因。同时发现青春期后随着年龄增加,原住农民的血压几乎不受影响,但在迁移者中血压却会升高。简而言之,与低盐饮食比较,增加人群的摄盐量,血压也会随之升高。

四、总 结

盐敏感性高血压约占我国高血压患者的 60.0％。盐敏感性高血压患者的血压通常为难治性高血压,会较早地出现严重的靶器官损害,是心血管疾病发病的一个重要危险因素。早期识别盐敏感性高血压,针对高危人群进行预防和个体化治疗将有助于降低盐敏感性高血压和心血管疾病的发生,对心血管疾病的早期防控治疗发挥积极作用。

参 考 文 献

[1] 冯振明.人类钠盐摄入的现状及其对血压的影响.生物学教学,2003,(4):45.

[2] Kempner W. Some effects of the rice diet treatment of kidney disease and hypertension. Bulletin of the New York Academy of Medicine,1946,22(7):358.

[3] Dahl LK,Heine M,Tassinari L. Role of genetic factors in susceptibility to experimental hypertension due to chronic excess salt ingestion. Nature,

1962,194:480.

[4] Forment WL,Schmidt U,Greenhall AM. Movement and population studies of the vampire bat (Desmodus rotundus) in Mexico. Journal of mammalogy,1971,52(1):227.

[5] Stamler J,Rose G,Stamler R,et al. INTERSALT study findings. Public health and medical care implications. Hypertension,1989,14(5):570.

[6] Dennis B,Stamler J,Buzzard M,et al. INTER-

MAP: the dietary data-process and quality control. Journal of Human Hypertension, 2003, 17 (9): 609.

[7] Kawasaki T, Delea CS, Bartter FC, et al. The effect of high-sodium and low-sodium intakes on blood pressure and other related variables in human subjects with idiopathic hypertension. The American Journal of Medicine, 1978, 64(2): 193.

[8] Murray RH, Luft FC, Bloch R, et al. Blood pressure responses to extremes of sodium intake in normal man. Proceedings of the Society for Experimental Biology and Medicine Society for Experimental Biology and Medicine, 1979, 159(3): 432-436.

[9] Weinberger MH, Miller JZ, Luft FC, et al. Definitions and characteristics of sodium sensitivity and blood pressure resistance. Hypertension, 1986, 8(6 Pt 2): II127.

[10] Grim CE, Weinberger MH, Higgins JT, et al. Diagnosis of secondary forms of hypertension. A comprehensive protocol. Jama, 1977, 237 (13): 1331.

[11] Kem DC, Weinberger MH, Mayes DM, et al. Saline suppression of plasma aldosterone in hypertension. Archives of internal medicine, 1971, 128(3): 380.

[12] Nichols J, Elijovich F, Laffer CL. Lack of validation of a same-day outpatient protocol for determination of salt sensitivity of blood pressure. Hypertension, 2012, 59(2): 390.

[13] 侯萌, 牟建军. 盐摄入量的测量方法、应用与评价. 中华高血压杂志, 2014, 22(9), 827.

[14] Sullivan JM, Ratts TE, Taylor JC, et al. Hemodynamic effects of dietary sodium in man: a preliminary report. Hypertension, 1980, 2(4): 506.

[15] Sharma AM, Schorr U, Cetto C, et al. Dietary v intravenous salt loading for the assessment of salt sensitivity in normotensive men. American Journal of Hypertension, 1994, 7(12): 1070.

[16] Castiglioni P, Parati G, Brambilla L, et al. Detecting sodium-sensitivity in hypertensive patients: information from 24-hour ambulatory blood pressure monitoring. Hypertension, 2011, 57(2): 180.

[17] Gildea JJ, Lahiff DT, van Sciver RE, et al. A linear relationship between the ex-vivo sodium mediated expression of two sodium regulatory pathways as a surrogate marker of salt sensitivity of blood pressure in exfoliated human renal proximal tubule cells: the virtual renal biopsy. Clinica Chimica Acta International Journal of Clinical Chemistry, 2013, 421: 236.

[18] Weinberger MH, Luft FC, Bloch R, et al. The blood pressure-raising effects of high dietary sodium intake: racial differences and the role of potassium. J Am Coll Nutr, 1982, 1: 139.

[19] Suckling RJ, He FJ, Macgregor GA. Altered dietary salt intake for preventing and treating diabetic kidney disease. Cochrane Database Syst Rev, 2010: CD006763.

[20] Poulter NR, Khaw KT, Hopwood BE, et al. The Kenyan Luo migration study: observations on the initiation of a rise in blood pressure. Bmj, 1990, 300(6730): 967.

[21] He J, Tell GS, Tang YC, et al. Effect of migration on blood pressure: the Yi People Study. Epidemiology, 1991, 2(2): 88.

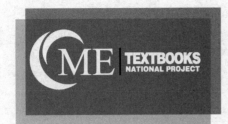

从不同水平探讨盐敏感性高血压的可能机制

王鸿懿
北京大学人民医院

第22章

血压的盐敏感性是个体对钠增加或减少时的一种血压反应,临床研究发现,盐敏感者表现有一系列涉及血压调节的神经、内分泌及生化代谢异常,主要表现为细胞膜钠离子转运异常、肾排钠缺陷、交感神经系统肾素-血管紧张素系统调节异常及胰岛素抗性增加和血管内皮功能失调等。血压的盐敏感性是遗传与环境相互作用表现型中的一个中间表型。一方面盐敏感性具有遗传性,有确定的遗传缺陷和基因型,也确定了部分与盐敏感性有关的单基因高血压(见相关章节);另一方面,盐敏感性又具有获得性(如老年人、肥胖者),是由于机体血压调节机制紊乱时不能有效排出钠的一种病理生理现象。本文就从不同水平对参与血压盐敏感性调节的可能机制进行阐述。

一、细胞水平

盐敏感者的钠代谢障碍主要表现为红细胞内钠含量增加,细胞膜 Na^+-Li^+ 反转运速率增速、钠泵活性降低。盐负荷后红细胞内钠含量进一步升高,同时血浆胰岛素及内源性类洋地黄物质水平也显著高于盐不敏感者,提示盐敏感性个体存在有细胞膜离子转运障碍。

1. 钠泵(Na^+-K^+-ATP 酶)活性改变　盐敏感者有细胞膜钠泵受抑制现象,高盐摄入可抑制细胞膜钠的主动转运。大多数盐敏感者盐负荷引起的血压升高为容量依赖性的,同时伴有血液循环哇巴因样物质和海蟾蜍毒素的升高。Fedorova 等给盐敏感性高血压大鼠动物饲以高盐饮食后伴随血压升高,尿中海蟾蜍毒素排量持续增加。Anderson DE 等对血压正常个体的观察进一步表明,盐负荷后血液循环海蟾蜍毒素的持续升高与中、老年血压正常个体的血压盐敏感性成反比,而且随着年龄增加,其分泌能力降低,认为后者与老年个体盐敏感性增加关联。西班牙学者发现盐敏感性高血压患者在高盐摄入时红细胞钠泵活性明显升高,而盐不敏者则降低,且钠泵活性的这种改变与 24 h 平均血压直接相关($r=-0.387$,$P<0.05$)。动物实验发现,盐敏感性高血压大鼠的钠泵基因有遗传性点突变,亦因而造成细胞膜钠的主动转运障碍。美国 Utah 地区的家系调查显示,钠泵活性不论在男性还是女性与红细胞内钠含量呈显著负相关。刘治全等用急性盐水负荷方法确定血压的盐敏感性亦发现,盐敏感者不论在高血压还是血压正常者细胞内钠含量明显高于盐不敏感者,钠泵活性低于盐不敏感者,Na^+-Li^+ 反转运速率高于盐不敏感者。

2. Na^+-Li^+ 反转运　细胞于通常情况下进行的 Na-Na^+ 交换,在体外与一定浓度的锂孵育时即变为 Na^+-Li^+ 交换。该系统不为哇巴因所抑制。大多数研究者认为,细胞膜 Na^+-Li^+ 反转运增速是血压调控的一个中间表现型,常用作高血压的一个遗传标志。红细胞 Na^+-Li^+ 反转运增速与高血压的诸多病理生理学异常关联,反转运增速表型个体多同时伴有细胞膜 Na^+-H^+ 转运体活性异常,以至造成细胞对 pH 的调节功能改变;近曲小管钠的重吸收增加和肾血流对钠负荷的调控受损,以及胰岛素抵抗和血清三酰甘油升高等。

二、中枢神经系统

长期盐的摄入过多造成交感中枢的抑制紊乱和相继外周交感神经张力增加,继而通过影响骨的血流动力学、肾小管对钠和水的处理产生血压的盐敏感性。

血管的交感神经活动源于延髓血管运动中枢加压区的交感紧张性发放。通过对实验性盐敏感动物模型的研究发现,捣毁 DS 大鼠下丘脑外侧区、下丘脑第三脑室前腹侧区或室旁核后,可阻止或减轻盐负荷 DS 大鼠血压的升高。而且 DS 大鼠下丘脑第三脑室前腹侧区内脏交感神经传入冲动的反应性,无论在高盐还是低盐摄入时均较 DR 大鼠高。给大鼠脑室内注入高渗盐水后染色,DR 大鼠血压波动不大,甚至略有下降,而 DS 大鼠却出现明显的升压反应。1988 年,Chen 等报道,高盐摄入可降低盐敏感性自发性高血压大鼠下丘脑去甲肾上腺素的转化。他们对盐敏感性自发性高血压大鼠、盐不敏感性自发性高血压大鼠及血压正常的 WKY 大鼠同时饲以 2 周的高盐饮食之后分别注射多巴胺-β-羟化酶抑制药,结果显示,盐敏感性自发性高血压大鼠下丘脑前区去甲肾上腺素转化率明显降低,而盐不敏感性自发性高血压大鼠和 WKY 大鼠并无变化。他们认为,高盐摄入可使下丘脑去甲肾上腺素释放减少,且对下丘脑加压区的抑制作用减弱,从而使交感紧张性冲动发放增加,血压升高。晚近对主动脉结扎压力超负荷小鼠模型的研究发现,高盐(8%)摄入增加 24 h 尿儿茶酚胺排泄。而当脑注射高钠溶液(0.2mol/L)增加尿儿茶酚胺排泄,动脉血压升高,心率加快,此现象被称为大脑钠敏感性(brain Na sensitivity)。该效应与 Rho-激酶通路和血管紧张素 Ⅱ 有关。

三、肾排钠缺陷

盐敏感性高血压个体肾排钠缺陷的原因是压力性尿利钠作用的重建。实验和临床研究提供的证据表明,盐敏感性高血压者肾压力-尿钠曲线右移,而其近曲肾小管钠的重吸收增加,即需更高的血压以保持一定的钠排泄,且升高的钠环境对血浆肾素活性不能予以有效的抑制。

肾钠排泄的多少与肾的灌注压密切相关。当肾灌注压增高时,尿中钠排出增加,反之减少。离体灌注肾高血压动物尿中排出等量钠盐所需要的灌注压,要较正常动物为高,提示压力与尿钠排泄关系的重建。钠盐所需要的灌注压远较盐不敏感鼠为高;任一相同灌注压下,盐敏感鼠的尿排钠量可仅为盐不敏感鼠的 50%,由此进一步证明肾内有排钠缺陷存在。

1943 年由 Farnsworth 与 Baker 首先报道,急性静脉盐水输入时,实验性高血压动物可产生急速尿钠排出增加。Purani 观察双亲有高血压史的儿童,1 h 静脉输注 2000 ml 盐水,可立即引起大量尿钠排出,约 2 h 已将摄入的盐水排尽;相反,无高血压家族史的同龄儿则需 4 h 方可将同量盐水排尽,证明增强性尿钠排出在高血压出现之前即已存在,同时还与遗传有关。李玉明等也曾观察到高血压患者中约 70% 的盐敏感者为增强性尿钠排出,在给予 2000 ml 生理盐水于 4 h 内静脉注射后,排钠总量为(63.8±5.2)mmol/L,较"低减型"排钠组明显为高[(48.7±71)mmol/L]。大多数学者认为它在一定程度上反映了基础血容量过度充盈的存在。

有研究发现,在高血压人群中存在两种类型的肾排钠反应,一组有典型增强性钠排出,另一组不明显,后者应用转换酶抑制药后增强性尿钠排泄又可出现,说明这部分患者肾排钠能力的降低并不反映肾血管有器质性病变,而是肾小球血流动力学的改变,特别是血管紧张素 Ⅱ(Ang Ⅱ)对出球小动脉的作用减弱,可能是造成这部分高血压患者增强性尿钠排泄表现不明显的原因。盐负荷后肾排钠反应呈低减型者,其血浆肾素活性(PRA)在盐负荷后无明显受抑制,肾有效血浆流量在盐负荷后的增加也明显低于增强型排钠盐敏感者,进一步证实这种"低减型"肾排钠反应系钠泵产生抵抗所致。

凡影响细胞膜离子转运的因素,均可参与肾潴钠;盐敏感性高血压作为高血压病中最大的一个亚型,其肾钠代谢的异常对其发病起着至关重要的作用,但从总体上讲,钠代谢异常仍是高血压病发生的关键因素之一。参与肾异常潴 Na^+ 的因素分为两大类:一类为遗传性缺陷,另一类为获得性缺陷,这两类缺陷可单独或存于某一类(或某一个)高血压病患者中,从而表现出高血压病时生理、生化改变的异质性,但二者都必须在高盐摄入下才能最终出现血压的升高。

盐敏感者肾排钠缺陷涉及多个机制,具体如下。

1. 交感神经活性增强及去甲肾上腺素/多巴胺比值升高:如前所述,盐敏感大鼠交感神经活性增强可使压力-尿钠曲线改变,从而导致潴 Na^+,而多巴胺除可增加肾血流量外,还可产生可逆的、剂量依赖性的 Na^+-K^+-ATP 酶活性抑制,并能增加前列腺素产生量。因而,盐敏感性高血压患者及 Dahl 盐敏感性大鼠肾局部及循环多巴胺水平下降,可导致肾潴钠。

2. 前列腺素代谢异常:高盐摄入引起细胞内游离 Ca^{2+} 浓度升高,刺激 PGE_2 产生增加,导致 PGE_2/PGI_2 比率增大,而只有后者能够扩张出球小动脉,从而使得出球小动脉张力过高→肾小球毛细血管压力升高,这可能是导致盐敏感性高血压患者易发生肾小球硬化的可能原因。

3. 肾脏肾素-血管紧张素系统异常:大多数调节型盐敏感性高血压病患者在基础和限钠缩容后均呈现低血浆肾素活性,这些患者的血浆醛固酮浓度也常较低,而非调节型盐敏感者则本身存在肾单位排钠减少而肾素分泌增多的情况。

4. 心房利钠肽(ANP)释放受损。

5. 内源性哇巴因释放增多:哇巴因可特异性地抑制 Na^+-K^+-ATP 酶,使得肾小管对钠的重吸收减少,同时又可作用于小动脉平滑肌和交感神经末梢,使细胞内游离钙增高,导致血管收缩和交感神经兴奋,从而升高血压。

6. 胰岛素抵抗:对一组肥胖儿童进行的研究证实,胰岛素抵抗与盐敏感性有关。当从高钠饮食改为低钠饮食后,平均血压下降 12 mmHg;随体重减轻胰岛素水平亦下降,减重后血压对盐的化学反应性减弱。胰岛素对盐敏感者可能通过以下环节参与血压升高机制:①增加肾小管 Na^+ 重吸收,导致水钠潴留。②使交感神经张力增强。③影响细胞膜离子转运,使膜 Na^+-K^+ 交换增加,Na^+-Li^+ 反转运增速而 Na^+-K^+ 同转运减慢。④抑制 Na^+-K^+-ATP 酶活性。⑤与生长激素释放因子相互作用于小动脉影响血压。这些因素中较为肯定的是胰岛素增加肾小管 Na^+ 重吸收和增强交感神经活性两种改变。

7. 甲状旁腺高血压因子可能参与盐敏感性高血压的发病。

8. 高盐抑制一氧化氮合酶,从而减少 NO 的合成。

9. 最近的研究揭示了盐敏感性血压增高的 2 个新途径,即肾脏 RAC1-盐皮质激素受体-Ncc/Enac 途径和肾 β 肾上腺素受体-糖皮质激素受体-WNK4-NCC 通路(图 22-1)。盐皮质激素受体和糖皮质激素受体可能参与了肾排泄功能的损害,通过增加肾小管不同阶段钠的重吸收而导致盐敏感性高血压。

综上所述,血压的盐敏感性涉及多种机制,既有遗传性,也有获得性。深入研究血压盐敏感性的可能机制,对盐敏感性高血压患者的个体化治疗具有重要意义。

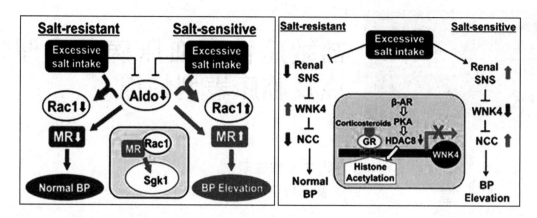

图 22-1　RAC1 诱导的盐皮质激素受体激活及 β 肾上腺素受体兴奋-糖皮质激素受体-WNK4-NCC 通路

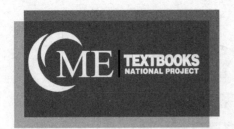

盐敏感性高血压病理生理特点及临床表型特点

杨 宁 李玉明
武警后勤学院附属医院

第 **23** 章

血压的盐敏感性(salt sensitivity of blood pressure,SSBP)是指相对高盐摄入所呈现的一种血压升高的反应,与之相关联的高血压称为盐敏感性高血压。在自然人群中,SSBP 呈连续性正态分布。通常根据人为规定的盐负荷后血压变化幅度的标准而确定某一个体是否为盐敏感个体。不论钠代谢的异常与盐敏感表型的因果关系如何,盐敏感表型通常并不表现为钠平衡的变化(如尿钠排泄受损或血容量增加),而是仅表现出为了保持钠平衡而出现的高血压反应。

一、SSBP 的病理生理机制

SSBP 涉及一系列参与血压调节的病理生理改变。其中最主要的是钠代谢异常:盐敏感者钠代谢障碍主要表现为体内水钠潴留,细胞内钠含量增加,盐负荷后进一步升高;细胞膜钠离子转运缺陷,如钠泵(Na$^+$-K$^+$-ATP 酶)活性降低,细胞膜 Na$^+$-Li$^+$ 反转运速率增速,Na$^+$-Ca^{2+} 交换增加,细胞内 Ca^{2+} 浓度增加;肾盐皮质激素受体活化,肾小管钠离子转运异常,肾排钠功能障碍,盐负荷后肾排钠反应延迟;此外,盐敏感者内源性哇巴因物质(ouabain-like compounds,OLC)释放增加,OLC 可以抑制钠泵活性,具有强大的利钠、利尿、正性肌力作用和增加血管平滑肌张力等作用,参与水钠代谢及血压的调节。

关于 SSBP 病理生理机制的研究大部分是由 Guyton 的概念框架而来。在正常状态下,盐负荷后,机体会通过激活尿钠排泄系统和抑制抗尿钠排泄系统来达到钠平衡,但不引起系统血压的变化。而在盐敏感个体中,盐负荷后心血管系统进行适应性调节的一个或多个机制出现异常。这使得机体需要升高系统血压来促进压力性尿钠排泄,从而维持机体的钠平衡。换而言之,盐敏感者在盐负荷之后可以维持正常的钠平衡,但是以高血压作为代价的,这也是 SSBP 的主要特征。这种机体在盐负荷之后调节能力的缺陷,涉及一系列可能的机制:包括盐负荷后尿钠排泄系统(利尿钠肽或肾脏类花生酸)活性的缺陷,或者是盐负荷后机体缺乏针对抗尿钠排泄系统(盐皮质激素或肾转运活性)的生理性抑制。Guyton 团队在他们一系列研究中发现,对于上述两个调节系统调节能力的缺乏(clamping),会导致 SSBP。目前针对盐敏感者在尿钠排泄和抗尿钠排泄两个系统中的异常机制的探讨,主要涉及以下几个方面。

1. 肾素-血管紧张素-醛固酮系统 MacGregor 等研究发现,从流行病学上看,从血压正常人群到轻度高血压人群再到重度高血压人群中,盐敏感者所占比例逐渐增多;而血浆肾素对于限盐的反应则是相反的,重度高血压人群限盐后血浆肾素的反应最弱。在这些研究中,盐敏感性是依据减盐之后单位尿钠排泄引起的平均压的下降幅度来判定的。这提示,盐敏感者在减盐后肾素反应的迟钝或许是引起血压下降的原因。这个团队在以后的研究中发现,限盐后肾素、血管紧张素Ⅱ(angioten-sin Ⅱ,Ang Ⅱ)和醛固酮反应低的这种类型,在黑种人中多于白种人,在白种人高血压患者中多于白种人血压正常者。这些观察结果可以解释在黑种人中限盐后血压下降更为明显这一现象。另外,与白种人血压正常者相比,在白种人高血压患者中限盐后血压下降得更为明显。在 Weinberger 等进行的研究中,利用急性和慢性盐负荷试验来评估 SSBP。结果发现,在急性限盐阶段肾素的反应性与之后的低盐饮食阶段的抑制反应呈负相关。与限盐之后肾素的反应性低相一致,盐敏感者在盐负荷之后对于肾素的抑制反应也减弱。这或许与他们在盐负荷之后血压过度升高有关。在正常状态下,盐负荷之后会出现 Ang Ⅱ和醛固酮水平降低,从而促进尿钠排泄;在盐敏感个体中,Ang Ⅱ和醛固酮的这种变化被阻止了,机体没有实现预期中的促尿钠排泄,就出现升压反应。盐敏感者这种在盐摄入后肾素反应的双向抑制在多个研究中已被证实。这种肾素-血管紧张素系统对于盐的低反应性是 SSBP 的表型特征。Williams 等的研究中发现有一部分人群在盐剥夺或输注血管紧张素之后,均没有出现醛固酮水平升高,在盐负荷之后也没有出现肾血流的增加,称为非调节者。他们认为,虽然不是所有的非调节者均为盐敏感者,但这一部分人群倾向于表现为 SSBP。此外,在正常个体中,盐剥夺会升高机体内源性 Ang Ⅱ水平、降低机体对内源性 Ang Ⅱ的敏感性(经由受体占用或下调表达)。与之相反,盐敏感者(包括血压正常和高血压患者)在盐剥夺之后,机体对内源性 Ang Ⅱ的敏感性保持不变,甚至可增加。

2. 内皮素系统　通常,在血压正常及高血压人群中,尿内皮素排泄呈昼夜节律,在盐负荷之后,尿内皮素排泄与血压呈负相关,但与钠离子排泄呈正相关。盐敏感性高血压患者尿内皮素水平减少,这或许导致其盐负荷后尿钠排泄异常。

3. 一氧化氮(nitric oxide,NO)和氧化应激　在盐敏感性高血压患者中,盐负荷可使游离异前列素升高,同时反常地降低 NO 代谢物的分泌(在正常情况下,盐负荷会引起 NO 代谢物分泌的增加)。这表明在这一群体中,NO 被转而用于清除盐诱导的自由基,或是在盐刺激之下内源性 NO 抑制物生成增多,这或许导致 SSBP 的形成。在 2 型糖尿病合并微量清蛋白尿的患者中也可能发生相同的病理生理状态。与没有微量清蛋白尿的患者相比,他们盐敏感性较强、尿 NO 排泄水平较低。后者可以被缬沙坦所改善。减少氧化应激引起的 NO 清除似乎是一个合理的解释。除了 NO 被清除之外,盐敏感个体中可能还存在 NO 生成的受损。例如,与盐不敏感者和血压正常的对照组相比,在给予静脉输注 L-精氨酸时,盐敏感黑种人血压下降幅度较大,而肾血流增加幅度较小。这种推定的 NO 不足导致内皮功能不良,而内皮功能不良可阻碍盐负荷后血管的舒张,又反过来加重 SSBP。

4. 交感神经系统　研究表明,在自发性高血压大鼠(spontaneously hypertensive rats,SHR)的盐敏感亚系中,盐负荷之后的升压反应与血浆、尿儿茶酚胺水平升高及肾交感神经活性增加有关。与之相反,下丘脑去甲肾上腺素浓度下降,提示中枢交感神经对外周交感神经输出抑制的减弱。这是由于交感神经系统与遗传性的盐加压反应有关。然而,其他遗传性盐敏感亚系却提供了相反的发现。例如,Dahl 盐敏感大鼠的肾神经机制未参与 SSBP 的发病过程;而在盐负荷之后,可以见到下丘脑去甲肾上腺素水平的升高。在血压正常个体和盐不敏感个体中,盐负荷会引起血浆儿茶酚胺水平下降。而在盐敏感性高血压个体中,盐负荷之后未出现血浆儿茶酚胺水平的这种降低,这或许与其盐负荷之后的升压反应有关。相反,较之盐不敏感高血压个体,盐敏感个体血浆儿茶酚胺对于限盐的反应更为强烈,这可能与血压降低对交感神经的刺激有关。在盐敏感个体中,盐负荷不能正常地刺激多巴胺的释放引起肾尿钠排泄,也不能正常地抑制肾去甲肾上腺素,这导致尿中儿茶酚胺比率异常,从而引起尿钠排泄的异常。不论是在低盐还是高盐饮食状态下,与盐不敏感高血压个体相比,盐敏感性高血压个体对于外源性去甲肾上腺素的升压反应都更为明显,这提示机体对儿茶酚胺的血管反应性增加,这与盐敏感性高血压的维持有关。以上的这些研究提示,交感神经过度活跃在人类盐敏感性高血压的形成中发挥作用。进一步间接的证据来自于心脏移植术后的患者,在进行心脏去神经支配后进展为盐敏感性高血压。尽管还有其他因素(如免疫抑制药、糖皮质激素、肾功能不全等)也参与高血压的形成,但这个研究提示心脏正常的交感神经分布在机体应对盐负荷的血流动力学适应方面发挥作用。另外,研究发现,具有低焦虑评分、高自欺行为、精神应激后高自主神经反应的血压正常的个体也与SSBP相关,提示这种升高的自主神经反应性也影响机体对盐的处理及血压反应。

5. 心房利钠肽(atrial natriuretic peptide,ANP) 与盐抵抗亚系SHR和Wistar大鼠不同,盐敏感亚系SHR不能在急性容量扩张或饮食盐摄入后反应性引起ANP水平的升高,输注ANP可阻止其盐敏感性高血压的发生。这些啮齿动物下丘脑前部ANP水平升高,在此部位可抑制去甲肾上腺素释放,促进向外周的交感输出;相反,交感神经节中ANP通常发挥抑制神经传递的作用,在盐负荷之后,盐敏感亚系SHR交感神经节ANP水平降低。上述研究提示,ANP这种在机体盐平衡调节中的遗传性异常或许参与了SSBP的形成。然而,在遗传性Dahl高血压大鼠的实验中,研究者却发现盐敏感亚型和盐抵抗亚型血浆ANP水平无差异,且ANP对盐负荷的反应也无差异。与SHR实验中观察到的不同,其他盐敏感亚系大鼠中ANP水平高于盐抵抗对照;一旦出现高血压或高血压加重,或是出现对可改变心脏容量负荷的降压药物反应的差异,都会引起ANP水平的升高。因此,在Dahl大鼠的盐敏感性高血压的形成中,ANP起补偿作用而不是致病作用。在人类盐敏感性高血压的研究中,可以发现ANP有类似的作用。黑种人盐敏感性高血压受试者在高盐饮食(250 mmol/d,约为14.6 g/d NaCl)后,可观察到血浆ANP水平反常性的降低,这一结果支持ANP是盐敏感性高血压的致病因素之一;盐敏感性高血压受试者在盐水输注引起的急性容量扩张后,ANP反应性弱,特别是在5 d高盐饮食(200～220 mmol/d,为1.7～12.9 g/d NaCl)之后;弗明瀚子代队列中发现,循环中N末端-ANP水平低可预测盐敏感性高血压。与此相反,其他研究者未能检测到盐敏感个体和盐抵抗个体在高盐摄入后ANP反应的不同;甚至有一些研究观察到不论在高盐饮食(220 mmol/d,约为12.9 g/d NaCl)还是低盐饮食(20 mmol/d,约为1.17 g/d NaCl)状况下,盐敏感个体ANP水平均高于盐抵抗个体。另外,还有研究观察到在血压正常个体和高血压前期个体中,血浆pro-ANP水平升高可预测SSBP,这也与弗明瀚队列中的观察结果不同。人类中这些不一致的观察结果提示,ANP是盐敏感者盐摄入后引起血压升高的致病因素;而在其他类型高血压患者中,ANP是机体血压升高后的反应性补偿因素。这类似于在不同系的遗传性盐敏感大鼠实验中的观察结果。

6. 花生四烯酸细胞色素P450代谢途径产物 这条途径中有两个重要的产物,由Ω羟化酶生成的血管收缩因子20-羟-二十烷四烯酸(20-hydroxyeicosatetraenoic acid,20-HETE)和由表氧化酶生成的血管舒张因子二十碳三烯酸(epoxyeicosatrienoic acids,EETs)。它们在肾小管的不同部位作为不同的离子转运体而发挥促尿钠排泄作用。在Dahl盐敏感大鼠模型中,肾髓质20-HETE的合成不足会参与SSBP的形成。盐敏感性高血压个体尿20-HETE排泄并未减少,但是20-HETE不能正常发挥促尿钠排泄作用,这种异常与幼龄的SD盐敏感大鼠模型相似。与之相反,在低盐摄入时,与盐抵抗高血压患者相比,盐敏感性高血压患者血浆和尿中的EETs水平明显降低。非诺贝特是细胞色素诱导药(细胞色素可以产生20-HETE和EETs),在动物实验中,非诺贝特没有使盐敏感个体20-HETE水平升高,却可阻止高盐对血浆和尿EETs的抑制。这可降低盐敏感个体在高盐饮食状态下的血压、心率和减弱肾血管收缩。在这项研究中,盐敏感个体和盐抵抗个体在低盐饮食状态下血浆肾素活性未见差异。因此,已知的Ang Ⅱ对可溶性环氧化物水解酶(该酶可使EETs降解为无活性代谢产物)表达的刺激效应不能够解释盐敏感个体和盐抵抗个体的差异,除非是经由其他的Ang Ⅱ激活可溶性环氧化物水解酶的机制来实现。

7. 高胰岛素血症 与盐抵抗对照相比较,血压正常和盐敏感性高血压个体及高血压大鼠的胰岛素抵抗程度更为明显,这种差别是独立于血压之外的。这与高胰岛素血症有关。胰岛素对肾小管钠重新收、交感神经、血管重塑均有激活效应,目前尚未明确究竟是哪一种机制导致了盐敏感性高血压的发生。不过,胰岛素水平强化了人群中 CYP4A11 等位基因对 SSBP 形成的决定程度。

二、盐敏感性高血压临床特点和分型

盐敏感性高血压除具有高血压的一般临床表现外,还有以下临床特点。

1. 盐负荷后血压明显升高　盐敏感者对于急性或慢性盐负荷均呈现明显的升压反应,而短期给予呋塞米利尿缩容或限制盐的摄入量则可使血压降低。这已作为测定盐敏感性的经典方法。

2. 血压的昼夜差值缩小、夜间谷变浅　盐敏感性高血压患者在高盐和低盐摄入时,均表现有夜间血压下降幅度小,24 h 血压波动曲线的夜间谷变浅或消失,甚至夜间血压高于白昼血压,呈典型的"非杓型";血压正常盐敏感者在盐负荷时也呈"非杓型"趋势。有学者认为盐敏感者动态血压变化的机制与肾排钠的昼夜节律发生变化有关。通常情况下,夜间尿钠排泄少,因而血压也低,动态血压呈"杓型";当钠负荷造成钠的排泄延迟,遂加强夜间"压力-尿利钠"机制以利尿钠排泄,血压随之升高,呈现"非杓型"。盐敏感者这种夜间血压不降也可能与夜间交感神经活性增高有关。

3. 靶器官损害出现早　盐敏感性高血压患者易于出现心、脑、肾等并发症,且进展较快,程度更为严重。盐敏感者较早地出现左心室肥厚,主要表现为室间隔和左心室后壁的增厚。盐敏感性高血压患者的尿微量清蛋白排泄量增多,有较早发生肾功能损害的倾向。另外,盐敏感者呈现的"非杓型"血压波动,是脑血管病发生的危险因素。因此,针对这一部分患者,尽量减少血压波动幅度和降低夜间血压是预防脑卒中的关键。

4. 血压的应激反应增强　盐敏感者于精神激发试验和冷加压试验后血压的增幅值明显高于盐不敏感者,且持续时间较长。

5. 血管内皮功能受损　盐敏感者脉搏波传导速度(pulse wave velocity,PWV)增快,肱动脉血流介导的血管内皮舒张功能(flow mediate dilation,FMD)低于盐不敏感者,存在血管内皮功能障碍。

6. 胰岛素抵抗表现　盐敏感者有胰岛素抵抗表现,特别在盐负荷情况下盐敏感者的血浆胰岛素水平较盐不敏感者明显升高,胰岛素敏感性指数降低。

强调临床分型是个体化治疗的前提。应针对不同亚组的病理生理特点,合理地选择降压药物。盐敏感性高血压可根据肾对血管紧张素的反应分为调节型及非调节型。大多数盐敏感者属于低血浆肾素活性类型,即调节型盐敏感者。但也有一部分盐敏感者血浆肾素活性正常或增高,属于非调节型。非调节型者有遗传性肾排钠缺陷,其肾上腺对限钠的反应减弱,钠的摄入在这类高血压患者既不调节肾上腺也不调节肾血管对 Ang Ⅱ 的反应。调节型盐敏感性高血压的治疗首选利尿药和钙拮抗药。利尿药的利钠缩容机制适用于盐敏感性高血压的治疗。钙拮抗药有助于对抗盐介导的细胞内离子改变和升压反应;可增加肾血流量和肾小球滤过率,降低肾血管阻力,产生排钠、利尿作用。非调节型者则首选肾素-血管紧张素-醛固酮系统抑制药如血管紧张素转换酶抑制药(angiotensin converting enzyme inhibitors,ACEI)和血管紧张素Ⅱ受体拮抗药(angiotensin Ⅱ receptor antagonist,ARB)。无论分型如何,给予适量的噻嗪类利尿药是非常有效而安全的。ACEI 或 ARB 具有靶器官保护作用。可作为调节型盐敏感性高血压的联合用药,抵消或减轻各自的不良反应,降低临床心血管事件和脑卒中发病风险。

三、SSBP 的预后

早在 20 年前,Morimoto 团队研究就发现 SSBP 可能是心血管疾病危险因素,会引发独立于高血压之外甚至超过高血压的不良预后。该研究纳入 62 名盐敏感性高血压患者和 94 名盐抵抗高血压患者,通过饮食方案来判定受试者盐敏感性(12～15 g/d NaCl 饮食 1 周,随后 1～3 g/d NaCl 饮食

1周,低盐到高盐阶段 MAP 升高>10%则被认为是盐敏感者);平均随访 7.3 年之后,盐敏感者的非致命性和致命性心血管事件的发生率比盐抵抗者[(4.3 vs 2.0)/100 患者年]高出 1 倍以上。多元回归显示,血压、吸烟和 SSBP 是心血管风险的独立预测因子。这项研究具有局限性,其样本量较小,且是从数据的统计分析中得出的结论,因所有参与者都是高血压患者。Weinberger 等为 SSBP 作为心血管疾病的一个独立危险因素提供了更明确的证据。该研究纳入 278 名高血压患者和 430 名血压正常的受试者,在基线时进行急性盐负荷试验,判定盐敏感性。随访 27 年之后发现,SSBP 死亡风险增加 1.73(95%CI,1.02~2.94)倍。盐敏感性高血压患者存活率最低,血压正常的盐抵抗受试者存活率最高。此外,该研究还有新发现,盐抵抗高血压患者与血压正常盐敏感者的生存曲线并无显著差异,这表明血压正常盐敏感者与高血压患者的预后是相似的。上述结论引起一些质疑,认为从该研究中不能证实盐对预后的决定性影响。因为研究期间并未获得受试人群准确的盐摄入量。这些质疑其实并不切题,因为该研究是关于表型对预后的影响,而不是盐摄入量对预后的影响。另有质疑认为血压正常的盐敏感者中的不良结局是由随后发生的高血压引起的,因为众所周知 SSBP 是随后几十年发生高血压的预测因素。然而,事实上,在血压正常的个体中,同样存在盐敏感这一影响预后的表型。此外,盐敏感表型具有独立于血压之外的临床特征,这或可决定其预后。例如,SSBP 是成年低出生体重者的特征之一,低出生体重是成年心血管疾病众所周知的预测因素。此外,无论是在正常血压还是高血压人群中,盐敏感者具有较高水平的胰岛素抵抗;且夜间血压构型变浅,这通常与不良心血管疾病结局有关。再者,尽管利用动态血压监测(ambulatory blood pressure monitoring,ABPM)数据来预测 SSBP 具有局限性,但是在一项纳入 2064 名受试者的大型研究中发现,利用 ABPM 预测的 SSBP 个体死亡风险增高,男性群体尤为显著。

综上所述,SSBP 已不单纯是一种病理生理现象,而是已经成为重要的临床问题,这种表型对预后的影响或许与传统的心血管疾病危险因素具有同等效力。可以想象的是,通过基因或生理学研究方法阐明其致病机制,便有可能通过药物来干预 SSBP 表型的形成,而不是单纯的降压药物治疗。

参 考 文 献

[1] 刘治全,牟建军,李玉明.盐敏感性高血压.北京:人民卫生出版社,2011.

[2] Elijovich F,Weinberger MH,Anderson CA,et al. Salt sensitivity of blood pressure:a scientific statement from the American Heart Association. Hypertension,2016,68(3):e7-e46.

[3] Weinberger MH,Stegner JE,Fineberg NS. A comparison of two tests for the assessment of blood pressure responses to sodium. Am J Hypertens, 1993,6(3pt 1):179-184.

[4] Laffer CL,Elijovich F. Differential predictors of insulin resistance in nondiabetic salt-resistant and salt-sensitive subjects. Hypertension,2013,61(3): 707-715.

[5] Hoffman A,Grossman E,Goldstein DS,et al. Urinary excretion rate of endothelin-1 in patients with essential hypertension and salt sensitivity. Kidney Int,1994,45(2):556-560.

[6] Imanishi M,Okada N,Konishi Y,et al. Angioten-

sin Ⅱ receptor blockade reduces salt sensitivity of blood pressure through restoration of renal nitric oxide synthesis in patients with diabetic nephropathy. J Renin Angiotensin Aldosterone Syst,2013, 14(1):67-73.

[7] Dawson R,Oparil S. Genetic and salt-related alterations in monoamine neurotransmitters in Dahl salt-sensitive and salt-resistant rats. Pharmacology,1986,33:322-333.

[8] Campese VM,Karubian F,Chervu I,et al. Pressor reactivity to norepinephrine and angiotensin in salt-sensitive hypertensive patients. Hypertension, 1993,21(3):301-307.

[9] Campese VM,Tawadrous M,Bigazzi R,et al. Salt intake and plasma atrial natriuretic peptide and nitric oxide in hypertension. Hypertension,1996,28 (3):335-340.

[10] Lieb W,Pencina MJ,Jacques PF,et al. Higher aldosterone and lower N-terminal proatrial natri-

uretic peptide as biomarkers of salt sensitivity in the community. Eur J Cardiovasc Prev Rehabil, 2011,18(4):664-673.

[11] Melander O, von Wowern F, Frandsen E, et al. Moderate salt restriction effectively lowers blood pressure and degree of salt sensitivity is related to baseline concentration of renin and N-terminal atrial natriuretic peptide in plasma. J Hypertens, 2007,25(3):619-627.

[12] Gilbert K, Nian H, Yu C, et al. Fenofibrate lowers blood pressure in salt-sensitive but not salt-resistant hypertension. J Hypertens,2013,31(4):820-829.

[13] Laffer CL, Gainer JV, Waterman MR, et al. The T8590C polymorphism of CYP4A11 and 20-hydroxyeicosatetraenoic acid in essential hypertension. Hypertension,2008,51(3):767-772.

[14] Morimoto A, Uzu T, Fujii T, et al. Sodium sensitivity and cardiovascular events in patients with essential hypertension. Lancet,1997,350(9093): 1734-1737.

[15] Weinberger MH, Fineberg NS, Fineberg SE, et al. Salt sensitivity, pulse pressure, and death in normal and hypertensive humans. Hypertension, 2001,37(2pt 2):429-432.

[16] 李玉明,杨宁.关注生命早期心血管病风险暴露及初始预防.中华心血管病杂志,2017,45(4):274-276.

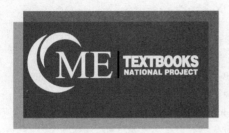

精准医学下盐敏感高血压的研究与防治

牟建军

西安交通大学第一附属医院

第24章

　　原发性高血压是遗传因素和环境因素共同作用的复杂疾病,盐是重要的环境因素之一,人群内个体血压对盐负荷或限盐呈现不同的反应,存在盐敏感性现象。研究表明,盐敏感性是心血管事件的一个独立危险因子,2005年已被美国高血压学会(ASH)新定义确立为高血压早期损害标志。与盐敏感者相关联的高血压称为盐敏感性高血压(salt-sensitive hypertension)。

一、盐敏感性概述

　　盐敏感性的存在首先在动物实验中得到了肯定。20世纪50年代,Meneely等首先观察到给予Sprague-Dawley大鼠高盐负荷后,血压变化存在个体间差异;之后于1962年,Lewis K. Dahl等在此基础上通过给以8％高盐干预,并进行3代选择性培育将Sprague-Dawley大鼠分为Dahl盐敏感性大鼠和Dahl盐抵抗大鼠,提出两种大鼠间存在基因遗传学差异。1975年,John P. Rapp等将近交系理论引入Dahl盐敏感性大鼠模型的建立过程中,经至少连续20代的全同胞兄妹交配培育获得100％纯种且能稳定遗传的Dahl盐敏感性大鼠和Dahl盐抵抗大鼠模型。此后,鉴于既往研究发现人群血压对高盐摄入的反应性存在的差异,20世纪70年代末,Luft和Kawasaki分别采用急性和慢性盐负荷法对正常受试者进行干预后首先提出盐敏感性(salt seneitivity,SS)的概念。盐敏感性可定义为相对高盐摄入所引起的血压升高,存在明显的个体差异与遗传倾向。盐负荷后血压升高明显者为盐敏感者,盐负荷后血压升高不明显甚或下降者为盐不敏感者。与血压盐敏感性相关联的高血压称为盐敏感性高血压。部分人群如糖尿病患者、高龄人群、肥胖者、嗜铬细胞瘤及肾血管性高血压患者中,其可能是获得性的。

二、盐敏感性的形成机制

　　目前关于盐敏感性的形成机制尚不十分明确,主要有以下学说。

(一)肾钠钾代谢障碍和肾损伤学说

　　1. 肾钠钾代谢障碍　肾钠钾代谢障碍在盐敏感性高血压形成中处于中心地位,动物和人群研究发现盐敏感者的压力-尿钠曲线的右移,表现为斜率降低、曲线变得平坦。与肾"压力-尿钠"曲线偏移缺陷相关联的高血压发生机制有涉及钠排泄的一些血管活性介质或转运分子表达或调控基因的变异;肾髓质血流减少致局部组织缺血;诸多肾内血管活性介质,如肾素-血管紧张素系统、NO和髓脂素表达改变;由于氧化失活造成肾内 NO 缺失,刺激管-球反馈系统,增加钠的重吸收。

2. **肾损伤**　先天性肾单位数目减少,限制钠的滤过,使排钠-血压曲线右移,肾排钠延迟;肾获得性微小损伤和间质纤维化及肾血流动力学自我调控异常和遗传性肾排钠缺陷。

(二)中枢神经机制学说

饮食盐摄入对循环系统的中枢神经调控的影响依赖于延髓头端腹外侧区(RVLM)交感神经元,在增加饮食盐摄入同时于 RVLM 局部注射 GABA,可增强交感神经抑制反应及降压反应对 Dahl 盐敏感大鼠表现得更为明显。故有研究者提出中枢 RVLM 区及交感神经活性增强可能是盐敏感性高血压的发病机制之一。

(三)血管内皮功能紊乱机制学说

大量动物和人群研究显示盐敏感者均存在血管内皮功能的失调,主要表现在盐负荷后内源性一氧化氮合酶未上调所致 NO 适应性代偿生成不足和内源性一氧化氮合酶抑制药-非对称性二甲基精氨酸 ADMA 合成过量,NO 合成受抑致使内皮依赖性血管舒张功能障碍,进而参与盐敏感性高血压的形成。

(四)"第三间隙"缓冲功能调控缺陷学说

有学者研究提出一种新的理论,即在皮肤间质中存在一个新的钠盐存储区域,形成"第三间隙",该区域间质中含有大量的蛋白聚糖,具有结合 Na^+ 的作用,结合后的 Na^+ 不再对渗透压起作用;此外,高盐饮食可造成大鼠皮肤的间质高张 Na^+ 积聚,造成淋巴毛细管网络的密度增加和增生,以上特点构成第三间隙的缓冲作用。研究表明,高盐摄入可诱导皮肤间质的单核-巨噬细胞系统细胞中的张力反应性增强子结合蛋白——血管内皮生长因子 C 信号转导,通过激活 eNOS 生成 NO,进而使淋巴毛细管扩张增生,最终减缓高盐引起的容量扩张,血压保持正常。而该信号转导出现异常时,高盐饮食则可使血压明显升高。该理论和研究结果提示"第三间隙"缓冲功能调控缺陷可能是盐敏感性形成的另一种肾外机制。

三、盐敏感性分子遗传机制及其标志物

研究证明,遗传性细胞膜离子转运缺陷,导致钠离子代谢异常、肾排钠障碍是盐敏感性高血压发病的主要机制。盐敏感性高血压致病基因的研究也多集中在调控肾钠代谢相关基因上。迄今在啮齿动物模型中已发现至少有 85 个基因与盐敏感有关。临床上已发现一些参与盐敏感性高血压的单基因疾病,如糖皮质激素可矫正的醛固酮增多症、Liddle 综合征、拟似盐皮质激素增多症及类固醇 11β-羟化酶缺乏症等。

(一)糖皮质激素可矫正的醛固酮增多症

糖皮质激素可矫正的酮固酮增多症(glucocorticoid-remidiable aldosteronism,GRA)是一种常染色体显性遗传病,临床上与原发性醛固酮增多症相似。病因为第 8 号染色体上相邻的 2 个基因 11-羟化酶基因(CYP11B1)的 5′端调节序列和醛固酮合成酶基因(CYP11B2)的编码序列融合形成杂合基因。该杂合基因产物具有醛固酮合成酶活性,但基因表达受 ACTH 而不受血管紧张素 Ⅱ 调控。主要表现为高醛固酮、低肾素和盐敏感性高血压。

(二)Liddle 综合征

Liddle 综合征也是一种常染色体显性遗传病,十分罕见。病因为肾上皮钠通道(epithelial sodium channel,ENaC,Chr16p13-p12)β 或 γ 亚单位基因突变,其结果 ENaC 不能失活而导致 ENaC 数量增多,肾远曲小管对水、钠重吸收增强。SSCP 显示 Liddle 综合征的 *ENaC* 基因 β 亚单位存在突变,C 碱基插入密码子 593 和 595 之间(T594M),导致编码框错位,使编码蛋白缺失 34 个 aa,导致其活性升高。临床上表现为高血压、低血钾、低血浆肾素活性(PRA)和低醛固酮分泌率,属盐敏感性高血压。应用氨苯蝶啶治疗和低钠饮食能有效降低血压。

(三)表征性盐皮质激素增多症

表征性盐皮质激素增多症(apparent mineralocortocoid excess,AME)是由于 *11β-HSDⅡ*(11β-hydroxysteroid dehydrogenase Ⅱ,Chr16q22.1)基因突变,使 11β-HSDⅡ 活性及其 mRNA 水平明显减低,体内积聚大量的皮质醇,激活盐皮质激素受体,引起低肾素、低醛固酮和盐敏感性高血压。目前发现的基因突变有:*C1061T(Exon5);CGC→CAC:R208H(Exon 3);C1228T(Exon 5);CGC-TAT→CAT:R337H*,delta Y338(Exon 5)。

(四)类固醇 11β-羟化酶缺乏症

类固醇 11β-羟化酶缺乏症也是一种常染色体显性遗传病。正常情况下 11β-羟化酶能将皮质醇转变为皮质酮,而皮质酮不能与盐皮质激素受体结合,因此,该酶可阻止血中过高浓度的皮质醇激活非选择性的盐皮质激素受体。基因突变导致 11β-羟化酶缺乏,继而激活盐皮质激素受体。

由于盐敏感性高血压受多个基因和环境因素的共同调控(基因-环境作用),近年来采用候选基因策略,通过 GWAS 研究还发现多个基因遗传变异与血压的盐敏感性存在关联。这些基因主要集中在与肾钠、钾代谢相关的离子通道、载体及相关调控因素上,如肾上皮钠通道、氯离子通道 Ka、钠-钙交换体、WNK 缺乏赖氨酸蛋白激酶 1、血清和糖皮质激素诱导蛋白激酶 1 以及 RAAS 系统(血管紧张素Ⅰ、血管紧张素Ⅱ、血管紧张素受体、细胞色素 P450 家族成员 11β1 和 11β2 等)、内皮系统组分(内皮素 1 和一氧化氮合酶 3 等)、交感神经系统组分(β2 肾上腺素受体和 G 蛋白偶联受体激酶 4)、APELIN-APJ 系统(Apelin 受体)、激肽释放酶-激肽系统(激肽释放酶 1)、多巴胺能系统(多巴胺受体、G 蛋白偶联受体激酶 4)等。但由于研究人群不同造成的种族差异及遗传异质性,实验和统计方法差异及样本量偏小等,对上述遗传变异位点与盐敏感性的关联结果的报道并不一致。目前尚缺一致公认的与人类盐敏感性高血压直接相关的致病基因证据。后期应扩大样本量对已有结果进行重复验证,并对人群流行病学研究中报道的阳性位点进行功能学研究进而识别与盐敏感性相关的因果变异。此外,还可通过大规模测序研究以识别功能性遗传变异并确定与盐敏感性相关的因果遗传变异。

盐敏感性高血压是环境因素(盐)与遗传因素(盐敏感性)相互作用的结果。因此,将环境因素与易感基因的相互作用结合起来,有助于揭示盐敏感性高血压遗传学发病机制。笔者所在课题组对陕西 126 个家系成员行慢性盐负荷试验基础上,使用 GWAS 对 WNK1、SGK1 和脂联素等基因多态性与血压钠盐反应性的关系进行研究。发现 WNK1 SNPs rs880054、SNP rs2301880 和 SNPs rs12828016 分别于低盐饮食或高盐负荷血压反应性显著相关。SGK1 SNP rs93760226 与低盐饮食的血压反应性显著相关。此外,脂联素 SNP rs16861205、SNP rs822394 分别与低盐饮食的血压下降和高盐饮食的血压升高有显著相关。

四、盐敏感性高血压与精准医学的应用

总体上,盐敏感性高血压患者尤其调节型盐敏感者多数血浆肾素偏低,为容量依赖性,以利尿药或钙拮抗药为最佳选择。利尿药的利钠缩容机制对盐敏感性高血压具有良好效果,特别适宜于盐敏感性高血压的控制。研究证明,盐敏感性高血压患者存在细胞内钠、钙及镁的代谢异常,应用钙拮抗药有助于对抗盐介导的细胞内离子改变和升压反应;另外,钙拮抗药增加肾血流量和肾小球滤过率,降低肾血管阻力,产生排钠、利尿作用。因此,利尿药、钙拮抗药对盐敏感性高血压具有良好的降压效果。

对患者个体进行表观遗传分析或许可以实现精准医学中的降压目标。由于盐敏感性高血压是一种环境因素和遗传易感性相互作用的复杂疾病,研究发现不同基因型对盐负荷或限盐以及不同降压药疗效反应不一。例如,研究报道神经前体细胞表达发育调控样蛋白 NEDD4L 基因 SNP rs4149601（A/G）AA 和 AG 携带者的氢氯噻嗪降压幅度明显大于 GG 携带者;该位点还与 β 受体阻滞药降压效果相关,但对 CCB 和地尔硫草药效无显著影响。此外,近期有研究报道 G 蛋白偶联受体激酶 4(GRK4)组成型活化变异体（R65L,A142V,A486V）与盐敏感性相关。Vandell AG 等通过对 768 名高血压白种人和黑种人研究发现,携带 GRK4 65L,142V 和 486V 基因型的个体对利尿药的反应强。南非黑种人个体 GRK4 R65 或 GRK4 A142 基因型能够预测个体血压对限盐的反应敏感,反之,GRK4 65L 或 GRK4 142V 基因型提示限盐对血压的影响有限。

应用精准医学概念,研究识别盐敏感性高血压易感基因不仅能使我们更好地认识原发性高血压发病机制和病理生理,而且还可通过结合分析危险因素,指导个体化药物治疗和人群高血压的早期防治。我国人口众多,尤其在北方地区人均摄盐量及人群盐敏感检出率较高。随着"精准医学"时代的到来,进一步研究盐与盐敏感易感基因交互作用对血压的调控作用有助于揭示原发性高血压发病机制,识别盐敏感性遗传标志;可通过药物基因组学研究与降压药效多样性相关的遗传变异位点,为携带相关位点的盐敏感者制订个体化的饮食或治疗策略,对高血压的有效防治具有重要意义。相信通过对不同种族、人群的基因组流行病学研究,借助生物技术的发展,盐敏感性高血压易感基因最终将被识别,并将制备出供临床分型和指导药物使用的各种诊断及治疗芯片,为人类健康服务。

参 考 文 献

[1] 刘治全. 血压的盐敏感性与盐敏感性高血压. 高血压杂志,2005,13(3):131-132.

[2] 牟建军,刘治全. 关注盐和盐敏感性提高我国高血压防治水平. 中华高血压杂志,2010,03:201-202.

[3] Luft F,Grim C,Willis L, et al. Natriuretic response to saline infusion in normotensive and hypertensive man. The role of renin suppression in exaggerated natriuresis. Circulation,1977,55:779-784.

[4] Kawasaki T,Delea CS,Bartter FC,et al. The effect of high-sodium and low-sodium intakes on blood-pressure and other related variables in human subjects with idiopathic hypertension. The American Journal of Medicine,1978,64(2):193-198.

[5] Elijovich F,Weinberger MH,Anderson CA,et al.

Salt sensitivity of blood pressure: a scientific statement from the American Heart Association. Hypertension,2016,68:e7-e46.

[6] 牟建军,任珂宇. 盐敏感性高血压的诊断和机制. 诊断学理论与实践,2012,11(6):543-546.

[7] 牟建军,褚超. 盐敏感性高血压的研究进展与展望. 中华高血压杂志,24(8):706-708.

[8] Ando K,Fujita T. Pathophysiology of salt sensitivity hypertension. Ann Med,2012,44(Suppl 1):S119-126.

[9] Fang Y,Mu JJ,He LC,et al. Salt loading on plasma asymmetrical dimethylarginine and the protective role of potassium supplement in normotensive salt-sensitive asians. Hypertension,2006,48:724-729.

[10] 宋雷. 与钠盐代谢相关的单基因疾病//孙宁玲. 高血压进展 2016. 北京:中华医学电子音像出版社,2016:109-115.

[11] 牟建军. 基于基因-环境机制的盐敏感性高血压新认识. 中国循环杂志,2017,32(10):940-942.

[12] Sanada H,Jones JE,Jose PA. Genetics of salt-sensitive hypertension. Curr Hypertens Rep,2011,13:55-66.

[13] Kelly TN,He J. Genomic epidemiology of blood pressure salt sensitivity. J Hypertens,2012,30:861-873.

[14] Polfus LM,Boerwinkle E,Gibbs RA,et al. Whole-exome sequencing reveals an inherited R566X mutation of the epithelial sodium channel β-subunit in a case of early-onset phenotype of Liddle syndrome. Cold Spring Harbor Molecular Case Studies,2016,2 (6):a001255.

[15] Gu D,Kelly TN,Hixson JE,et al. Genetic variants in the renin-angiotensin-aldosterone system and salt sensitivity of blood pressure. J Hypertens,2010,28:1210-1220.

[16] Fuqiang Liu,Shuhui Zheng,Jianjun Mu,et al. Common variation in WNK1 and blood pressure responses to dietary sodium or potassium interventions:a family-based association study. Circulation Journal,2012,77(1):169-174.

[17] Chu C,Wang Y,Wang M,et al. Common variants in serum/glucocorticoid regulated kinase 1 (SGK1) and blood pressure responses to dietary sodium or potassium interventions:a family-based association study. Kidney Blood Press Res,2015,40:424-434.

[18] Svensson-Farbom P,Wahlstrand B,Almgren P,et al. A functional variant of the NEDD4L gene is associated with beneficial treatment response with beta-blockers and diuretics in hypertensive patients. J Hypertens,2011,29(2):388-395.

[19] Hamrefors V,Sjögren M,Almgren P,et al. Pharmacogenetic implications for eight common blood pressure-associated single-nucleotide polymorphisms. J Hypertens,2012,30:1151-1160.

[20] Vandell AG,Lobmeyer MT,Gawronski BE,et al. G protein receptor kinase 4 polymorphisms:beta-blocker pharmacogenetics and treatment-related outcomes in hypertension. Hypertension,2012,60 (4):957-964.

[21] Rayner B,Ramesar R,Steyn K,et al. G-protein-coupled receptor kinase 4 polymorphisms predict blood pressure response to dietary modification in Black patients with mild-to-moderate hypertension. J Hum Hypertens,2012,26:334-339.

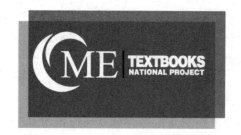

干预盐味觉减盐降压的研究

李　强　祝之明

陆军军医大学全军高血压代谢病中心

大坪医院高血压内分泌科重庆市高血压研究所

第 **25** 章

高盐摄入是高血压的主要危险因素,并与心血管事件的发生密切相关。减低摄盐量可有效预防血压升高及其相关心血管事件的发生,具有重要的社会经济效益。因此,制定有效的减盐策略对公共健康有重大影响。研究者开展的一项多中心、随机、双盲临床观察和颅脑功能影像研究发现,摄盐量增高与盐味觉敏感性降低及喜好性增加显著相关,且其改变与血压升高相关。颅脑影像研究提示,盐摄入量增加和盐喜好性增强与岛叶和眶额叶皮质区域代谢活动增强有关。喜好辣味饮食的人群盐摄入量和血压均呈现明显降低,且辣椒素(辣椒的主要辣味成分)可增强岛叶和眶额叶对盐刺激的反应,从而增强岛叶和眶额叶对低盐刺激的代谢活动强度。在动物研究中,眶额叶神经元电活动与盐喜好性密切相关,辣椒素干预可影响眶额叶盐味觉信号的处理。以上研究提示嗜辣行为通过改善盐味觉从而发挥减盐降压的作用,辛辣味添加剂的应用可能作为一项可行的盐敏感性高血压有前景的干预措施。

高血压是导致心脑血管疾病最主要的危险因素,已成为全世界重要的公共卫生问题。众多的流行病学研究表明高盐饮食是导致血压升高的重要危险因素,同时与动脉粥样硬化、脑卒中、心肌梗死等心血管事件发生密切相关,降低食盐摄入量可有效降低高血压及其他心血管事件发生风险。我国是美食文化大国,家庭烹饪摄入盐是居民主要的食盐来源,少盐的烹饪方式会极大地影响食物的味道,从而影响限盐的成效。目前减盐措施主要包括健康教育、使用盐勺、添加镁离子和钾离子以替代盐等,然而从20年全球限盐成效观察发现,高盐摄入情况并未改善,并且在局部国家和地区呈现进一步增高的趋势。辣椒是全世界最受欢迎的调味品,人体研究表明,给予不会引起明显辣味的低浓度辣椒素即可增加舌感知盐溶液的咸味。Lv等研究也表明,喜好辛辣食物的人群总体和相关病因的死亡率显著降低。因此,研究者提出辣味饮食可能具有减盐降压的作用。首先在横断面研究中评估人群盐味觉敏感性、盐味觉喜好性及辣味喜好性,以及其与盐摄入量和血压的关系。随后通过随机双盲干预颅脑影像研究验证了辣椒素对盐味觉中枢信号处理的影响。最后,使用光遗传学方法验证了假说。

一、盐味觉与摄盐量及高血压密切相关

味道是人们选择进食食物种类及食用量最重要的决定因素。人体能感知5种基本味道,即酸、甜、苦、咸和鲜味。味觉主要通过位于舌上味蕾的味觉细胞表面的味觉受体实现,主要发挥驱使和调节进食的功能。咸味即盐味,与盐的摄入量密切相关。盐味觉的敏感性对摄盐量调节具有重要作用,主要包括盐感知及盐超阈两部分,前者指能够尝到咸味时最低浓度的盐溶液,后者指能够耐受的最高浓度的盐溶液。盐味觉敏感度的降低,主要表现为盐感知的降低与盐超阈的升高,会促使个体摄入更多的盐。Fallis等较早的研究已经证实,与健康人群相比,高血压患者的盐味觉敏感性明显下

降,盐味觉阈值明显增高。

研究表明,阿米洛利敏感的上皮钠通道(epithelial sodium channels,ENaC)是生理浓度钠离子(<150 mmol/L,9 g/L)的感受通路,钠离子通过此通道内流导致味觉细胞去极化,引起盐味觉感受。同其他味觉一样,盐味觉受性别、遗传及环境等因素的影响。人的盐味觉感知强度各不相同,特定浓度的钠盐可能对一个人产生较弱的咸味,而对另一个人产生强烈的咸味。尽管大量证据表明全球范围内每日盐摄入量远超过生理需求(3 g 左右),但目前仍不清楚导致高盐摄食行为的原因及其分子基础。有学者提出人们之所以高盐饮食是为了获得一种愉悦感,而非仅仅满足生理需求。人类可以根据对食物感官方面的经验,从而逐渐形成对高盐食物的喜好,而其对咸味食物的喜好性即是对盐味的喜好性反应。低盐食物往往难以带来愉悦的味觉体验,而高盐饮食的人喜欢更咸的食物。一项针对韩国青年人的研究提示食盐摄入习惯可影响盐摄入量,而 Shim 等观察到盐摄入量和盐喜好性形成有关。

研究者通过在全国 4 个城市(沈阳、济南、成都及重庆)开展"人群盐味觉观察研究",将所有受试者依据盐喜好性高低分为低、中、高三组,发现盐喜好性增加与年龄较大、体力劳动较重、高血压患病率较高以及教育水平较低有关。同时,盐喜好性高的组对盐的味觉敏感性也有所改变,表现为低盐浓度的盐感知降低与高盐浓度耐受性增加。同时,还发现盐喜好性与摄盐量、血压水平显著相关。经过多变量校正,高盐喜好性组的盐摄入量较高(1.8 g/d,95%CI 0.7～2.9 g/d),同时收缩压(5.0 mmHg,95%CI 1.7～8.4 mmHg,$P<0.01$)和舒张压(4.4 mmHg,95%CI 2.0～6.7 mmHg,$P<0.001$)明显高于低盐喜好性组的受试者。研究者进一步依据 BMI 将受试者分为正常 BMI 组与超重或肥胖组,发现超重或肥胖组较正常组摄盐量明显增加(2.0 g/d,95%CI 1.2～2.8 g/d),且肥胖人群对低盐敏感性降低,高盐喜好性增加,且无性别差异。

二、辣味饮食通过改变盐喜好性和盐味觉敏感性降低盐摄入量和血压

研究者通过膳食问卷结合品尝不同浓度辣椒素的辣度体验,将所有受试者依据平常吃辣的饮食习惯分为低、中、高 3 组,发现高辣喜好性组人群对盐的喜好性明显降低。此外,辣喜好性与盐味觉敏感性密切相关,高辣喜好性组具有更低的盐感知以及盐超阈水平。进一步定量分析发现,辣味喜好性程度可显著影响盐摄入量和血压(图 25-1)。低、中、高辣喜好性组的平均盐摄入量分别为(13.4±5.1)g/d、(10.9±4.5)g/d 和(10.3±3.9)g/d。此外,与低辣喜好性组相比,高辣喜好性组的受试者收缩压较低[(118±15)mmHg vs(126±17)mmHg,$P<0.01$),舒张压较低[(73±9)mmHg vs(78±12)mmHg,$P<0.01$]。经过多变量校正后,高辣喜好性组仍表现出较低的盐摄入量(2.5 g/d,95%CI 1.1～3.8 g/d,$P<0.001$),以及较低的收缩压(6.6 mmHg,95%CI 2.4～10.9 mmHg,$P<0.01$)和舒张压(4.0 mmHg,95%CI 1.0～7.0 mmHg,$P<0.05$)。

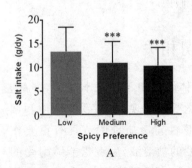
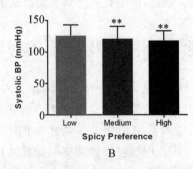
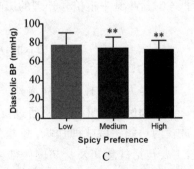

图 25-1　不同辣喜好性分组对摄盐量及血压的影响

三、辣椒素干预通过增加岛叶和眶额叶盐味觉中枢代谢活动发挥减盐降压作用

味觉中枢及中脑边缘结构对味觉信号处理、味觉敏感性以及对食物的喜好性形成至关重要。食物的可口性是食物刺激引起大脑奖赏回路激活的结果,提示个体的盐喜好性形成可能与其对咸味食物产生的中枢愉悦性反应有关。研究表明,眶额叶皮质是次级味觉中枢,并且已被证明与味觉的主观愉悦性形成密切相关。因此,研究者进一步探索高盐饮食个体在接受外界盐溶液刺激下的脑代谢改变情况。已有颅脑影像研究表明岛叶的代谢活动反应与受试者感知味觉的主观强度密切相关。研究者通过采取受试者口含 150 mmol/L 或 200 mmol/L NaCl 溶液,后进行颅脑 PET-CT 扫描观察大脑代谢改变情况(图 25-2),发现盐摄入量和盐喜好性与 PET-CT 测定的岛叶与眶额叶区域代谢活性呈正相关。使用不同浓度的 NaCl 刺激,在脑岛和丘脑中发现代谢活动呈强度依赖性变化(图 25-3)。

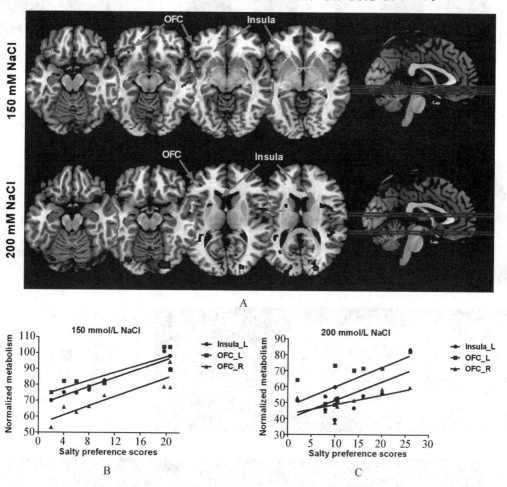

图 25-2　不同浓度的盐溶液刺激下,岛叶与眶额叶脑区代谢活性与摄盐量及盐喜好性呈显著正相关

研究者进一步观察辣椒素干预对盐味觉中枢代谢活动改变的影响(图 25-4)。发现给予 0.5 μmol/L 辣椒素(不引起辣味),可显著增加盐味觉中枢岛叶和眶额叶的代谢活性。同时,将 0.5 μmol/L 辣椒素加入 150 mmol/L NaCl 溶液中时,盐浓度依赖性代谢活性发生逆转,即添加辣椒素的低盐溶液刺激下的岛叶与眶额叶代谢活性高于高浓度盐溶液。最重要的是,辣椒素激活的大脑区域与盐味觉激活的大脑区域重叠。这些结果表明辣椒素可以通过参与盐味觉中枢信号处理,从而影响盐味觉感知。

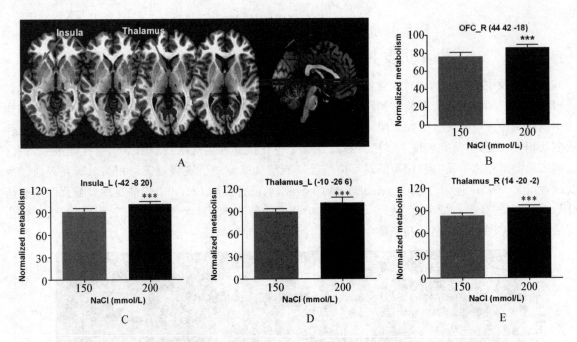

图 25-3　脑岛、眶额叶和丘脑中葡萄糖代谢活性在不同浓度盐溶液刺激下呈剂量依赖性增加

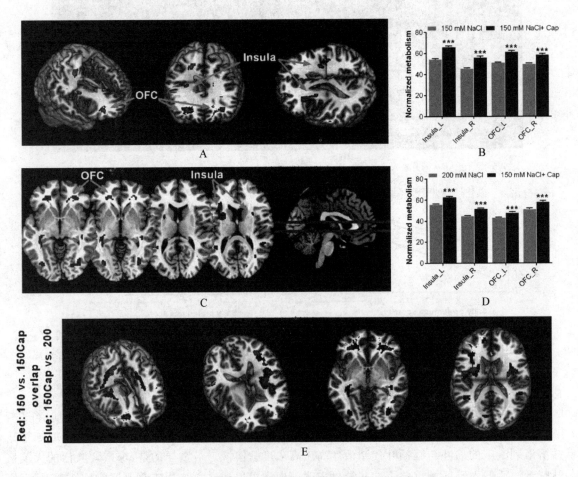

图 25-4　辣椒素对盐味觉中枢和奖励回路的影响

四、辣椒素干预激活眶额叶盐味觉神经元

研究者进一步在动物模型中验证上述研究结果。研究者使用光纤荧光信号探测术记录中枢眶额叶神经元钙信号变化以评估神经元活动,并研究辣椒素对麻醉和自由移动小鼠的中枢盐味觉信号的作用(图 25-5)。观察到不同浓度的含有或不含辣椒素的 NaCl 溶液诱发的钙波表现不同,这表明眶额叶中存在编码盐味觉的神经元。同时发现钙波的时程在 2～5 s,与功能磁共振成像信号的典型

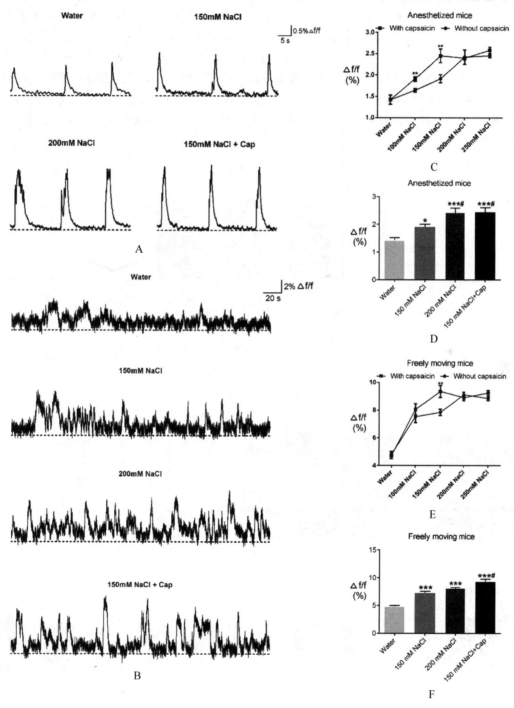

图 25-5　不同浓度盐溶液及添加辣椒素刺激下,诱发的小鼠眶额叶皮质的神经元活动信号

活化时间具有高度可比性。在麻醉状态下,同样观察到 200 mmol/L NaCl 溶液诱发的眶额叶钙波幅明显高于 150 mmol/L NaCl 溶液,并且无论麻醉还是自由活动状态下,添加辣椒素的 NaCl 溶液诱发的钙波幅明显高于单纯 NaCl 溶液。因此,上述结果证实外周盐溶液刺激可浓度依赖性地激活眶额叶盐味觉神经元活性,并且上述过程受到辣椒素的影响。

五、干预眶额叶盐味觉处理可改变盐喜好性

最后,研究者利用光遗传学方法兴奋或抑制神经元活性,探索通过干预眶额叶神经元活性是否可以改变盐喜好性。小鼠盐喜好性通过计算不同盐溶液的舔食次数的相对比率来确定。小鼠对 150 mmol/L NaCl 溶液舔食比率明显高于 200 mmol/L NaCl 溶液,同时也显著高于添加辣椒素的 150 mmol/L NaCl 溶液,说明小鼠更喜欢低浓度盐溶液,同时辣椒素可提高盐溶液的咸味(图 25-6)。为了证实初级味觉皮质到眶额叶的神经元投射,研究者将 AAV-EGFP(表达增强绿色荧光蛋白的腺相关病毒载体)注射到小鼠的眶额叶中,而后在岛叶皮质区域中发现逆行标记的神经元(图 25-7)。

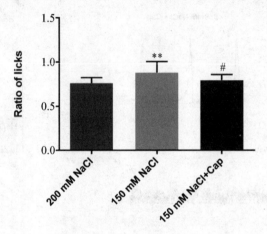

图 25-6　小鼠对不同盐溶液及添加辣椒素低盐溶液的喜好性

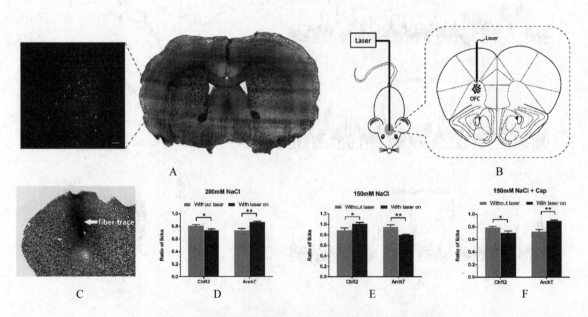

图 25-7　光遗传学干预眶额叶皮质神经元活性改变盐喜好性

研究者通过给小鼠注射 AAV-ChR2 或 AAV-ArchT 以兴奋或抑制眶额叶神经元活性。当兴奋眶额叶神经元活性时,小鼠对 200 mmol/L NaCl 溶液的喜好性进一步降低,而对 150 mmol/L NaCl 溶液喜好性进一步增加,同时对添加辣椒素的 150 mmol/L NaCl 溶液喜好性进一步降低。与之相对的,当抑制眶额叶神经元活性时,小鼠表现出对 200 mmol/L NaCl 溶液的喜好性增加及对 150 mmol/L NaCl 溶液喜好性降低的行为。因此,上述结果进一步明确眶额叶在盐喜好性形成中发挥重要作用,并且辣椒素可能影响眶额叶盐味觉的感知,从而进一步影响盐喜好性。

六、总　结

本研究中,研究者发现辣椒素干预可显著增强味觉中枢岛叶及眶额叶对盐味觉刺激的代谢活性。尤为重要的是,辣椒素可通过增加岛叶及眶额叶的代谢活性,从而有效逆转盐溶液刺激诱发的浓度依赖性代谢活动改变。已有研究指出,眶额叶与其他脑区相比有其特殊性,其中神经元对味觉感知具有整合作用,这就为混合味觉刺激下人体不同选择行为的发生提供重要的生物学基础。结合光遗传学的研究结果,低浓度辣椒素干预可能具有增强盐味觉作用,从而出现对低浓度盐溶液即表现出厌恶反应。研究者的前期研究表明辣椒素具有降压、减肥、抗动脉粥样硬化、延缓脑卒中、改善血糖、促进尿钠排泄、逆转心脏肥大等作用,从而在心血管代谢疾病中发挥重要的保护作用。本研究通过直接干预眶额叶神经元活动,同时观察盐喜好性改变情况,提供了辣椒素对中枢盐味觉感知影响的科学证据(图 25-8)。本研究仍存在一定的局限性,在全国南北方各选择两个城市进行横断面观察研究,研究成果是否同时适用于全国及其他国家人群仍有待明确。本研究发现喜好辣味饮食与降

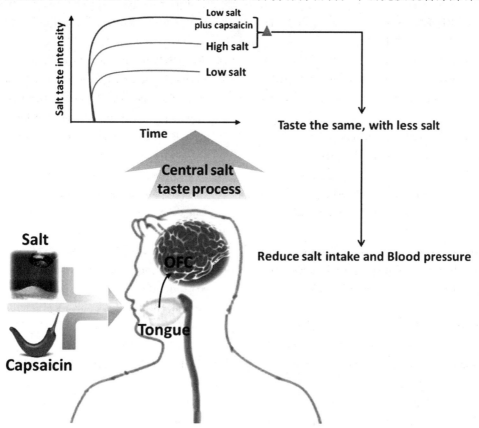

图 25-8　辣椒素干预增强中枢盐味觉感知,从而影响摄盐量和血压的原理

低摄盐量相关,但仍需开展前瞻性人群干预研究以进一步证实。同时,嗜辣减盐的机制研究有待进一步深入。

因此,应用辣膳食干预盐味觉从而减少盐的摄入及发挥降压作用是一项简便易行的减盐措施,值得在人群中进一步验证。

参 考 文 献

[1] Powles J, Fahimi S, Micha R, et al. Global, regional and national sodium intakes in 1990 and 2010: a systematic analysis of 24 h urinary sodium excretionand dietary surveys worldwide. Bmj Open, 2013, 3(12): eoo3733.

[2] Narukawa M, Sasaki S, Watanabe T. Effect of capsaicin on salt taste sensitivity in humans. Food Sci Technol Res, 2011, 17(2): 167-170.

[3] Lv J, Qi L, Yu C, et al. Consumption of spicy foods and total andcause specific mortality: population based cohort study. BMJ, 2015, 351: h3942.

[4] Fallis N, Lasagna L, Tetreault L. Gustatory Thresholds in Patients with Hypertension. Nature, 1962, 196: 74-75.

[5] Contreras RJ. Salt taste and disease. Am J Clin Nutr, 1978, 31(6): 1088-1097.

[6] Heck GL, Mierson S, DeSimone JA. Salt taste transduction occurs through an amiloride-sensitive sodium transport pathway. Science, 1984, 223(4634): 403-405.

[7] Leshem M. Biobehavior of the human love of salt. Neuroscience and biobehavioral reviews, 2009, 33(1): 1-17.

[8] Stone LJ, Pangborn RM. Preferences and intake measures of salt and sugar, and their relation to personality traits. Appetite, 1990, 15(1): 63-79.

[9] Lee H, Cho HJ, Bae E, et al. Not salt taste perception but self-reported salt eating habit predicts actual salt intake. J Korean Med Sci, 2014, 29 Suppl 2: S91-96.

[10] Shim E, Ryu HJ, Hwang J, et al. Dietary sodium intake in young Korean adults and its relationship with eating frequency and taste preference. Nutr Res Pract, 2013, 7(3): 192-198.

[11] Grabenhorst F, Rolls ET, Bilderbeck A. How cognition modulates affective responses to taste and flavor: top-down influences on the orbitofrontal and pregenual cingulate cortices. Cereb Cortex, 2008, 18(7): 1549-1559.

[12] Duong TQ, Silva AC, Lee SP, et al. Functional MRI of calcium-dependent synaptic activity: cross correlation with CBF and BOLD measurements. Magn Reson Med, 2000, 43(3): 383-392.

[13] Kadohisa M, Rolls ET, Verhagen JV. Neuronal representations of stimuli in the mouth: the primate insular taste cortex, orbitofrontal cortex and amygdala. Chemical Senses, 2005, 30(5): 401-419.

[14] Yang D, Luo Z, Ma S, et al. Activation of TRPV1 by dietary capsaicin improves endothelium-dependent vasorelaxation and prevents hypertension. Cell Metabolism, 2010, 12(2): 130-141.

[15] Zhang LL, Yan Liu D, Ma LQ, et al. Activation of transient receptor potential vanilloid type-1 channel prevents adipogenesis and obesity. Circulation Research, 2007, 100(7): 1063-1070.

[16] XiongS, Wang P, Ma L, et al. Ameliorating Endothelial Mitochondrial Dysfunction Restores Coronary Function via Transient Receptor Potential Vanilloid 1-Mediated Protein Kinase A/Uncoupling Protein 2 Pathway. Hypertension, 2016, 67(2): 451-460.

[17] Xu X, Wang P, Zhao Z, et al. Activation of transient receptor potential vanilloid 1 by dietary capsaicin delays the onset of stroke in stroke-prone spontaneously hypertensive rats. Stroke: a journal of cerebral circulation, 2011, 42(11): 3245-3251.

[18] Wang P, Yan Z, Zhong J, et al. Transient receptor potential vanilloid 1 activation enhances gut glucagon-like peptide-1 secretion and improves glucose homeostasis. Diabetes, 2012, 61(8): 2155-2165.

[19] Li L, Wang F, Wei X, et al. Transient receptor potential vanilloid 1 activation by dietary capsaicin promotes urinary sodium excretion by inhibiting epithelial sodium channel alpha subunit-mediated sodium reabsorption. Hypertension, 2014, 64(2): 397-404.

[20] Lang H, Li Q, Yu H, et al. Activation of TRPV1 attenuates high salt-induced cardiac hypertrophy

through improvement of mitochondrial function. British Journal of Pharmacology, 2016, 172(23): 5548-5558.

[21] Li Q, Cui Y, Jin R, et al. Enjoyment of Spicy Flavor Enhances Central Salty-Taste Perception and Reduces Salt Intake and Blood Pressure. Hypertension, 2017, 70(6): 1291-1299.

[22] Li Q, Jin R, Yu H, et al. Enhancement of Neural Salty Preference in Obesity. Cell Physiol Biochem, 2017, 43(5): 1987-2000.

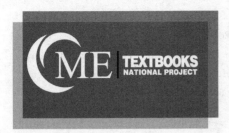

限盐管理控制高血压中国专家共识解读

牟建军

西安交通大学第一附属医院

第 26 章

高盐摄入是高血压发病最重要的危险因素之一,同时造成心血管发病与死亡风险增加。全球心血管疾病死亡病例中,每年 165 万归因于过多钠盐摄入。欧美国家早已从不同角度来控制盐对高血压的影响,以减少心血管疾病风险。我国人群日常钠盐摄入量显著高于欧美国家人群,北方地区高于南方,且证实钠盐摄入量与血压水平、高血压患病率相关。而膳食钾摄入量或钾钠摄入比明显偏低。钠盐摄入过多和(或)钾摄入偏低,钾钠摄入比偏低是我国人群高血压发病重要的危险因素。由中华医学会心血管病分会制定《限盐管理控制高血压中国专家共识》,旨在促进我国人群高血压防治,切实遏制高盐饮食对血压及心血管健康的影响。

一、盐与高血压

(一)盐与高血压的关系

随着盐作为食品的保存手段和现代快餐食品的广泛应用,人类钠盐的摄入成倍增加。早在2 600 年前,我国著名的医学论著《黄帝内经》中就有"咸者,脉弦也"及"多食咸,则脉凝泣而变色"等论断。近百年来,流行病学、动物实验及临床研究均证明钠盐是原发性高血压重要的易患因素,且盐与血压存在剂量-效应关系。处于低盐环境的人群,高血压患病率低,血压不随年龄升高或增高的斜率比较低;几乎在绝大多数钠盐摄入量高的人群,人群的平均血压水平比较高,高血压患病率增加。并发现随着不同人群钠摄入水平的差异,钠盐的摄入量与血压水平间呈线形关系;大多数高血压患者限盐后血压降低。迄今,已有多项研究证明钠盐的摄入与心血管疾病的危险直接相关。随着研究的深入,人们发现钠盐与靶器官损害相关,包括肾损害、心肌肥厚、血管重塑;此外,还与胰岛素抵抗、代谢综合征、内皮功能受损等相关联,且这种关系既来源于钠盐对血压的影响,也有独立于血压之外的机制。在我国研究者早期的研究中就已证明左心室重量指数、尿蛋白分别与 24 h 尿钠排泄量呈正相关。

人体电解质保留机制对自然选择的相对有效性不匀称,造成人们对盐负荷的血压反应呈离散性分布,有着显著的群体性差异;同样,在一个人群内个体间的血压对限盐亦呈现不同的反应。血压的盐敏感性是指相对高盐摄入所呈现的一种血压升高反应,与此相关联的高血压称为盐敏感性高血压。盐敏感者在血压正常人群中的检出率为 15%~42%,高血压人群为 28%~74%。个体血压对于盐摄入的反应是由基因因素、年龄、性别、体重指数、伴随疾病等因素决定的。

(二)减少盐摄入的降压效应

大量研究表明,适度减少钠盐摄入能降低血压正常者和高血压患者的收缩压和舒张压水平。目前认为,长期限盐干预有助于降低血压和减少高血压患者服用降压药用量;长期限盐干预有助于预防或减缓血压随年龄上升,减少高血压患者心血管疾病的发病率与死亡率。

限盐干预试验(diet approach to stop hypertension,DASH),受试者严格调整钠摄入,增加钾和钙的摄入。结果每日钠排泄量减少 35 mmol,收缩压下降 2.1 mmHg(95%CI 3.4～0.8 mmHg),舒张压下降 1.1 mmHg(95% CI 1.9～0.2 mmHg)。随着钠摄入的更大减少,收缩压的降低可以达到 6.7 mmHg (95% CI 5.4～8.0 mmHg)。在一项限盐降低血压作用的干预研究荟萃分析中,高血压患者每天钠盐摄入量从 9.5 g 减少到 5.1 g(每天减少约 4.6 g),可以带来 5.0/2.7 mmHg 血压数值的降低。换句话说,高血压患者每天减少 1.0 g 钠盐可以带来 1.2 mmHg 的收缩压下降。在血压正常的人群中,每天 4.4 g 钠盐摄入量减少可以带来 2.0/1.0 mmHg 血压降低。2010 年对美国钠盐摄入与高血压的一项分析中指出,美国白种人高血压患者中减少 1 g 的钠盐摄入收缩压可降低 1.2～1.9 mmHg,减少 3 g 的钠盐摄入收缩压降低 3.6～5.6 mmHg;美国黑种人高血压患者中减少 1 g 的钠盐摄入收缩压可降低 1.8～3.0 mmHg,减少 3 g 的钠盐摄入收缩压降低 5.4～9.1 mmHg。减少钠盐摄入的降压效应在高血压患者、黑种人、亚洲人中更显著。2013 年 *BMJ* 发表最新的减盐降低血压荟萃分析,纳入欧美国家的 36 个 RCT 研究明确减盐的降压效果。结果限钠盐对高血压患者、血压正常者的血压都有效,平均使血压降低 3.4/1.5 mmHg,血压越高则降压作用越显著。WHO 2006 年建议盐(氯化钠)的每日摄入量应少于 5 g(或 2 g 钠)作为人群营养摄入的目标。中国 2011 年高血压防治指南也指出每人钠盐摄入量逐步降至<6 g/d,并预期能降低收缩压 2～9 mmHg。我国从"七五"以来,由中国医学科学院在北京首钢工人食堂及陕西汉中农民家庭进行的限盐试验,均证实在中国这样膳食高钠的人群中,限盐降低血压是有效的、可行的。

二、盐与心血管疾病风险

(一)盐与卒中

1950—1960 年日本东北地区居民钠盐摄入量极高(达到约 27 g/d),是西南地区的 2 倍左右,同时卒中的发病率是 2～2.5 倍。2009 年 Strazzuilo 等对 10 项前瞻性研究的 14 个队列人群,共 154 282 例受试者的荟萃分析结果显示,钠盐摄入量与卒中事件相关,高盐组比低盐组卒中风险增加 23%。近期,日本对钠盐摄入量与卒中风险关系的一项多元回归分析,排除其他影响因素后高盐饮食与低盐饮食相比,出血性卒中风险比为 3.62,缺血性卒中风险比 2.80。肯定了高盐摄入增加脑卒中风险。此外,He 等在分析肥胖对高盐与卒中关系的影响中发现,肥胖患者高盐摄入的卒中风险极高,而非肥胖患者高盐摄入卒中风险相对低。

(二)盐与心血管疾病

Strazzuilo 等对钠盐摄入与心血管疾病关系的荟萃分析显示,盐摄入量与心血管事件相关,高盐组比低盐组心血管事件风险增加 17%。对高血压与非高血压人群中的干预研究荟萃分析表明,降低钠盐摄入量可以显著降低心血管事件达 20%,成为大多数指南共识制定的依据。对迄今的 4 项限盐降低心血管疾病风险的干预研究荟萃分析结果表明,限盐可以减少心血管事件 20%($P<0.05$),减少总死亡风险 5%～7%($P>0.05$)。美国限盐干预试验 TOHP Ⅰ、TOHP Ⅱ研究,30～54 岁高血压前期受试者被随机分为限盐组与对照组,采用尿钠排泄量检测盐摄入量,观察心血管事件(心肌梗死、脑卒中、心源性死亡或冠状动脉血供重建)的差别。TOHP Ⅰ限盐组通过18个月的干预,钠盐摄入量较对照组减少44 mmol/24 h,TOHP Ⅱ限盐组通过36~48个月的干预,钠盐摄入量较对照组减少33 mmol/24 h。TOHP Ⅰ、TOHP Ⅱ研究队列分别随访15年、10年,将两组数据合并,总共有200例发生心血管事件。经种族、年龄、性别校正后,限盐组心血管事件发生危险比对照组低25%[7.5%vs 9.0%,危险比(RR)=0.75,$P=0.04$],进一步校正基线尿钠及体重后,危险性降低值可达30%。近期 *JACC* 发表对TOHP研究受试者25年的随访研究,结果显示盐摄入量与心血管死亡风险呈线性相关而非"J"形或"U"形曲线。TOHP研究的多次随访结果一再肯定限盐或低盐饮食降低心血管风险!

关于盐与心血管疾病的关系、限盐是否降低心血管疾病风险以及限盐阈值一直存在争议,尤其在PURE研究。PURE属观察性研究,患者非随机入选,收集一次晨尿估算24 h尿钠值。结果在肯定尿钠排泄水平与血压尤其收缩压连续正相关的同时,在尿钠<4 g后心血管死亡率、主要心血管事件及全因死亡率增加。而2014年发布的美国限盐干预试验(TOHP Ⅰ、TOHP Ⅱ)受试者5年回顾性纵向分析,证明将盐摄入量降低到1.5~2 g仍能显示心血管疾病事件降低。目前关于盐与心血管疾病关系的证据如下:观察性研究显示,盐摄入越多,卒中发生风险越高;小规模观察性研究及干预性研究证明,减少盐摄入可以减少左心室肥厚程度;观察性研究显示,盐与冠心病风险的关系弱于与卒中的关系;小规模观察性研究显示,限盐与心力衰竭风险相关;小规模观察性研究及干预性研究证明,限盐降低尿蛋白水平;小规模观察性研究显示,限盐降低终末期肾病风险;观察性研究及干预性研究证明,限盐可以降低心血管疾病风险。总之,仍需要高质量的RCT研究评价限盐与心血管发病及死亡风险关系。

对于钠盐摄入量普遍偏高、盐敏感性检出较高的中国人群,尤其高血压患者积极推动减少盐摄入对控制血压,防治心血管疾病风险有积极的、重要的现实意义。

三、限盐存在的问题

(一)限盐的降压效应存在个体差异

人群内个体间对盐负荷或限盐呈现不同的血压反应,呈离散性分布,存在盐敏感性问题。不同种族和人群盐敏感性个体的检出率不同,而且血压的盐敏感性随年龄增长而增加,特别在高血压患者。此外,肥胖者、代谢综合征和糖尿病患者,以及低肾素型高血压患者对于限盐的降压反应均比较敏感。因此,在不同群体进行的限盐试验所产生的不同效应可能与这个群体盐敏感性个体的分布比例不同有关。

(二)限盐与其他营养成分的均衡

减少钠的摄入必然与钾和钙的摄入关联。有证据表明,钠与其他许多阳离子及阴离子,尤其与钾、钙、氯等有交互作用,在调控和维持血压稳定中发挥重要作用。因此,长期限盐干预要考虑钠以外其他营养成分的变化对血压和心血管健康的影响。

(三)限盐的"J"形曲线问题

有研究认为,人群钠盐的摄入与平均血压水平呈线性关系,而与心血管疾病结局之间则是否存在"J"形曲线,即限盐的适度问题。根据这一概念,可能存在一个与心血管健康相匹配的最适钠盐摄入范围,过高或过低可能都不利于健康。PURE 研究显示,在尿钠<4 g 后心血管死亡率、主要心血管事件及全因死亡率增加。目前,对于限盐的"J"形曲线的拐点问题还存在争议。

四、盐摄入量的检测与评价

(一)盐阈法

将不同浓度的盐水,从低浓度到高浓度依次滴于被调查者舌上,其感觉出咸味的最低浓度即为该被调查者的盐阈。可见盐阈法是一种粗略的测量方法,常用来判断个人嗜盐程度的高低,定性地反映摄盐量。盐阈法可用于人群嗜盐程度高低的粗浅筛选,以及经宣教干预后嗜盐度是否降低进行测试,该法不失为一种简单、高效的方法。

(二)膳食调查法

膳食调查法是通过对群体或个体每天进餐情况,包括餐次、进食种类和数量等调查,再根据标准食物成分表计算出每人每日摄入的能量和营养素。包括称重法、记账法、化学分析法、24 h 膳食回顾法、膳食史法和食物频率问卷法等,一般将前三者归为前瞻性方法,后三者归为回顾性方法,其中 24 h 膳食回顾法、食物频率法、记账法及称重法较为常用。24 h 膳食回顾法是由调查员对个体进行询问的调查方法,详细询问并记录被调查者前 24 h 内各种进食情况,包括品种和数量。食物频率问卷法(FFQ)是收集研究对象过去一段时间中的食物食用频率和食用量,调查采用面对面或电话访问的方法,由受过培训的调查员进行询问并记录。记账法(也称日记法)通常 2~4 周,需要记录食品和饮料消费的时间和地点、食物的详细描述、食谱及所食食物的营养成分表。称重法是研究者指导被调查对象在每餐前对各种食物进行记录并称量,用餐后将剩余或废弃部分称重加以扣除,从而得出准确的个人每种食物摄入量。

常用的膳食调查法主观性强,容易出现一些偏差和错误。此外,由于钠普遍性存在,膳食法测量钠摄入量的误差还来源于:①食物本身含盐量多变;②烹饪过程中及餐桌上加入的氯化钠量较难以准确估计(包括在餐馆);③烹饪过程中保留钠盐的比例是变化的;④容器损失盐量;⑤饮水中钠的浓度有地区差异等。基于这些影响因素,常用的膳食调查法往往低估钠的摄入量,有学者反复研究证实用膳食回顾法、日记法往往比用 24 h 尿液收集测量的钠摄入量少。膳食调查法的优势是高效、花费小、观察时间灵活、易于管理及可识别过量钠的关键来源等。目前膳食调查法,尤其是 24 h 饮食回顾与多种方法联合运用仍被国内外大型营养调查和各类小型研究所采用。

(三)尿钠测定法

通常情况下,不考虑经皮肤排泄的钠,人类 90%以上的膳食钠是经尿排泄,因而可以根据每日尿钠排泄来估计钠盐摄入量。

1. 24 h 尿钠法　收集完整的 24 h 尿样,测尿钠浓度,乘以总尿量即为 24 h 尿钠排泄量,被公认为测定饮食钠的"金标准",广泛应用于人群研究。然而尿钠的个体内差异较大,主要因为:①测量误差;②钠盐摄入量的波动;③机体水、电解质等代谢平衡的变异等。因此,单次的测定不具代表性,应收集多天的样本以缩小个体内差异对估计值的影响。有研究者认为儿童和成人须分别连续收集 8个和 14 个 24 h 尿样才能使其保持在 90%可信区间内。24 h 尿液收集是否完整是影响其估计钠摄入量准确性的关键因素。而 24 h 尿液收集次数越多,其收集的依从性、尿量的准确性也会越低。为克服这一问题,采用客观标记物,如肌酐和对氨基苯甲酸(PABA)对验证 24 h 尿液采样的完整性有一定价值。

2. 夜尿钠法　为评估夜尿对估计钠摄入量的有效性，人们通过大量研究分析不同时段尿钠与全天尿钠的相关性，结果发现夜尿钠与其相关性最大。Mill 等将受试者 24 h 分为 2 个 12 h（7：00—19：00，19：00 至次日 7：00），发现夜间 12 h 尿钠与 24 h 尿钠的 Spearman 相关系数为 0.76，可用作估计 24 h 尿钠。上海市高血压病研究所在 396 人次中发现全夜尿钠量与 24 h 尿钠间相关系数为 0.84。因此，多主张以全夜尿钠代替 24 h 尿钠测定。

该方法中，关键影响因素是尿钠夜间排泄量占全天的比率。研究证实夜尿钠排泄率有较大的个体间差异。除年龄影响尿钠的昼夜排泄外，发现高血压患者夜间平均尿钠排泄率比白天高，女性夜尿钠排泄率高于男性，黑种人高于白种人。因此，在流行病学研究中一般需通过亚组小样本来确定特定人群夜间尿钠排泄的比率以减低个体间差异带来的偏倚。同 24 h 尿钠一样，夜尿钠的排泄也存在个体内差异。通过多天测量可降低误差带来的影响，具体所需测量的天数取决于研究所期望的准确性。尽管存在一定不足，在日摄入食盐量与高血压关系的大宗流行病学研究中，夜尿钠法仍是一个较好的选择。

3. 点尿钠法　首先基于两个假设：一是 24 h 尿肌酐排泄量近似等于其预测值；二是"24 h 尿钠／24 h 尿肌酐"比值与点尿中"尿钠浓度／尿肌酐浓度"比值成正比，从而有"24 h 尿钠"正比于点尿中"尿钠浓度／尿肌酐浓度"×24 h 尿肌酐预测值。只需留取单次尿，测定钠及肌酐浓度，估算 24 h 尿肌酐，从而推测 24 h 尿钠量。

可见这一方法具有简单、易操作、花费小、可连续检测饮食钠量等优点。但点尿钠法仍存较大的争议，研究表明"钠／肌酐"在一天内存在较大的变化，让人质疑采用点尿浓度估计钠排泄量的可行性。另一问题就是取点尿样的时间，即在一天何时取样估测的尿钠量准确度最高尚有争议。

总之，为便于临床开展和人群研究，多年来人们一直在探索点尿钠法估测 24 h 尿钠的可行性，尽管已有较大进展，但还存在很多问题有待解决。目前还难以用点尿钠准确估测 24 h 尿钠。24 h 尿钠测定可用来估计盐摄入量的绝对值，所得结果准确度高。如果可行，尽可能用 24 h 尿。

五、限盐管理的目标和策略

（一）限盐管理的目标

一个成年个体如无大量出汗，每日钠的消耗量约为 600 mg，即 1.5 g 盐（NaCl）。2010 年全球钠盐摄入水平调查显示，全球平均钠摄入 3.95 g/d（相当于食盐 NaCl 10.06 g/d）；超过 99% 的成人钠摄入量超过 WHO 推荐标准（2 g/d），有 51 个国家盐摄入量是推荐量的 2 倍以上。依据 20 世纪 80 年代尿钠与血压关系国际流行病学调查（relationship between urinary electrolytes and blood pressure，INTERSALT）和 20 世纪 90 年代的膳食营养素与血压关系的国际合作研究（international study of macro/micronutrients and blood pressure，INTERMAP）推算，我国居民每日钠盐的平均摄入量，男性为 14.3 g，女性为 12.3 g，平均为 13.3 g，属高钠饮食国家之一。美国的限盐试验 DASH-Sodium 研究显示，将钠排出量控制在 2300 mg（相当于 5.8 g 盐），获得血压降低；进一步将钠排出量控制到 1500 mg（相当于 3.8 g 盐），血压可以进一步降低。基于这个研究，之后的研究大多数将限钠盐目标值定在 5～7 g。WHO/FAO 发表声明，认为钠盐摄入必须控制到＜5 g 才能获得血压降低。美国 AHA 最新推荐，高血压患者钠摄入量应＜2400 mg/d（6.0 g 盐），进一步可降至 1500 mg/d（3.8 g 盐）；如果不能将钠摄入量降至目标水平，至少也应每天减少 1000 mg 钠摄入量（2.5 g 盐）以实现降压作用（表 26-1）。

表 26-1　中国及世界各国高血压指南有关盐摄入量的建议

指南（年）	目标人群	推荐目标（盐）
中国高血压指南（2010）	高血压患者	<6 g/d
WHO（2011）	成年人	<5 g/d
ESH-ESC（2013）	高血压患者	<5 g/d
AHA/ACC/CDC（2013）	高血压患者	<6 g/d
JSH（2014）	高血压患者	<6 g/d

（二）限盐管理策略

1. 加强宣传，提高全民限盐意识及医务工作者应承担的教育责任。

2. 坚持循序渐进原则，在现有每日钠盐摄入量的基础上逐渐减少达到目标值。

3. 推动实施操作性强、方便可行、可量化的限盐方法和措施。

4. 增加膳食钾摄入，降低钠/钾比值：国人膳食摄入钠高、钾低、钠/钾比值偏高，特别在北方地区。增加膳食中钾的摄入量有利于促进钠从肾的排泄。

5. 限盐管理与药物降压治疗结合：限盐与降血压药可发挥协同作用。减少钠盐的摄入量能在一定程度上减少降压药的用量。限盐能加强肾素-血管紧张素系统抑制药的降压效果。对于钠盐摄入量较大者，限盐的同时配伍利尿药、钙通道阻滞药等降血压药，促进钠的排泄，有助于控制血压。

6. 限盐从生命早期开始。

（三）限盐管理措施

依据 INTERMAP 中国饮食调查，我国 75.8％的人群摄入钠盐来自家庭烹调，其次为高钠盐调味品，如酱油和咸菜等。2011 年针对山东省城乡居民食盐摄入水平与来源的研究显示，12.6％的钠盐摄入来自酱油，5.69％来自咸菜。针对我国膳食高钠盐的具体特征，限盐措施应从以下几个方面入手。

1. 减少烹饪钠盐量，每人每餐放盐不超过 2 g（即一个 2 g 的标准盐勺）；每人每天摄入钠盐不超过 6 g（普通啤酒瓶盖取胶垫后一瓶盖相当于 6 g）。

2. 尽量避免或减少进食含高钠盐的榨菜、咸菜、腌菜、腌肉、咸鱼等传统腌制品及调味品，如黄酱、辣酱等。

3. 尽可能多食用新鲜蔬菜，利用蔬菜本身的风味来调味。例如，将青椒、番茄、洋葱、香菇等和味道清淡的食物一起烹煮，可起到相互协调的作用。

4. 充分利用辣或醋、柠檬汁、苹果汁、番茄汁等各种酸味汁来增添食物味道。

5. 早餐尽量不吃咸菜或豆腐乳，一块 4cm^2 的豆腐乳含盐量 5 g。

6. 非糖尿病的高血压患者，可用糖、醋调味，以减少对咸味的需求。

7. 采用富钾的低钠盐代替普通食盐，减少钠而增加钾摄入量。

8. 需要动员全社会，食品、餐饮行业广泛参与，降低钠盐添加，标示高钠盐产品等。

（四）药物治疗

选择适当的降压药物有助于针对高盐摄入、盐敏感性高血压患者的血压控制。

1. 利尿药　利尿药的利钠缩容机制对盐敏感性高血压具有良好效果，特别适用于高盐摄入、盐敏感性高血压的控制。国际黑种人高血压学会 2010 年发表的黑种人高血压诊疗意见中推荐利尿药和钙拮抗药作为首选药物,尤其针对高盐摄入和盐敏感性高血压患者。2014 日本高血压指南特别指出,利尿药对盐敏感性高血压有明确的疗效。小剂量利尿药作为在高盐摄入、盐敏感性高血压人群中证据最多、效果最确切的药物,应得到广泛使用。

2. 钙拮抗药　研究证明,盐敏感性高血压患者存在细胞内钠、钙及镁的代谢异常,应用钙拮抗药有助于对抗盐介导的细胞内离子改变和升压反应;另外,钙拮抗药增加肾血流量和肾小球滤过率,降低肾血管阻力,产生排钠、利尿作用。因此,钙拮抗药对盐敏感性高血压具有良好的降压效果。

3. 肾素-血管紧张素-醛固酮系统(RAAS)抑制药　高盐摄入可增加组织中 RAAS 的活性,血管紧张素Ⅱ水平升高,加重靶器官受损。因此,充分阻断组织中 RAAS 活性,在高盐摄入、盐敏感性高血压患者的靶器官保护治疗中具有重要意义。RAAS 抑制药(ACEI 或 ARB)具有良好的靶器官保护作用,长期应用可明显抑制血管重塑,改善血管性疾病的内皮功能、逆转心肌肥大、降低尿蛋白、延缓动脉粥样硬化的进展,保护血-脑屏障,从而降低临床心血管事件和脑卒中发病风险。

因此,对高盐摄入、盐敏感性高血压患者合理有效的降血压治疗是利尿药或钙拮抗药与 RAAS 阻滞药的联合。这一联合不仅增强降压疗效,有效保护靶器官,且可抵消或减轻各自的不良反应。

参 考 文 献

[1] Mozaffarian D, Fahimi S, Singh GM, et al. Global sodium consumption and death from cardiovascular causes. N Engl J Med,2014,371(7): 624-634.

[2] Bibbins-Domingo K, Chertow GM, Coxson PG, et al. Projected effect of dietary salt reductions on future cardiovascular disease. N Engl J Med,2010, 362(7): 590-599.

[3] Minister of Health Canada, Recommendations of the Sodium Working Group. Sodium reduction strategy for Canada. ISBN: 978-1-100-16232-4, 2010.

[4] 刘治全. 血压的盐敏感性及盐敏感性高血压. 心脏杂志,2000,4:302-305.

[5] Vollmer WM, Sacks FM, Ard J, et al. Effects of diet and sodium intake on blood pressure: subgroup analysis of the DASH-sodium trial. Ann Intern Med,2001,135(12): 1019-1028.

[6] He FJ, MacGregor GA. Effect of modest salt reduction on blood pressure: a meta-analysis of randomized trials. Implications for public health. J Hum Hypertens,2002,16(11): 761-770.

[7] World Health Organization. Reducing salt intake in populations: report of a WHO forum and technical meeting. WHO, 2007:1-60.

[8] 武阳丰, 吴锡桂, 周北凡, 等. 农民膳食减盐可行性及降压效果初步研究. 中国循环杂志, 1994 (06): 347-349,383-384.

[9] 曹天秀, 赵连成, 周北凡, 等. 限盐膳食干预的试点研究. 中国慢性病预防与控制,1993(05): 225-227,240.

[10] Strazzullo P, D'Elia L, Kandala NB,et al. Salt intake, stroke, and cardiovascular disease: meta-analysis of prospective studies. BMJ, 2009, 339: b4567.

[11] He FJ, MacGregor GA. Reducing population salt intake worldwide: from evidence to implementation. Prog Cardiovasc Dis,2010,52(5): 363-382.

[12] Cook NR, Cutler JA, Obarzanek E, et al. Long term effects of dietary sodium reduction on cardiovascular disease outcomes: observational follow-up of the trials of hypertension prevention (TOHP). BMJ,2007,334(7599): 885-888.

[13] O'Donnell M, Mente A, Rangarajan S, et al. Urinary sodium and potassium excretion, mortality, and cardiovascular events. N Engl J Med, 2014, 371(7): 612-23.

[14] Yusuf S, Rangarajan S, Teo K, et al. Cardiovascular risk and events in 17 low, middle, and highincome countries. N Engl J Med,2014, 371 (9): 818-827.

[15] Cook NR, Appel LJ, Whelton PK. Lower levels of sodium intake and reduced cardiovascular risk. Circulation,2014,129(9): 981-989.

[16] Alderman MH. Presidential Address: 21st Scientific Meeting of the International Society of Hypertension: dietary sodium and cardiovascular disease: the 'J'-shaped relation. J Hypertens,2007, 25(5): 903-907.

［17］侯萌，牟建军.盐摄入量的测量方法、应用与评价.中华高血压杂志，2014(09)：827-829.

［18］Rhodes DG，Murayi T，Clemens JC，et al. The USDA Automated Multiple-Pass Method accurately assesses population sodium intakes. Am J Clin Nutr,2013,97(5)：958-964.

［19］Ortega RM，Lopez-Sobaler AM，Ballesteros JM，et al. Estimation of salt intake by 24 h urinary sodium excretion in a representative sample of 624-634adults. Br J Nutr,2011,105(5)：787-794.

［20］Stamler J. The INTERSALT Study：background，methods，findings，and implications. Am J Clin Nutr,1997,65(2 Suppl)：626S-642S.

［21］Stamler J，Elliott P，Dennis B，et al. INTERMAP：background，aims，design，methods，and descriptive statistics (nondietary). J Hum Hypertens,2003,17(9)：591-608.

［22］Joint WHO/FAO Expert Consultation. Diet，nutrition and the prevention of chronic diseases. World Health Organ Tech Rep Ser，2003,916：i-viii，1-149，backcover.

［23］Eckel RH，Jakicic JM，Ard JD，et al. 2013 AHA/ACC guideline on lifestyle management to reduce cardiovascular risk：a report of the American College of Cardiology/American Heart Association Task Force on Practice Guidelines. Circulation，2014,129(25 Suppl 2)：S76-99.

［24］吴兆苏，霍勇，王文，等.中国高血压患者教育指南.中华高血压杂志，2013,12：1123-1149.

［25］WHO. Guidelinef：Sodium intake for adults and children. Geneva：World Health Organization，2012.

［26］Mancia G，Fagard R，Narkiewicz K，et al. 2013 ESH/ESC Practice Guidelines for the Management of Arterial Hypertension. Blood Press，2014,23(1)：3-16.

［27］Shimamoto K，Ando K，Fujita T，et al. The Japanese society of hypertension guidelines for the management of hypertension(JSH 2014). Hypertens Res,2014,37：253-392.

［28］Anderson CA，Appel LJ，Okuda N，et al. Dietary sources of sodium in China，Japan，the United Kingdom，and the United States，women and men aged 40 to 59 years：the INTERMAP study. J Am Diet Assoc,2010,110(5)：736-745.

［29］Zhang J，Guo XL，Seo DC，et al. Inaccuracy of self-reported low sodium diet among Chinese：findings from baseline survey for Shandong & ministry of health action on salt and hypertension (SMASH) Project. Biomed Environ Sci，2015,28(2)：161-167.

［30］刘治全，牟建军.高血压病诊断治疗学.北京：中国协和医科大学联合出版社,2006.

［31］Flack JM，Sica DA，Bakris G，et al. Management of high blood pressure in Blacks：an update of the International Society on Hypertension in Blacks consensus statement. Hypertension,2010,56(5)：780-800.

［32］牟建军,任珂宇.血管紧张素Ⅱ受体阻滞药与利尿药联合应用研究进展.心血管病学进展,2011,1：7-9.

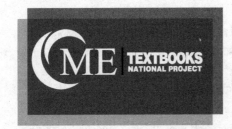

高血压患者盐摄入量评估和血压管理临床流程专家建议书解读

孙宁玲

北京大学人民医院

第 **27** 章

　　高血压的发生受到遗传因素及环境因素的共同作用。在环境因素中,高盐摄入被认为是最重要、最关键的饮食因素之一。全球心血管疾病死亡中,每年 165 万归因于过多钠盐摄入。INTER-SALT 实验证实,个体盐摄入与血压显著相关,24 h 钠排泄量(反映钠摄入量)每减少 100 mmol,收缩压和舒张压分别减少 6.0 mmHg 和 2.5 mmHg。2013 年 BMJ＝发表新的减盐降低血压荟萃分析,纳入欧美国家的 36 个 RCT 研究明确限盐的降压效果。结果显示,限钠盐对高血压患者、血压正常者的血压管理都有效,平均使血压降低 3.4/1.5 mmHg,血压越高则降压作用越显著。高盐摄入与心脑血管事件的发生率和病死率以及心室肥厚、肾损害等靶器官损害密切相关。对此,世界卫生组织 2013-2020 慢性病防控全球行动计划之一是食盐量相对减少 30%。2011 年加拿大卫生部制定加拿大限制钠盐摄入策略,预期在 2016 年将钠盐平均摄入量降低到 5 g/d,这样将预期每年减少 100 万高血压患者的治疗成本。WHO 2006 年建议将盐(氯化钠)的每日摄入量应＜5 g 作为人群营养摄入的目标。中国 2010 年高血压防治指南也指出每人钠盐摄入量逐步降至＜6 g/d,并预期能降低收缩压 2~9 mmHg。现有的数据显示中国人群日常钠盐摄入量显著高于欧美国家人群,并普遍盐摄入超标。我国大部分地区人均盐摄入量＞12 g/d,北方人可达 12~18 g/d,明显高于世界卫生组织应＜5 g/d 的推荐。我国膳食钠盐摄入过多和(或)钾摄入偏低已成为我国人群高血压发病重要的危险因素。对此我们应当积极主动对高血压患者进行盐摄入量的评估,从而针对性地治疗,这在血压管理中是一种重要的策略。然而,近年来的一些研究对于限盐目标提出了挑战:即过低的盐摄入(＜3 g/d)也会增加心血管风险。这就提出一个重要的问题,我们必须有效地进行盐摄入的评估,针对性的限盐才能使高血压患者获得最大的利益。对此中国医师协会高血压专业委员会认为有必要依据目前我国高血压患者盐摄入状态并推动限盐措施,特制订盐摄入量评估和血压管理临床流程。

　　限盐首先涉及摄盐量的评估。长期以来,医院采用 24 h 尿钠的测定评估盐的摄入量,由于留取 24 h 尿麻烦、操作烦琐、收集时间长,较难收集完整,故不适用于非住院患者而限制广泛应用。目前除了 24 h 尿钠的测定技术外,又研发出通过点尿钠/肌酐的监测评估钠盐的摄入方法,从而使钠盐摄入的评估变得容易些。日本已有应用点尿法预测 24 h 尿钠的公式并写入高血压指南,故在我国高血压人群中建立预测 24 h 尿钠排泄的点尿评估盐摄入量的公式,可利于盐摄入的快速评估,指导临床降压策略。在本建议书的流程中将两种方法结合起来评估盐的摄入,对明确中、高钠摄入的患者提供较适宜的治疗方案。

一、高血压患者限盐的标准

世界卫生组织及欧洲高血压指南均推荐盐摄入量为<5 g/d。

中国、日本及美国高血压指南均推荐盐摄入量为<6 g/d。

二、不同盐量摄入的概念

由于钠 98% 经肾排泄,因此常规以 24 h 尿钠计算饮食中钠的摄入量。根据氯化钠在食盐中的比例(99%)及钠在氯化钠中的比重计算每日摄入盐量(g)。即每日盐摄入量(g)≈尿钠浓度(mmol/L)×24 h 尿量(L) ÷1000×58.5(g/mol)。100 mmol 钠相当于 5.85 g 氯化钠(≈6 g)。

本建议书盐摄入量的定义:

正常盐摄入量:<6 g/d (24 h 尿钠排泄<100 mmol)。

中等盐摄入量:6～12 g/d(24 h 尿钠排泄 100～200mmol)。

高等盐摄入量:>12 g/d(24 h 尿钠排泄>200 mmol)。

三、血压控制目标

一般高血压人群:<140/90 mmHg。

高龄老年高血压人群:<150/90 mmHg。

四、进行盐评估的建议高血压人群

鉴于盐敏感性高血压诊断操作的困难性,经过多年的临床实践,目前常把具有某些临床特征的人群考虑为盐敏感人群,预估其高盐摄入对血压产生的影响,并进行相应的针对性治疗。

本建议书推荐进行盐摄入量评估的主要高血压人群为老年高血压患者、肥胖的高血压患者,或出生体重<3.05 kg,或早产儿(胎龄<37 周),或巨大儿(出生体重>4.0 kg),难治性高血压患者,有过妊娠期高血压的女性患者,有心脑血管病家族史的高血压患者,北方单药控制未达标的高血压人群以及高盐摄入地域的高血压患者。

五、盐评估与生活方式干预建议流程

盐评估与生活方式干预建议流程见图 27-1。

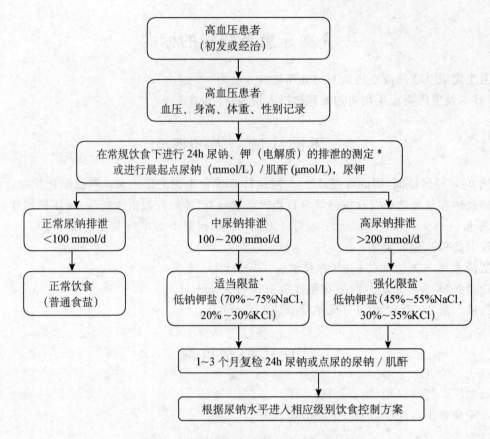

图 27-1 盐评估与生活方式干预建议流程

注：* 准备服用低钠盐时需评估肾功能及血钾水平，如果血钾≥5.0 mmol/L 或肌酐
≥177 μmol/L，则仍服用"普通食盐"，改用其他生活方式限盐

六、盐评估与药物治疗建议流程

中钠摄入及高钠摄入的高血压患者在建议的盐摄入饮食下进行适当的药物治疗，药物治疗前或治疗过程中需评估心功能和肾功能，依据血压水平来进行血压管理（图 27-2）。

上述高血压患者在常规血压和尿钠测定基础上的建议如下。

1. 对难治性高血压，应排除肾上腺性的继发性高血压疾病。

2. 对于慢性肾脏病［eGFR＜30 ml/（min·1.73m²）］的高血压患者食用低钠盐或钾盐要慎重，同时慎用口服噻嗪类利尿药及醛固酮拮抗药，如需要使用，建议在肾内科医师的指导下应用。

3. 对盐摄入量＞6 g/d 的高血压患者更应进行其他心血管危险因素及靶器官损害的检查和评估，便于对高血压患者进行综合的血压管理。

执行本流程基于有效的盐摄入量的评估，建议在血压管理中对有条件的医疗机构都要开展盐摄入量的评估工作。盐的摄入检查更适用于初发高血压患者和难治性高血压患者及上述建议书中推荐的人群，以便针对性地选择降压药物。

执笔：孙宁玲　王鸿懿

编写委员会（按汉语拼音排序）

陈小平	初少莉	戴秋燕	丁文惠	郭丽君	韩　凌	姜一农	李广平	李玉明
刘惠亮	刘　蔚	牟建军	钱卫冲	孙　刚	孙宁玲	孙跃民	陶剑虹	王鸿懿
魏　盟	吴海英	项美香	谢良地	徐　瑞	徐新娟	严晓伟	尹新华	祝之明

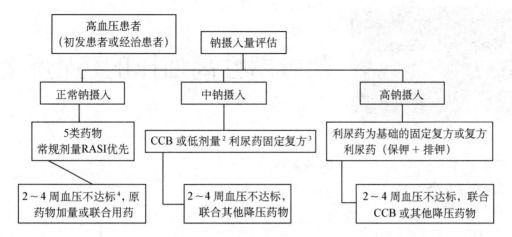

图 27-2　盐评估与药物治疗建议流程

注：¹. 5 类降压药物均可应用(利尿药、CCB、ACEI、ARB、β 受体阻滞药)；². 低剂量利尿药(氢氯噻嗪 12.5 mg/d,吲达帕胺 1.25～1.5 mg/d)；³. 常规剂量利尿药(氢氯噻嗪 25 mg/d,吲达帕胺 2.5 mg/d)；⁵

参 考 文 献

[1] Mozaffarian D, Fahimi S, Singh GM, et al. Global sodium consumption and death from cardiovascular causes. N Engl J Med,2014,371(7):624-634.

[2] Intersalt Cooperative Research Group. Intersalt: an international study of electrolyte excretion and blood pressure. Results for 24 hour urinary sodium and potassium excretion. BMJ, 1988, 297 (30): 319-328.

[3] He FJ, Li J, Macgregor GA. Effect of longer term modest salt reduction on blood pressure: Cochrane systematicreviewandmeta-analysisofrandomisedt-rials. BMJ,2013,346:f1325.

[4] Minister of Health Canada, Recommendations of the Sodium Working Group. Sodium reduction strategyforcanada. ISBN: 978-1-100-16232-4, 2010.

[5] World Health Organization. Reducing salt intake in populations:report of a WHO forum and technical meeting. WHO,2007:1-60.

[6] 限盐管理控制高血压中国专家指导意见. 中华医学会心血管病学分会高血压学组. 中华高血压杂志，2015,23(11):1028-1034.

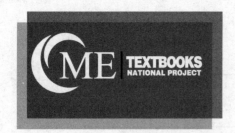

盐敏感性高血压的药物治疗

第 **28** 章

陈源源
北京大学人民医院

　　原发性高血压是遗传因素与环境因素相互作用的疾病,人体内糖、盐、钾、钙等多种元素均影响着血流动力学平衡,影响着血压波动。多年来人们围绕盐与血压的关系进行着包括流行病学、动物实验、临床干预试验及遗传学研究等大量研究,确定了"盐"是高血压重要的易患因素。然而,人们对盐负荷或限盐呈现不同的血压升高或降低反应,通常认为盐与高血压的联系基于一定的遗传易感性,即盐敏感性。一个个体对盐的敏感性决定于基因遗传、年龄、生存环境、饮食习惯、社会因素、并存疾病等多方面复杂的因素,涉及交感神经系统、肾素-血管紧张素-醛固酮系统、内皮血管活性物质系列、胰岛素抵抗等多系统,最终通过影响细胞钠离子转运障碍和肾排钠障碍,水钠潴留、血管阻力增加,血压增高。此类相关的高血压称为"盐敏感性高血压"。

一、盐敏感性高血压血压升高的机制特点

　　1. **水钠潴留**　盐敏感者由于细胞膜钠泵活性降低,Na^+-K^+ 反向转运速率增加,盐负荷后尿排钠反应明显减慢,由于肾近曲小管钠重吸收增强,肾压力-尿钠曲线明显右移,肾钠潴留,进而水、钠潴留,高血压发生。

　　2. **交感神经活性增强**　当高盐摄入血钠水平升高时,通过血-脑屏障和脑脊液屏障使得中枢"钠"增加,交感神经中枢兴奋-抑制平衡紊乱;同时由于交感神经末梢对 NE 的重吸收依赖于钠离子,当盐敏感者钠泵功能障碍、Na^+-Ca^{2+} 交换障碍,细胞间隙中的 NE 浓度增高,外周交感神经张力增加;以上变化继而影响肾血流动力学及肾小管对钠、钾等电解质及水分的重吸收和排泄平衡,血压升高。

　　3. **胰岛素抵抗**　盐敏感者在高盐负荷时血浆胰岛素水平较高,而在高糖摄入后峰值血糖浓度也显著增高,存在明显的高胰岛素血症、高三酰甘油血症及胰岛素抵抗。而胰岛素抵抗和高胰岛素血症进一步引起交感神经兴奋、肾小管重吸收增强、小动脉平滑肌细胞对血管活性物质反应性增强、动脉平滑肌细胞增殖及血管顺应性降低,同时也影响着 RAAS 与激肽-缓激肽系统的平衡,参与血压高的形成。

　　4. **血管内皮功能失调**　多项研究显示,盐敏感性高血压多存在着内皮功能的紊乱,NO 产生受损且活性下降,而内皮素-1 水平明显升高,从而小动脉阻力增加、肾血流量及肾小球滤过率降低、尿钠排泄明显减少,血压增高。

　　5. **盐敏感性与 RAAS**　当高盐摄入及盐敏感时,血浆肾素活性偏低,血浆醛固酮浓度也在较低水平,称为"调节型盐敏感性高血压",相反,在高盐负荷情况下血浆肾素活性正常或偏高者,被称为

"非调节型盐敏感性高血压"。

二、针对血压升高机制的药物治疗选择

谈到盐敏感性高血压的药物治疗,必当针对盐敏感性高血压的血压升高机制选择具有相应药理作用的药物。

1. 钙拮抗药　盐敏感性高血压者体内存在显著的水、钠潴留,血浆低肾素,而钙拮抗药通过抑制动脉血管壁平滑肌 L 型钙通道的开放,外周血管扩张而阻力降低,从而达到体内相对血容量减少,降低动脉血压的作用。我国高血压患者中有相当比例的人群为老年高血压、单纯收缩期高血压及低肾素活性或低交感神经活性的高血压患者,其均在病理生理特点上属于容量型高血压,而钙拮抗药的这些药理学特点均符合我国高血压患者的病理生理特点。大量的临床循证研究及临床实践证实:钙拮抗药降压作用不受高盐饮食影响,尤其适用于生活中习惯高盐摄入及盐敏感性高血压患者。

2. 利尿药　噻嗪类利尿药如氢氯噻嗪作用于远曲小管始端,减少 NaCl 和水的重吸收,属于中效利尿药;噻嗪样利尿药化学结构不同于噻嗪型利尿药,包括氯噻酮、吲达帕胺及美托拉宗,噻嗪样利尿药具有扩张血管作用,且为降压的主要作用。利尿药适用于大多数无禁忌证的高血压患者的初始治疗和维持治疗,尤其适合老年高血压、难治性高血压、心力衰竭合并高血压,以及高盐摄入与盐敏感性高血压等容量负荷在血压升高机制中起主导作用的高血压患者。由于老年高血压患者对盐更敏感,且常表现为低肾素活性,因此利尿药更适合老年高血压患者。盐摄入 > 12 g/d 的高血压患者可以考虑优先使用低至中剂量的噻嗪类利尿药。

其实利尿药较少单独使用,常作为联合用药的基本药物使用。研究表明,联合应用小剂量利尿药与其他降压药物(如 ACEI、ARB 或 CCB)较足量单药治疗降压效果更明显,且不良反应小,利尿药能够加强其他抗高血压药物的降压疗效,这主要依赖于利尿药减少体液容量及预防其他降压药物应用后液体潴留作用。利尿药与 ACEI、ARB 或 CCB 联用为理想的治疗方案。利尿药与 CCB 联用方案更适于低肾素型高血压如多数老年、高盐摄入与盐敏感的高血压患者。

3. ACEI 或 ARB　虽然高盐摄入及盐敏感性高血压主要为容量相关性高血压,但是高盐饮食可激活局部组织 RAAS,发生较重的靶器官损害,如左心室肥厚、蛋白尿等,因此,应联合应用 ACEI 或 ARB,充分阻滞 RAS 活性,既能联合降低血压,又能保护或延缓靶器官损害。国内外多项临床研究显示,ACEI 或 ARB 在有效控制血压的同时,具有良好的靶器官保护作用,长期应用可明显抑制血管重塑,改善血管性疾病的内皮功能,逆转心肌肥大,降低尿蛋白,延缓动脉粥样硬化的进展,保护血-脑屏障,从而降低临床心血管事件和脑卒中发病风险。

4. 联合降压方案　对于新诊断的 2 级以上的盐摄入及盐敏感性高血压患者(收缩压≥160 mmHg 或舒张压≥100 mmHg)或启动药物治疗时患者血压超过目标血压 20/10 mmHg 者,可在起始治疗时即使用联合治疗方案。目前正在接受降压药物治疗的盐敏感高血压患者,若血压控制未达标,可考虑根据患者血压水平调整为联合降压方案。联合降压方案既要考虑有效降压,又要考虑器官保护,结合上面的内容,高盐摄入与盐敏感性高血压患者的联合治疗方案通常选择利尿药或钙拮抗药与 RAS 阻滞药联合。

(1)ACEI 或 ARB 联用噻嗪类利尿药:ARB 或 ACEI＋噻嗪类利尿药联合治疗有协同作用,有利于改善降压效果。噻嗪类利尿药在利尿减低体内容量的同时会激活 RAAS,可导致不利于降压的负面作用,当与 ACEI 或 ARB 联用时则可抵消此不利因素。此外,ACEI 和 ARB 由于可使血钾水平略有上升,从而能够防止噻嗪类利尿药长期应用所致的低血钾等不良反应。在药物联合方案中通常噻嗪类利尿药含量较低,如氢氯噻嗪低于 12.5 mg 或吲达帕胺低于 1.25 mg,以避免低血钾及其他代谢不良反应的发生。

（2）二氢吡啶类 CCB 联用 ACEI 或 ARB：前者具有直接扩张动脉作用，后者通过阻断 RAAS，既扩张动脉，又扩张静脉，故两药具有协同降压作用。二氢吡啶类 CCB 常见的不良反应踝部水肿，系 CCB 主要扩张小动脉及毛细血管前动脉，使得毛细血管静水压升高，液体组织渗出而成，ACEI 或 ARB 在扩张动脉的同时扩张静脉，使得毛细血管静水压外泄，解除 CCB 引起的踝部水肿，CHIEF 研究表明，小剂量长效二氢吡啶类 CCB＋ARB 初始联合治疗高血压，可明显提高血压控制率。此外，ACEI 或 ARB 也可部分阻断 CCB 所致的反射性交感神经张力增加和心率加快的不良反应。

总之，对高盐摄入、盐敏感性高血压患者合理有效的降压治疗不仅是增强降压疗效，更要注意保护靶器官，从盐敏感性高血压的血压升高机制应选择钙拮抗药和利尿药作为基本降压药物，当需要联合降压时应联用 RAS 阻滞药以保护靶器官，使降压效果相互叠加，不良反应相互抵消。

参 考 文 献

［1］ Elijovich F，Weinberger MH，Anderson CAM，et al. Salt sensitivity of blood pressure. Hypertension，2016，68：e7-e46.

［2］ 中华医学会心血管病学分会高血压学组. 限盐管理控制高血压中国专家指导意见. 中华高血压杂志，2015，123（11）：1028-1034.

［3］ 国家卫生计生委合理用药专家委员会. 中国医师协会高血压专业委员会，高血压合理用药指南（第2版）. 中国医学前沿杂志，2017，9（7）：28-126.

［4］ Shimamoto K，Ando K，Fujita T，et al，The Japanese Society of Hypertension guidelines for the management of hypertension（JSH 2014）. Hypertens Res，2014，37（4）：25-392.

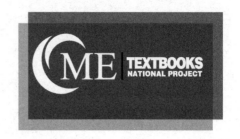

第三篇

高血压典型或疑难病例

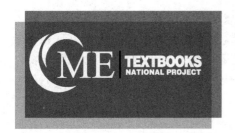

胰腺手术突发剧烈血压波动、心力衰竭

第29章

王鲁雁
北京大学人民医院

一、临床资料

患者,女,35岁。已婚。患者20余天前因咳嗽,于外院行胸、腹部CT:胰尾区可见大小约55mm×43mm类圆形软组织低密度灶,考虑胰尾部占位性病变;核磁共振检查提示,胰尾囊性占位,实性假乳头状瘤可能。为进一步诊疗收住北京大学人民医院腔镜外科病房实施手术。患者自发病以来,精神、食欲、睡眠正常,无头痛等不适症状。既往史:平素身体健康。否认高血压、心脏病史。无糖尿病、高血压、冠心病、脑卒中家族史,个人无吸烟、饮酒嗜好,月经规律。

二、体格检查及辅助检查

入院查体:体温37.0℃,脉搏76/min,呼吸18/min,血压144/92 mmHg,体重55 kg。发育正常,全身浅表淋巴结无肿大。甲状腺正常,无颈静脉怒张,无颈动脉杂音。肺部呼吸运动度对称,双肺呼吸音清,未闻及啰音。心界正常,心率76/min,心律整齐,各瓣膜听诊区未闻及杂音,无异常血管征。腹部平软,无压痛,无包块,肝、脾未触及,移动性浊音阴性,无血管杂音。双下肢无可凹性水肿,无杵状指(趾)。外院CT检查结果见上述CT报告。入院检查:血常规、尿常规、便常规正常,血生化、电解质、凝血分析均正常,肿瘤标志物正常。心电图示窦性心律(心率98/min),正常心电图。X线胸片示双肺纹理清晰,未见明显实变浸润影,心影不大。

三、入院诊断

胰腺占位待查。

四、治疗过程及病情变化

入院后于2018年1月29日全身麻醉下行胰尾部肿物切除术,术中切除肿瘤过程中出现收缩压突发增高至200 mmHg以上伴大幅度血压波动,术前、术中后、术后血压、检验、超声心动指标的变化见表29-1。治疗过程:①术中给予艾司洛尔、乌拉地尔静脉注射降低血压。②术后血压低至70/50 mmHg应用去甲肾上腺素静脉维持升压。③转入ICU后患者无呼吸困难等症状,但肺部听诊可闻及湿啰音,心电图示窦性心动过速,偶发室性期前收缩。床旁 X 线胸片示双肺多发渗出性病变。床旁超声心动图示各房室内径正常,左室壁中段运动幅度显著减低,左室侧壁基底段及后壁基底段运动幅度稍减低,射血分数(Simpson 法)36%,各瓣膜结构及启闭未见明显异常,应激性心肌病不除外。给予监测、吸氧、呼吸机辅助呼吸、呼气末正压通气、利尿等治疗后,患者氧合改善(表 29-1),肺部啰音消失。患者于 2 月 9 日病情改善出院。

表 29-1　术中术后各项指标变化

检查项目	手术室			转入 ICU						
	术前	术中	术后	手术当天 01-29	术后第 1 天 1-30	术后第 2 天 01-31	术后第 3 天 02-01	术后第 4 天 02-02	术后第 5 天 02-03	术后第 7 天 02-05
血压(mmHg)	136/84	200/150	70/50	102/67	100/60	120/80	100/60	106/60	106/70	120/70
心率(/min)	100	150	95	123	100	80	82	88	64	60
心肌损伤标志物										
TnI (ng/ml)			0.842↑	2.187↑		0.796↑	0.306↑	0.187↑	0.104↑	0.148↑
MYO(ng/ml)			6.99↑	11.92↑		2.77	0.80	0.98	0.55	1.32
CK-MB(ng/ml)			121.0↑	165.1↑		165.1↑	24.3	13.7	20.6	10.1
BNP (pg/ml)				64		1003↑	639↑	612↑	408↑	64
血气分析										
pH		7.42	7.34↓	7.350	7.388	7.499				
PO₂(mmHg)		523	78↓	36.0↓	157.3	180.8				
SaO₂(%)				65.0↓	99.9	99.9				
PCO₂(mmHg)		26↓	35	39.0	31.1↓	31.4↓				

注:TnI. 心肌肌钙蛋白 I;MYO. 肌红蛋白;CK-MB. 肌酸激酶同工酶;BNP. 脑钠肽;PO_2. 血氧分压;SaO_2. 血氧饱和度;PCO_2. 二氧化碳分压

五、诊治过程

治疗期间实验室及辅助检查变化如下。

1. 心肌损伤标志物、脑钠肽快速上升后逐渐下降,肌钙蛋白 I(TnI)酶峰位于手术当晚,脑钠肽(BNP)于术后第 2 天开始下降。

2. 血儿茶酚胺多次测定仅于术后第 3 天肾上腺素轻度升高。

3. 复查心电图:部分导联 T 波倒置或双向。

4. 复查 X 线胸片:双肺渗出性病变较前吸收,心影较前增大。

5. 复查超声心动图:动态观察射血分数于术后第 3 天(2 月 1 日)恢复正常,左心室室壁运动异常于术后第 11 天(2 月 9 日)基本恢复正常。

6. (胰尾部)肿物切除标本病理结果:送检肿瘤组织呈囊实性,肿瘤细胞轻度异型,胞质丰富,核分裂象少见,呈巢片状分布,其间可见丰富血窦,周围残留少量肾上腺皮质成分。免疫组化染色结果,CK(-),Vimentin(+),CD68(-),HMB45(-),MelanA(-),S-100(散在+),Sox-10(-),CgA(+),Syn(+),CD56(+),Ki-67(1%+),CK18(-),CK8(-),CK7(-),CK19(-),CK20(-),结合临床符合异位肾上腺嗜铬细胞瘤,大小约 6cm×4cm×3cm。

结合患者病情变化、实验室检查、辅助检查及病理结果,该患者确定诊断为:①异位肾上腺无症状嗜铬细胞瘤。②Takotsubo 综合征。

六、病例讨论及治疗思维

嗜铬细胞瘤起源于肾上腺髓质、交感神经节或其他部位的嗜铬组织,由于肿瘤组织持续或间断释放大量儿茶酚胺,可引起持续性或阵发性高血压和多个器官功能及代谢紊乱,80%～90%的嗜铬细胞瘤位于肾上腺,好发年龄为 20～50 岁。临床主要表现为高血压、心脏损害、代谢紊乱、电解质异常等。该患者为 35 岁女性,无临床表现而因其他疾病影像学检查意外发现,入院时血压轻度升高,经复查正常。于术中术者接触和切除肿瘤时出现血压异常升高、肿瘤切除后血压过低,病理检查结果证实为嗜铬细胞瘤,故支持无症状嗜铬细胞瘤诊断。无症状嗜铬细胞瘤又称隐匿性嗜铬细胞瘤,约占肾上腺嗜铬细胞瘤的 8%。患者无高血压等嗜铬细胞瘤临床表现,且血儿茶酚胺、尿儿茶酚胺位于正常范围,因此术前难以确定诊断。

该患者肿瘤位于胰腺尾部,病理检查结果显示肿瘤标本周围残留少量肾上腺皮质成分,符合异位肾上腺。肾上腺异位多见于儿童,随着年龄增大,绝大多数异位肾上腺逐渐萎缩、消失。异位肾上腺多见于睾丸、精索、阔韧带、肾、腹膜后腔及腹腔,罕见位于肝、胰腺、胆囊,甚至肺部,其发生可能与胚胎学缺陷有关。异位肾上腺同样可出现增生、肿瘤等病变。该例隐匿性异位肾上腺嗜铬细胞瘤较为罕见,由于缺乏临床表现及典型的影像学改变,给诊疗带来一定困难。

该患者在嗜铬细胞瘤切除术后快速出现急性左心衰竭表现,包括低氧血症、双肺湿啰音、心动过速,X 线胸片呈现双肺渗出性改变,手术当天行床旁超声心动图检查发现射血分数显著降低,且左室壁中段运动幅度显著减低,后经复查运动异常区域涉及左室下壁及室间隔中间段及前壁心尖段,同时伴有肌钙蛋白水平中度升高,峰值(2.187mg/ml)位于术后 7 h;血 BNP 浓度升高明显,术后第 2 天达峰值(1003 pg/ml);心电图主要表现为 T 波改变。上述情况持续时间短,经治疗 3 d 后左室射血分数即恢复正常,5 d 后双肺渗出基本消失,BNP 于 1 周后降至正常,11 d 后超声心动图示左室室壁运动异常基本恢复,出院时血肌钙蛋白仍有轻度升高,心电图改变未完全消失。该患者为青年女性,无冠心病危险因素及临床表现。结合患者病情发展过程、特征性超声心动图改变、心肌损伤标志物、BNP 及心电图表现,符合 Takotsubo 综合征诊断。

Takotsubo 综合征(Takotsubo syndrome,TS)又称为应激性心肌病或 Takotsubo 心肌病,是一种急性可逆性心力衰竭综合征。可能机制为儿茶酚胺所致心肌顿抑。典型病例由心理或躯体应激诱发,也可无应激因素存在。患者多为女性,尤其心理应激和无明确诱因者,躯体应激多见于男性,平均发病年龄为 57～74 岁,<50 岁仅占 10%。临床特点包括节段性室壁运动异常、心电图 ST 段抬高和(或)T 波改变、心肌损伤标志物升高和可逆性左心室功能异常。影像学检查可发现节段性室壁运动异常,典型病例累及左心室心尖伴或不伴左心室中段(占 75%～80%),不典型病例室壁运动异常可累及左心室中段(10%～15%)、基底部(5%)、右心室或双心室受累。诊断标准:2008 年 Mayo 医疗中心诊断标准①左心室中部室壁运动减弱、无运动或运动障碍,有或无心尖室壁运动异常,室壁运动异常范围大于单支冠状动脉分布的供血区,常同时存在应激刺激因素。②无阻塞性冠心病或冠状动脉造影未发现斑块破裂证据。③新发心电图异常变化。④无嗜铬细胞瘤、心肌炎或其他导致左心室功能下降疾病。

2015 年欧洲心脏病学会发表的立场声明中诊断标准为①左心室或右心室心肌短暂性节段性运动异常,其前可有精神或躯体应激存在。②节段性室壁运动异常通常超出单个心外膜血管分布,并常导致环形室壁功能障碍。③无冠状动脉粥样硬化性疾病,包括急性斑块破裂、血栓形成、夹层或其他病理状况如肥厚型心肌病、病毒性心肌炎可解释的暂时性左心室功能不全。④急性期(3 个月)新发、可逆性心电图异常[ST 段抬高,ST 段压低,T 波倒置,完全性左束支传导阻滞和(或)QTc 间期延长]。⑤急性期血清脑钠肽(BNP 或 NT-proBNP)显著升高。⑥心肌肌钙蛋白阳性、小幅度升高(肌钙蛋白水平与功能异常心肌数量不匹配)。⑦心脏影像学随访心室收缩功能 3～6 个月恢复。声明中建议将 TS 分为原发性 Takotsubo 综合征和继发性 Takotsubo 综合征两型,原发性 Takotsubo 综合征即以急性心脏症状为主诉就诊,可有或无应激因素存在;继发性 Takotsubo 综合征多发生于因其他内科(如嗜铬细胞瘤、甲状腺功能亢进症等)、外科、麻醉、产科或精神疾病住院的患者,患者由于突发交感神经系统的激活或儿茶酚胺升高而诱发 Takotsubo 综合征,Takotsubo 综合征是原发疾病或治疗的并发症,该类患者的治疗不仅涉及 Takotsubo 综合征的治疗,还需要针对诱发情况进行处理。该病例符合继发性 Takotsubo 综合征诊断。

Takotsubo 综合征的治疗以支持治疗为主,关键在于心功能的恢复;心力衰竭治疗可使用 ACEI 和 β 受体阻滞药,ACEI 于恢复后停用,β 受体阻滞药可继续使用,防止复发;肺水肿患者可使用利尿药;1/5～1/3 的患者需要升压药物或主动脉内球囊反搏来维持血流动力学稳定;严重血流动力学障碍者可使用机械循环辅助装置。

该患者还应注意与儿茶酚胺性心肌病、低氧感染等因素所致心肌损害相鉴别,由于患者为无症状嗜铬细胞瘤、无心脏症状且存在特征性短暂性心肌运动异常,基本可除外上述情况。此病例为罕见病例,通过对该患者病情变化的分析及相关知识点的复习,可加深对于嗜铬细胞瘤和 Takotsubo 综合征多样性的认识,避免诊疗的延误。

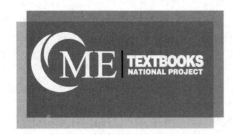

奇怪的意识障碍

第30章

王鸿懿
北京大学人民医院

一、临床资料

患者,女,52 岁。因"发现血压升高 10 年余,发作性意识障碍 6 年余"入院。

1. 10 年前体检发现血压升高,后多次测血压在 160～180mmHg,无头晕、头痛、视物模糊、恶心、呕吐等不适,未予诊治。

2. 6 年余前早晨 6 时驾车过程中突然出现明显恶心,无心悸、黑矇、头晕、胸痛,遂立即停车,后出现意识障碍。目击者描述发现患者时全身湿透,可简单对答,能够说出家人联系方式,可行走,但患者本人对整个过程无记忆。2 d 后因头痛于当地医院就诊、完善检查后诊断为"右顶叶脑出血",治疗数天后意识逐渐恢复。回忆当时测血压 170～180mmHg,给予降压药口服(具体不详),血压无明显下降,未坚持服用降压药。

3. 6 个月前体检时测血压 180～190/90～100 mmHg,仍无不适,给予替米沙坦 80 mg(每天 2 次)、吲达帕胺 2.5 mg(每天 2 次)口服,服药不规律,监测血压仍多在 150～160 mmHg。

4. 1 个月前早晨 8:00 时(当日未吃早饭)下车步行中突然出现意识障碍,持续数秒后恢复意识,周围无目击者,无摔伤,发作前无头晕、黑矇、心悸、胸痛,发作后无大汗、明显乏力、大小便失禁,进食 1 碗米饭后约 2 h 不适完全缓解。

5. 1 个月来逐渐出现行走步态不稳、头晕,坚持口服替米沙坦 80 mg(每天 2 次)、吲达帕胺 2.5 mg(每天 2 次)。

6. 入院当日头晕突然加重,不伴视物旋转,稍恶心,无肢体活动障碍。门诊测血压 196/100 mmHg,为进一步诊治收入院。

7. 自发病以来,精神、食欲、睡眠可,无夜尿明显增多、发作性肢体无力,大、小便正常,体重 3 个月内下降约 3 kg。

8. 既往体健,否认糖尿病、高脂血症及其他心血管疾病病史。无吸烟史,无饮酒史。父亲母亲均有高血压,家族中无类似疾病表现者。

二、体格检查及辅助检查

1. **入院查体** 体温 36.5℃;脉搏 75/min;呼吸:18/min;血压,右上肢 160/80 mmHg,左上肢 180/90 mmHg;BMI 28.58 kg/m²。

神志清,精神稍弱。颈静脉无怒张。双肺呼吸音清,未闻及干、湿啰音。心界不大,心率 75/min,心律整齐,心音可,未闻及杂音。腹部(一)。病理反射未引出,Kernig 征阴性,闭目难立征(±),指鼻试验阴性,跟-膝-胫试验阴性。

2. 实验室检查

(1)血常规、尿常规、粪常规(一)。

(2)生化:血肌酐 53 μmol/L,肾小球滤过率(eGFR)104.9 ml/min,三酰甘油(TG)1.88 mmol/L,低密度脂蛋白胆固醇(LDL-C)4.18 mmol/L,血钾 3.48 mmol/L,空腹血糖 5.6 mmol/L,糖化血红蛋白 5.9%。

(3)红细胞沉降率(ESR)26 mm/h。

(4)24 h 尿蛋白 140 mg,尿微量清蛋白定量/肌酐 15 mg/g。

(5)24 h 尿钠 175.0 mmol/d。

(6)凝血、心肌损伤标志物、甲状腺功能、肿瘤常规、脑钠肽、血清同型半胱氨酸均在正常范围内。

3. 辅助检查

(1)心电图(图 30-1):窦性心律,左心室高电压,下壁、侧壁导联 ST 段下斜型压低,T 波低平或倒置。

(2)超声心动图:二尖瓣、三尖瓣轻度反流,左心室舒张功能减退。

(3)血管彩色超声:双侧颈动脉、右侧锁骨下动脉、双下肢动脉硬化伴斑块形成,管腔未见明显局限性狭窄或扩张。

(4)踝肱指数(ABI):右下肢 1.13,左下肢 0.85。

(5)动态心电图:窦性心律,平均心率 78/min,房性期前收缩(共 5 次,单发 3 次,成对 1 次),未见室性期前收缩,ST-T 改变。

(6)动态血压监测:全天血压曲线呈杓型分布,全天平均血压 145/80 mmHg,白天 150/86 mmHg,夜间 130/66 mmHg,平均心率 76/min,无晨起高血压现象。

(7)腹部 B 超:双侧肾上腺区未见明确局限性异常回声,肝、胆、胰、脾、双肾未见明显异常。

(8)肾动脉彩色超声:双侧肾动脉血流参数未见明显异常。

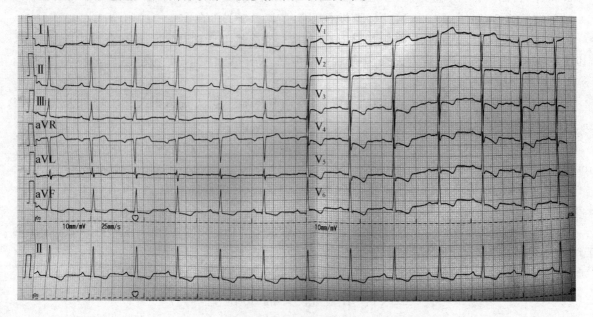

图 30-1　患者心电图

(9)头颅 CT 平扫(图 30-2):示双侧基底核、半卵圆中心多发腔隙灶。

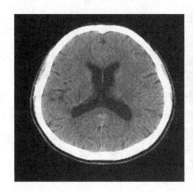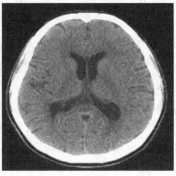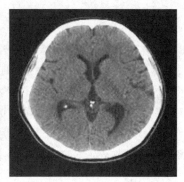

图 30-2　患者头颅 CT 平扫

(10)头颅 MR 平扫(图 30-3):示双侧基底核、半卵圆中心多发腔隙灶,脑白质病。

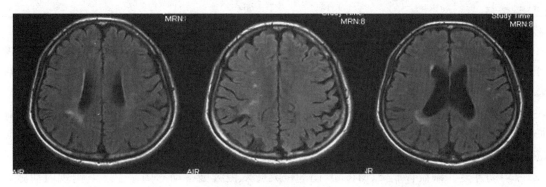

图 30-3　患者头颅 MR 平扫

三、诊　断

1. 高血压病(3 级,极高危)。
2. 高脂血症。
3. 颈动脉硬化。
4. 下肢动脉硬化。
5. 脑出血(陈旧性)。

四、治疗措施

1. 降压治疗　替米沙坦 80 mg,每日 1 次;吲达帕胺 2.5 mg,每日 1 次;非洛地平缓释片 5 mg,每日 1 次。
2. 调节血脂治疗　阿托伐他汀 20 mg,每日 1 次。
3. 抗栓治疗　阿司匹林,100 mg,每日 1 次。

五、病例讨论及治疗思维

1. 发作性头晕、饥饿是低血糖吗　患者入院第 5 天 14：30，站立位突然出现头晕、视物模糊、明显乏力，遂立即回到病房休息。即刻查体：血压 120/70 mmHg，眼震（－），病理征（－），余同前。复查心电图检查：窦性心律，电轴不偏，PR 间期延长，ST-T 改变较前无变化。平卧后仍感头晕、上腹胀，自觉与 1 个月前症状类似，显著饥饿感，遂进食板栗约 250 g。症状持续约 6 h 逐渐缓解。回顾既往发作，有一个突出的特点就是饥饿感和上腹部不适，为此进行 OGTT 试验，结果显示糖耐量减低，胰岛素高峰延迟（表 30-1）。糖尿病不能诊断，进食缓解不明显也不能解释其发作时的表现。

表 30-1　患者 OGTT 试验结果

OGTT 试验	0min	30min	60min	120min	180min
血糖（mmol/L）	5.17	8.57	7.83	9.36	4.27
胰岛素（μU/ml）	10.60	79.13	56.62	126.00	23.18

2. 发作性头晕、饥饿，低灌注　入院后发作当时血压较平时明显降低，且出现在站立位时，考虑不除外低血压导致的低灌注。那么，这种低灌注是由于血压降低速度过快，还是存在颅内血管病变呢？我们又进行了下述颅内血管的检查。

（1）经颅多普勒超声（TCD）（图 30-4）：①右侧颈内动脉虹吸部重度狭窄。②右侧大脑中动脉低流速低搏动。③左侧大脑中动脉、颈内动脉终末段、虹吸部、大脑前动脉重度狭窄。④右侧椎动脉闭塞。⑤基底动脉、双侧大脑后动脉高流速高代偿。

（2）颅内动脉磁共振血管成像（MRA）（图 30-5）：①双侧大脑中动脉闭塞。②右侧颈内动脉高度狭窄或闭塞。③应鉴别动脉硬化所致或烟雾病等。

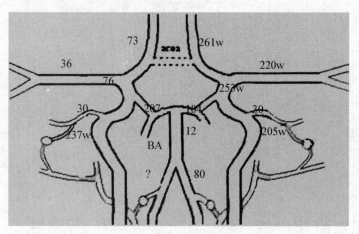

图 30-4　患者经颅多普勒超声

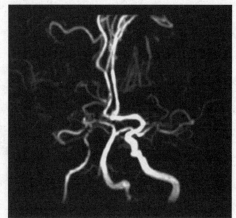

图 30-5　患者颅内动脉 MRA

3. 颅内多发动脉粥样硬化还是烟雾病

（1）烟雾病（Moyamoya 病）是一组以 Willis 环双侧主要分支血管（颈内动脉虹吸段及大脑前动脉、大脑中动脉，有时也包括大脑后动脉起始部慢性进行性狭窄或闭塞，继发出现侧支异常的小血管网为特点的脑血管病。因脑血管造影时呈现许多密集成堆的小血管影，似吸烟时吐出的烟雾，故名烟雾病。临床表现主要为血管闭塞所引起的缺血症状（卒中、短暂性脑缺血发作、癫痫等）或继发侧支循环、血管代偿所引起的症状（出血、头痛）。

（2）日本烟雾病研究会 1997 年标准：病因未明且数字减影血管造影（DSA）或 MRA 表现符合颈内动脉末端及大脑前、中动脉起始段进行性狭窄和（或）闭塞，动脉显示异常的烟雾状血管网，病变为双侧性。同时要排除动脉粥样硬化、自身免疫性疾病、脑膜炎、脑肿瘤、唐氏综合征、脑外伤、放射线头部照射和甲状腺功能亢进症等。由于其他疾病导致的类似影像学表现称为"烟雾综合征"。

（3）诊断金标准：脑血管造影。辅助检查有头颅 CTA 或 MRA，脑血流动力学和脑代谢评估。可以说烟雾病在一定程度上是"排除诊断"，二者的鉴别缺乏特征性的客观指标，主要依赖形态学特征以及数十种伴发疾病的排除，这在临床上缺乏可操作性。大多数情况下，二者在治疗原则上并无明显差异。

4. 出院诊断　①高血压病（3 级，极高危）。②多发颅内动脉狭窄（动脉粥样硬化可能性大）。③颈动脉粥样硬化症。④周围动脉粥样硬化症。⑤脑白质病。⑥脑出血（陈旧性）。

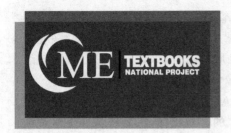

原发性高血压合并外周血管狭窄及焦虑状态患者的降压方案分析1例

赵　妍　韦倩
长春中医药大学附属医院

第**31**章

一、临床资料

患者,男,58岁。因"阵发性头晕、心悸6年,加重伴视物模糊1天"入院。患者于6年前无明显诱因出现头晕,曾有一过性黑矇,并伴有心悸症状,就诊于某三甲医院,测血压高达190/100 mmHg,诊断为高血压病、右侧颈动脉狭窄80%,给予颈动脉支架置入及降压药物治疗[苯磺酸左旋氨氯地平片(施慧达)和美洛托尔(倍他乐克)]后症状好转。此后未再出现黑矇,但仍间断头晕发作。入院前1天因头晕加重,并有视物模糊症状在我院就诊。既往高血压病史6年,血压最高220/110 mmHg。冠心病病史1年,脑梗死病史1年,左侧锁骨下动脉盗血综合征1年,右侧颈动脉支架置入术后6年。否认家族史,否认吸烟史、饮酒史,无药物及食物过敏史,现症:头晕、心悸,一过性视物模糊,口干,失眠,焦虑,乏力,大、小便正常。

二、体格检查及辅助检查

入院查体:体温36.2 ℃,脉搏65/min,呼吸18/min,血压185/90 mmHg(服药后),角膜环阳性,口唇略发干,心前区无隆起及凹陷,心界不大,心尖冲动位于第5肋间左锁骨中线内0.5 cm处,节律规整,心音低钝,$A_2 > P_2$,各瓣膜听诊区未闻及杂音及额外心音,腹部及肾区无血管杂音。

实验室检查:血常规、尿常规、肝功能、肾功能、血糖、电解质正常,低密度脂蛋白胆固醇4.47 mmol/L。

Zung焦虑自评量表52分。

床头心电图示窦性心律,QRS额面心电轴不偏,大致正常心电图。

动态心电图示平均心率72/min,最慢心率51/min,最快心率112/min,窦性心律,偶发室上性期前收缩(24 h 16次),偶发室上性期前收缩成对(24 h 1次),ST未见明显异常改变。

心脏彩超示主动脉内径24-37-29 mm,升主动脉内径35 mm,左心房内径34 mm,右心室内径18 mm,室间隔厚度9 mm,左心室舒张末期径45 mm,左心室后壁厚度8 mm,右心房内径44 mm×34 mm,主肺动脉内径22 mm。心功能:收缩功能,射血分数(EF)70%,心搏量(SV)59 ml,左心室收缩末容积(ESV)26 ml,左心室舒张末容积(EDV)85 ml;舒张功能,二尖瓣血流E峰66 cm/s,A峰79 cm/s,E/A<1。组织多普勒显示:室间隔基底部及二尖瓣环处,E/A<1,2D-M型超声示各房室内径在正常范围。左心室各壁心肌厚度正常,呈向心运动,未见明显节段性运动障碍,各瓣膜形态及

运动未见异常,房室间隔未见明显中断及过隔血流。主动脉、肺动脉内径正常,M型超声示主动脉搏动幅度减低,心包腔未见明显积液,胸骨上窝切面显示不清。多普勒检测示左心室流出道最大流速94 cm/s。主动脉瓣最大流速110 cm/s,肺动脉瓣最大流速77 cm/s,彩色多普勒超声检查显示肺动脉瓣反流面积0.9 cm^2,三尖瓣反流面积2.6 cm^2,主动脉瓣反流面积1.0 cm^2。

颈椎动脉彩色超声示双侧颈总动脉内中膜粗糙,左侧颈总动脉可见多个混合回声斑块,较大者位于前壁,大小为0.68 cm×0.27 cm,左侧颈内动脉起始处前后壁可见混合回声斑块,较大者为0.90 cm×0.16 cm,位于前壁。该处管腔狭窄,狭窄率50％～60％,左侧颈外动脉起始处前后壁可见混合回声斑块,较大者位于前壁,大小为0.15 cm×0.23 cm,该处管腔局部狭窄,狭窄率50％,右侧颈总动脉可见多个混合回声斑块,较大者位于前壁,大小为0.76 cm×0.17 cm,左侧椎动脉频谱呈松鼠尾征。超声提示双侧颈动脉硬化伴斑块形成,左侧颈内动脉及颈外动脉狭窄,双侧肾动脉走行迂曲,左锁骨下动脉盗血1期。

三、入院诊断

入院诊断:①高血压病3级(极高危险组),②冠状动脉粥样硬化性心脏病,不稳定型心绞痛,心功能Ⅰ级,③腔隙性脑梗死,④双侧颈动脉狭窄伴斑块形成,⑤右侧颈动脉支架置入术后,⑥左锁骨下动脉盗血1期,⑦血脂异常,⑧焦虑状态。

四、治疗措施

1. **基础治疗**　给予疏血通注射液6 ml加入5％葡萄糖注射液250 ml中静脉滴注,每日1次,以活血化瘀通络;阿司匹林肠溶片0.1 g,口服,每日1次,以抗血小板聚集;瑞舒伐他汀钙片10 mg,口服,每日1次;普罗布考片0.5 g,口服,每日2次,以降脂、稳定斑块。

2. **初始降压方案**　苯磺酸左旋氨氯地平片2.5 mg,口服,每日1次,琥珀酸美托洛尔缓释片23.75 mg,口服,每日1次。

3. **降压方案(第一轮调整)**　ACEI＋CCB＋β受体阻滞药。盐酸贝那普利片10 mg,每日1次,口服;琥珀酸美托洛尔缓释片23.75 mg,每日1次,口服;苯磺酸氨氯地平片5mg,每日2次,口服。

(1)调整原因:ACEI作用机制是抑制血管紧张素转换酶阻断肾素-血管紧张素系统发挥降压作用。在欧美国家人群中进行了大量的大规模临床试验,结果显示此类药物对于高血压患者具有良好的靶器官保护和心血管终点事件预防作用。ACEI降压作用明确,对糖、脂代谢无不良影响,尤其适用于伴慢性心力衰竭、心肌梗死后伴心功能不全、心房颤动预防、糖尿病肾病、非糖尿病肾病、代谢综合征、蛋白尿或微量清蛋白尿患者。该患者给予该类药物是有益的,可保护靶器官,预防心血管终点事件。

(2)疗效:第一轮调整后患者血压控制尚可,但心率仍快,伴有乏力及一过性视物模糊(彩虹现象)经常有心理暗示情况出现,自觉心率上升同时,血压上升即可出现。动态血压结果证实患者血压控制平稳,但心率不达标,平均心率在86/min。

4. **降压方案(第二轮调整)**　盐酸贝那普利片10 mg,每日1次,口服;盐酸阿罗洛尔片10 mg,每日1次,口服;苯磺酸氨氯地平片5 mg,每日2次,口服。

(1)调整原因:传统β受体阻滞药对外周动脉狭窄患者有局限性,故更换为兼有α、β受体双重阻滞作用的盐酸阿罗洛尔,增加疗效,减少不良反应,并可缓解该患者焦虑状态,平稳降压。故将琥珀酸美托洛尔缓释片改为盐酸阿罗洛尔片。

(2)疗效:第二轮调整后患者血压控制平稳,心率完全达标(平均心率75/min),患者乏力、头晕症状明显缓解。

五、病例讨论及治疗思维

患者既往高血压病史 6 年,冠心病病史 1 年,发病时心率较快,故起始用药组合为 CCB＋β 受体阻滞药,用药一段时间后,患者血压平时尚可,每遇情绪紧张和转头时,患者血压升高,前者考虑为交感神经兴奋引起,后者考虑为盗血综合征引起的代偿性增高,故调整治疗方案为盐酸阿罗洛尔片,重在应用具有扩张血管作用的 α 受体阻滞药,用药一段时间后,患者血压平稳。综上所述,阿罗洛尔生物利用度较高,在半衰期、蛋白结合率及排泄途径方面具有显著优势,阿罗洛尔能有效降压并全面保护心、肾靶器官。联合或单独用药,对高血压及心血管疾病均有效,是高血压初始治疗和维持治疗的有效药物,尤其适用于交感激活状态的中、青年舒张期高血压,血脂、血糖代谢异常或合并肾脏病等高危因素的患者,有效治疗心绞痛、心动过速性心律失常,对糖、脂代谢具安全性,效果优于美托洛尔,可安全用于肥胖或糖尿病合并高血压的患者。

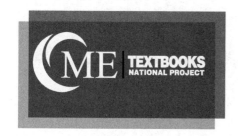

蛋白尿伴血压升高 1 例

第 32 章

姚舒蕾
山西医科大学第二医院

一、病例特点

患者,女,25 岁。主因"发现蛋白尿 7 天"入院。

1. **现病史** 2015 年 5 月 7 日体检发现尿蛋白(+++),2 d 后复查尿蛋白(+++);间断有泡沫尿,无尿量及颜色改变,无夜尿增多、尿频、尿急、尿痛,无双下肢及眼睑水肿,无乏力、光敏感、关节痛、皮疹、脱发、反复口腔溃疡。为进一步诊治于 2015 年 5 月 11 日入住我院肾内科。

2. **既往史** 发现血压升高 2 年,血压波动于 160/90 mmHg 左右;长期口服硝苯地平缓释片、美托洛尔,未监测血压;有继发不孕症、多囊卵巢综合征。

3. **个人史** 未婚未育;14 岁月经来潮,每次 3~4 d,月经周期 28~35 d,经量中等,色正常,末次月经 2015 年 4 月 16 日。

4. **家族史** 其母患有高血压病,父亲及兄弟姐妹均体健。

二、体格检查

体温 36.9 ℃,脉搏 92/min,呼吸 20/min,血压 200/120 mmHg。发育良好,肥胖,正常面容,神清语利,查体合作;睑结膜无苍白,眼睑无水肿。双肺呼吸音清,未闻及干、湿啰音;心界正常,心率 92/min,心律整齐,各瓣膜听诊区未闻及病理性杂音。腹膨隆,无压痛、反跳痛及肌紧张,肝、脾触诊不满意,移动性浊音阴性,双下肢无水肿。生理反射存在,病理反射未引出。

三、初步诊断

1. 蛋白尿原因待查。
2. 原发性慢性肾小球肾炎?
3. 高血压肾损害?
4. 其他疾病导致的肾脏病?

四、辅助检查

1. **血细胞分析** 血红蛋白 108 g/L,血小板 $340×10^9$/L。

2. 尿常规　潜血试验(－)，蛋白(＋＋＋)。

3. 24 h 尿蛋白定量　1.63 g/d。

4. 血生化　球蛋白 23 g/L，清蛋白 40 g/L，尿素氮 2.9 mmol/L，肌酐 86 μmol/L，总胆固醇 4.01 mmol/L，三酰甘油 2.75 mmol/L。

5. 红细胞沉降率　8 mm/h。

6. 补体　C3 1.08 g/L，C4 0.26 g/L。

术前免疫、风湿系列、ANCA 系列、甲状腺功能均未见异常。

7. 心电图　窦性心律，心电轴不偏，心电图大致正常。

8. 腹部彩色超声　肝、胆、胰、脾未见明显异常。右肾 9.7 cm×4.1 cm，左肾 10.1 cm×4.5 cm，双肾实质回声均匀，皮质、髓质分界清。

9. 心脏彩色超声　各房室腔大小正常，心功能正常。

10. 眼底检查　视盘边清色正，动脉与静脉的管径比例(A/V)＝(1～2)，动、静脉交叉压迫症(－)，左视网膜可见散在的陈旧性出血灶。结论：高血压眼底病变Ⅲ期。

11. 肾穿刺病理学检查　见图 32-1。

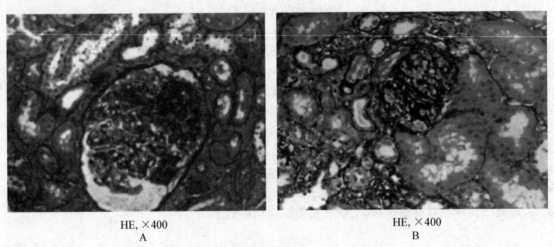

HE，×400
A

HE，×400
B

图 32-1　肾穿刺活检

12. 光镜检查　11 个肾小球，2 个缺血性硬化，1 个节段性硬化伴足细胞增生，其余肾小球体积偏大，基底膜弥漫性空泡变性，系膜细胞和基质轻度弥漫性增生。肾小管上皮颗粒及空泡变性，灶状萎缩。肾间质小灶状淋巴单核细胞浸润，小动脉管壁轻度增厚。

13. 电镜检查　局限性足突融合，脏层上皮细胞胞质内可见较多的脂质和蛋白吸收滴。系膜区系膜基质增多。

14. 免疫荧光试验　IgM(＋)，余均为阴性。

五、最终诊断

1. 慢性肾小球肾炎。

2. 肥胖相关性局灶性节段性肾小球硬化(focal segmental glomerulosclerosis，FSGS)。

3. 肾性高血压。

六、治　疗

1. 一般治疗　低盐、低脂饮食;控制体重。

2. 降压、调脂治疗

(1)降压方案:5 月 13－15 日,硝苯地平缓释片 20mg,每日 2 次,口服。

(2)美托洛尔 12.5mg,每日 2 次,口服。

(3)氯沙坦钾 100mg,每日 1 次,口服。

(4)5 月 16 日,停用美托洛尔,换用阿罗洛尔 10mg,每日 2 次,口服。用药后血压变化见表 32-1,表 32-2。

表 32-1　收缩压(mmHg)

时间\日期	4:00	8:00	12:00	16:00	20:00	0:00
13				204	180	168
14	169	160	180	174	150	160
15	158	150	190	176	150	160
16	160	150	168	169	150	146
17	148	150	127	158	158	140
18	136	138	163	166	146	150
19	144	148	166	138	140	130
20	130	142	152	187	150	161
21	148	150	157	145	146	133
22	136	134	138	144	136	111
23	120	126	116	151	120	131
24	126	120	128	150	130	140
25	120	110	142	127	126	110
26	120	124	137	139	138	118
27	130	126	126	135	122	119
28	120	118				

表 32-2　舒张压(mmHg)

时间\日期	4:00	8:00	12:00	16:00	20:00	0:00
13				120	116	108
14	110	116	101	104	90	94
15	100	110	120	111	100	102
16	102	100	110	114	95	82

（续　表）

时间 日期	4:00	8:00	12:00	16:00	20:00	0:00
17	98	90	97	111	90	80
18	80	90	110	99	92	88
19	96	98	104	78	80	72
20	80	80	95	107	95	89
21	95	98	104	101	88	89
22	80	86	99	83	92	76
23	80	84	82	94	90	85
24	84	88	79	100	70	76
25	82	70	93	87	75	70
26	70	75	87	92	88	75
27	77	80	80	90	78	77
28	76	70				

七、出院时复查结果

1. 24 h 尿蛋白定量　24 h 尿蛋白定量 0.684 g/24 h。
2. 生化检验　血肌酐 82 μmol/L，尿素氮 2.8 mmol/L。

八、随　访

2016 年 6 月 13 日复诊，体重下降 1 kg；血压 120～140/70～90 mmHg；尿常规，蛋白（±），24 h 尿蛋白定量 0.396 g/24 h；生化检验，血肌酐 103 μmol/L，尿素氮 4.1 mmol/L。血总胆固醇 3.48 mmol/L，三酰甘油 1.78 mmol/L。

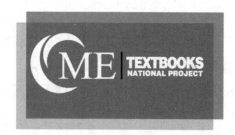

大动脉炎合并急性心肌梗死 1 例

第33章

张 婧

首都医科大学附属北京朝阳医院 心脏中心

一、临床资料

患者,女,49 岁。"主因间断活动后胸闷、胸痛 4 年,再发 1 周,加重 8 小时"于 2017 年 4 月 30 日收入院。

患者 4 年前无明显诱因突发胸痛,为胸骨后持续性压榨性绞痛,伴大汗淋漓、胸闷,无心悸、恶心、呕吐,无头晕,就诊于外院,诊为"急性冠脉综合征",行急诊冠状动脉造影,于前降支置入一枚支架,术后规律服用冠心病二级预防用药。间断活动时胸闷,持续时间为 1~2 min,休息可缓解。2 年前上述症状再发,仍为胸骨后持续性压榨性绞痛,行冠状动脉造影示支架内阻塞,于前降支再次置入一枚支架,术后规律服用冠心病二级预防用药。1 周前患者出现活动时胸闷,无胸痛,持续 1~2 min,经休息可缓解,伴出汗,无心悸等不适。8 h 前患者无明显诱因出现胸闷,伴胸痛,为胸骨后绞痛,持续 30 min,就诊于我院急诊,心电图提示"心肌缺血",心肌酶未见异常,应用药物治疗后,症状明显缓解。今为进一步治疗收入院。既往史:高脂血症 4 年,服用"他汀类药物"治疗。否认肝炎、结核、疟疾等传染病,患高血压 6 年,血压最高达 180/110 mmHg,目前服用"缬沙坦氨氯地平、富马酸比索洛尔",血压控制在 120/80 mmHg。否认糖尿病、脑血管病、精神病病史。2 年前因左锁骨下动脉狭窄行"支架治疗"。否认输血史、外伤史,否认过敏史。个人史:生于北京,久居本地,无疫水、疫源接触史,否认冶游史,否认性病。否认吸烟、饮酒史,已婚,配偶健在,初潮 17 岁,平素 30 d 为 1 个月经周期,经期每次 7 天,末次月经 2017 年 3 月 31 日,孕 1 产 1。家族史:父亲患冠心病、高血压。

二、体格检查及辅助检查

(一)体格检查

体温 36.5 ℃,脉搏 70/min,呼吸 16/min。血压,左上肢 90/70 mmHg,右上肢 150/86 mmHg,胸廓无畸形,双侧呼吸运动度一致,无增强或减弱,双肺叩诊呈清音,肺下界及肺下界活动度大致正常,双肺呼吸音清,未闻及干、湿啰音。心尖区及剑突下无抬举性冲动,心界无扩大,心率 70/min,心律整齐,心音略低,未闻及杂音。腹软,无压痛、反跳痛,未触及包块,肝、脾肋下未触及,肠鸣音 3/min,双下肢无水肿,左侧桡动脉搏动较右侧减弱。

(二)辅助检查

入院时血常规(2017-04-30):白细胞:4.71×10⁹/L,中性粒细胞 67.7%,血红蛋白 136 g/L,血小板 149×10⁹/L。生化检验(2017-04-30):清蛋白 40.4 g/L,低密度脂蛋白胆固醇 1.8 mmol/L,三酰甘油 1.63 mmol/L,心肌肌钙蛋白 1.60 ng/ml,谷草转氨酶 31 U/L,谷丙转氨酶 18 U/L,肌酸激酶 142 U/L,肌酸激酶同工酶 9.8 ng/ml,乳酸脱氢酶 196 U/L,羟丁酸脱氢酶 184 U/L,尿素氮 5.22 mmol/L,肌酐 74 μmol/L,尿酸 359 μmol/L,K⁺ 4.2 mmol/L,尿糖 9.18 mmol/L,脑钠肽 564.8 pg/ml,红细胞沉降率 4 mm/h,C 反应蛋白 2.09 mg/dl。

尿常规未见异常,凝血功能无异常,糖化血红蛋白(HbA1c):5.5%,甲状腺功能无异常。

入院心电图(图 33-1):窦性心律,Ⅰ、aVL 导联 ST 段水平或下斜型压低 0.05mV,全导联 T 波低平或双向。

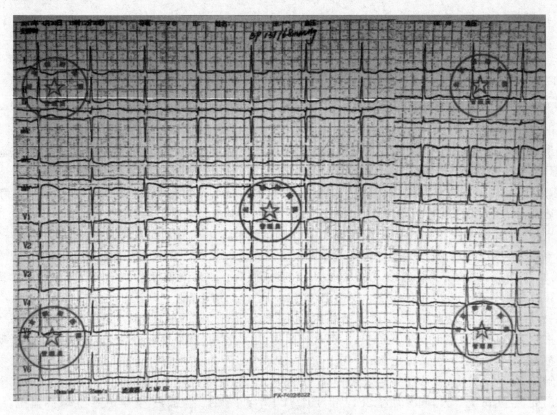

图 33-1　入院时心电图

三、入院诊断

1. 急性非 ST 段抬高心肌梗死。
2. 冠状动脉粥样硬化性心脏病?
3. 心功能 Killip Ⅰ 级。
4. 支架置入术后。
5. 高血压 2 级(极高危组)。
6. 周围血管支架置入术后。

四、诊疗经过

入院后给予心电监护并复查心电图,药物治疗给予阿司匹林 100 mg、氯吡格雷 75 mg、达肝素钠 5000 U 抗血小板抗凝血治疗,给予阿托伐他汀 20 mg 调节血脂治疗,给予缬沙坦 80 mg、苯磺酸氨氯地平 5 mg 及富马酸比索洛尔 5 mg 降压、降低心脏耗氧等治疗,因患者症状已经缓解,故未行急诊冠状动脉造影。

入院后复查心电图如图 33-2,图 33-3。

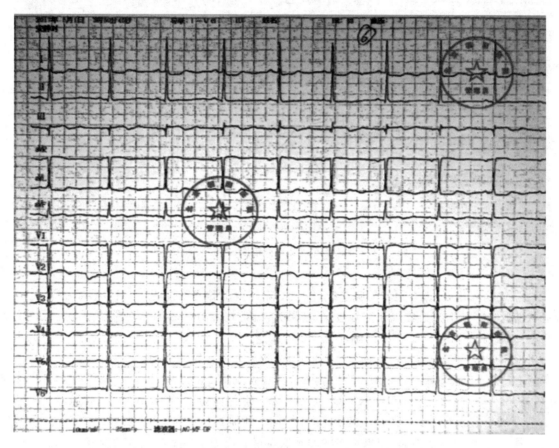

图 33-2　2017 年 5 月 1 日心电图(入院第 2 天)

五、病例讨论及临床思维

1. 因患者多次反复发作心肌梗死,在病因方面除冠状动脉粥样硬化性心脏病,还应考虑有无免疫系统疾病所致冠状动脉发生病变的可能,故入院后完善抗核抗体谱、心磷脂抗体、狼疮抗凝物、免疫球蛋白、补体、类风湿因子、C 反应蛋白(CRP)、抗链球菌溶血素、髓过氧化物酶、蛋白酶等检查,结果回报均为阴性。

2. 入院后完善相关辅助检查:心脏彩色超声检查,结果为节段性室壁运动异常,左心扩大(舒张末径 54 mm),室间隔增厚,二尖瓣反流(轻度),三尖瓣反流(轻度),射血分数 65%。血管超声示左锁骨下动脉起始处显示不清;右侧锁骨下动脉、左侧锁骨下动脉近心段内膜欠光滑;左侧椎动脉异常所见——考虑左侧锁骨下动脉盗血(完全型)。

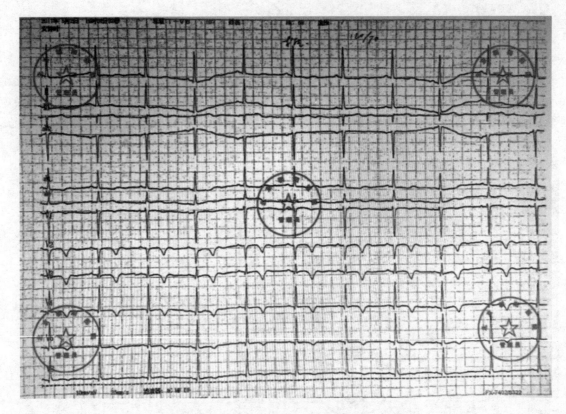

图 33-3　2017 年 5 月 2 日心电图(入院第 3 天)

3. 为明确病因诊断,拟行冠状动脉造影,但在不除外主动脉炎的前提下,肾功能有恶化的可能。故行冠状动脉造影前监测血常规和生化检验,结果为:血常规(2017-05-01),白细胞 6.46×10⁹/L,中性粒细胞 76.4%,血红蛋白 119 g/L,血小板 169×10⁹/L。

生化检验(2017-05-01):心肌肌钙蛋白 12.07 ng/ml,谷草转氨酶 55 U/L,谷丙转氨酶 21 U/L,肌酸激酶 266 U/L,肌酸激酶同工酶 17.8 ng/ml,乳酸脱氢酶 230 U/L,羟丁酸脱氢酶 214 U/L,肌酐 70.7 μmol/L,尿酸 281 μmol/L,K⁺ 4.1 mmol/L。生化检验(2017-05-02):心肌肌钙蛋白 3.88 ng/ml,谷草转氨酶 50 U/L,谷丙转氨酶 20 U/L。因心肌肌钙蛋白回落,于 2017 年 5 月 2 日行冠状动脉造影及主动脉、肾动脉造影,结果示冠状动脉供血呈右优势型,左、右冠状动脉开口正常,冠状动脉走行区未见钙化,LM(一),LADp 可见支架影,支架内 100% 闭塞(图 33-4);LCXm 可见 60% 局限性狭窄(图 33-4),RCAp-m 可见 50%~60% 节段性狭窄(图 33-5),以上血管前向血流除左前降支外均为 TIMI3 级,可见 RCA 向 LAD 发出侧支,侧支血流 2 级。主动脉及肾动脉造影示左锁骨下动脉原支架闭塞(图 33-6),左肾动脉开口 95% 狭窄,右肾萎缩,右肾动脉开口 100% 闭塞(图 33-7),双侧髂动脉开口 90% 狭窄(图 33-8)。结论为:三支病变(累计 LAD+LCX+RCA),考虑患者病因可能为大动脉炎,且既往置入的支架均闭塞,故此次治疗策略为于 LAD 行药物球囊扩张。术后返回病房,继续服用阿司匹林、氯吡格雷和阿托伐他汀治疗。返回病房后,连续多日监测生化心肌肌钙蛋白继续呈回落趋势,5 月 3—6 日,肌酐波动在 70.7~75.9 μmol/L,尿酸波动在 301~306 μmol/L,K⁺ 波动在 3.7~4.0 mmol/L,肾功能未恶化。

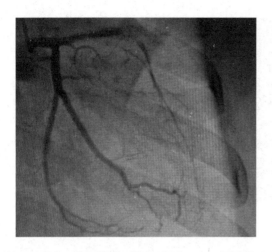

图 33-4　冠状动脉造影显示左主干、前降支和回旋支

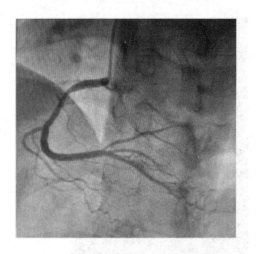

图 33-5　冠状动脉造影显示右冠状动脉

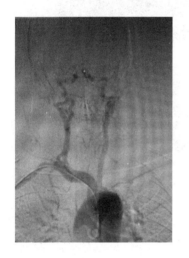

图 33-6　主动脉造影示左锁骨
　　　　下动脉闭塞

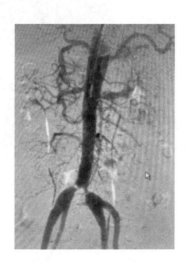

图 33-7　主动脉造影

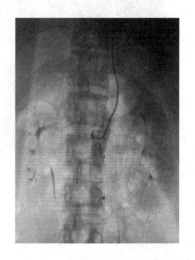

图 33-8　选择性肾动脉造影示
　　　　双侧髂动脉狭窄

4. 因造影显示双侧肾动脉重度狭窄,调整入院时的降压药物选择,故于 5 月 2 日停用缬沙坦和富马酸比索洛尔,将苯磺酸氨氯地平加量至 7.5 mg,但血压始终维持在 150/80 mmHg,控制并不理想,于 5 月 3 日加用阿罗洛尔 10 mg/d,后监测血压,血压逐步呈下降趋势,于 5 月 9 日达 134/74 mmHg,平稳出院。

5. 入院期间,为进一步确定大动脉炎的诊断并指导治疗,请风湿免疫科医师会诊。会诊前再次复查红细胞沉降率为 15 mm/h。会诊意见:依据美国风湿病协会或欧洲抗风湿病联盟的诊断标准,患者符合大动脉炎诊断,但由于红细胞沉降率和 C 反应蛋白无异常,不存在炎症活动,暂不应用激素等药物治疗,定期随诊即可。后患者由 CCU 转入普通病房,因患者肾动脉、髂动脉存在严重狭窄,请血管外科医师会诊,行下肢动脉三维成像(彩图 1),结果为双肾动脉和两侧髂总动脉起始部重度狭窄(图 33-9、图 33-10),腹腔干起始部闭塞,不除外大动脉炎,因目前肾功能大致正常,故暂继续观察,定期随诊。

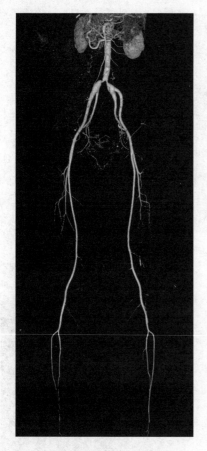

彩图 1 下肢动脉三维成像

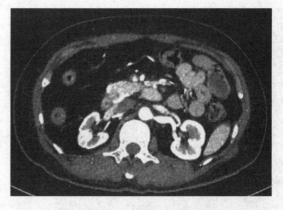

图 33-9 右肾动脉起始处狭窄

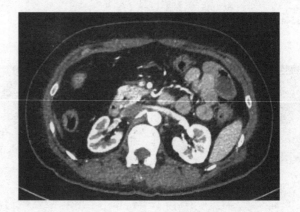

图 33-10 左肾动脉起始处狭窄

出院时患者服用药物为阿司匹林 100 mg/d、氯吡格雷 75 mg/d、氨氯地平 7.5 mg/d、阿罗洛尔 10 mg/d、阿托伐他汀 20 m/d。出院后 1 个月和 3 个月随访,血压控制在 130~135/74~85 mmHg。肌酐波动在 68.5~73.6 μmol/L。

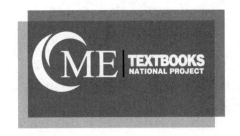

原发性醛固酮增多症外科术后内科消融1例

刘小丽　张和轩
陆军军医大学全军高血压代谢病中心
大坪医院高血压内分泌科重庆市高血压研究所

第 **34** 章

一、临床资料

患者,男,31岁。主因"反复头晕、头痛2年余"入院。患者2年前无明显诱因反复出现头晕、头痛,不伴恶心、呕吐、视物旋转、肢体麻木无力,不伴视力下降、视物不清,不伴大汗、心悸、面色苍白;无胸闷、胸痛、心前区压榨感、夜间阵发性呼吸困难;无反复肢体无力,无体重进行性增加,无易饥、消瘦、怕热、多汗等不适。在院外多次测血压升高,最高达206/120 mmHg,当时未重视,未进一步诊治。2年前在当地医院就诊,行肾上腺CT扫描,结果示"右侧肾上腺外支区域结节影,考虑占位性病变,腺瘤?",并行右侧肾上腺切除手术(手术及病理情况不详)。术后1个月,患者仍发现血压高,血压波动在150～170/90～120 mmHg,术后规律服用"硝苯地平控释片30 mg,每日2次"降压治疗;患者仍感间断性头晕、头痛,测血压波动仍大。9个月前在重庆某三甲医院就诊,行肾上腺CT扫描,提示"左侧肾上腺外支结节,考虑腺瘤,右侧肾上腺术后改变"。给予"硝苯地平控释片30 mg,口服,每日1次;厄贝沙坦氢氯噻嗪162.5 mg,口服,每日1次;美托洛尔缓释片47.5 mg,口服,每日1次"降压治疗,患者血压波动在140～160/90～120 mmHg;为进一步诊治来我院,门诊以"高血压 继发性?"收入科,发病以来,患者精神、饮食可,睡眠差,大小便正常,体重近期无明显变化。

既往史、个人史、家族史:2年前院外行"右侧肾上腺切除手术"。既往有"慢性乙肝病毒感染"病史。吸烟史10年,每日15支;无饮酒史。家族中无类似严重高血压及反复肢体无力患者。

二、体格检查及辅助检查

(一)入院查体

体温36.5 ℃,脉搏66/min,呼吸20/min。血压,左上肢156/92 mmHg,右上肢151/91 mmHg,左下肢173/102 mmHg,右下肢170/101 mmHg。身高176 cm,体重84.1 kg,BMI 27.2 kg/m²,腰围96 cm,臀围105 cm,腰臀比0.91,FAT％25.2％。全身皮肤温度、湿度正常,弹性好,毛发分布正常。无满月脸、水牛背、皮肤紫纹。无突眼,眼球活动无受限。甲状腺无肿大,未触及结节。心界不大,心率66/min,心律整齐,各瓣膜区未闻及杂音。胸腹部未闻及血管杂音。腹部未扪及包块。双下肢无水肿;四肢各关节未见肿胀、畸形,活动无受限。双侧桡动脉、双足背动脉搏动正常、对称。四肢肌张力、肌力正常。

（二）辅助检查

1. 生化检验　钾 3.28 mmol/L，镁 0.64 mmol/L；总胆固醇 2.82 mmol/L、三酰甘油 2.07 mmol/L、高密度脂蛋白胆固醇 0.69 mmol/L、低密度脂蛋白胆固醇 1.8 mmol/L、载脂蛋白 A 10.88 g/L↓。血常规、肝功能、肾功能、口服葡萄糖耐量试验、糖化血红蛋白正常，凝血功能、粪常规未见明显异常。

2. 皮质醇节律　8:00 时皮质醇 255.00 ng/ml(50～280 ng/ml)、16:00 时皮质醇 205.00 ng/ml(20～140 ng/ml)、24:00 时皮质醇 107.00 ng/ml(10～120 ng/ml)；24 h 尿液皮质醇 856.08 nmol/24 h(160～1112 nmol/24 h)。甲状腺功能全套、24h 尿香草扁桃酸正常。

3. 尿常规　尿 pH 7.0，尿比重 1.034↑。24h 尿生化，尿钠 64.48 mmol/24h↓、尿钾 22.64 mmol/24h↓、尿氯 81.12 mmol/24h↓、总蛋白 0.13 g/24 h 尿↑。

4. 影像学检查　双侧肾上腺＋肾动脉增强 CT(图 34-1)示：①左侧肾上腺结节影，考虑肾上腺腺瘤；②右侧肾上腺肿瘤术后改变；③双肾及肾动脉 CTA 未见明显异常。心脏彩色超声：①左心房增大；②左心室肥厚；③左心室舒张功能降低。颈部血管彩色超声检查，双侧颈动脉超声暂未见明显异常。摄 X 线胸片未见明显异常。腹部彩色超声检查示胆囊结石。

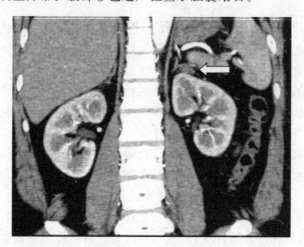

图 34-1　肾上腺 CT

CT 示左侧肾上腺腺瘤，右侧肾上腺术后改变；箭头示左侧肾上腺腺瘤

5. 卡托普利抑制试验　见表 34-1。

表 34-1　卡托普利抑制试验结果

	血压 (mmHg)	心率 (/min)	肾素[*] (uU/ml)	醛固酮[**] (pg/ml)	醛固酮/ 肾素(ARR)	血钾 (mmol/L)
服药前	143/102	55	0.1	170	1700	3.01
服药后 1 h	146/105	53	0.1	193	1930	未查
服药后 2 h	138/96	51	0.1	200	2000	3.32

[*] 肾素测定：化学发光法(参考范围 4.4～46 uU/ml)；[**] 醛固酮测定：化学发光法(参考范围 30～400 pg/ml)

三、入院诊断及修正诊断

1. 入院诊断　①高血压 3 级，很高危。②左侧肾上腺腺瘤？③右侧肾上腺切除术后。

2. 修正诊断　①原发性醛固酮增多症;②继发性高血压 3 级,很高危;③高血压性心脏病,左心房增大,左心室肥厚,心功能Ⅰ级;④左侧肾上腺腺瘤;⑤右侧肾上腺切除术后;⑥混合型血脂异常;⑦腹型肥胖;⑧代谢综合征;⑨胆囊结石。

四、诊疗经过

患者入院完善相关检查后考虑原发性醛固酮增多症,但患者既往已行右侧肾上腺切除术,请外科医师会诊后考虑再次切除左侧肾上腺易导致肾上腺皮质功能减退。患者为青年男性,因可能出现药物不良反应拒绝长期使用螺内酯治疗。遂行左侧肾上腺动脉化学消融术。术中造影确认微导管头端位于左肾上腺下动脉主干,远端可见瘤体血管显影(图 34-2A);经静脉镇痛泵镇痛后,经微导管分次缓慢注入无水乙醇约 2.0 ml;注射药物过程中患者诉腰部疼痛,动脉内血压由 120/100 mmHg 快速升至 170/130 mmHg,立即予硝普钠微泵静脉注射,心率稳定在 65/min 左右。经微导管再次造影见左肾上腺下动脉无前向造影剂通过,瘤体供血血管未见显影(图 34-2B)。患者术后随访血压、血钾较术前明显改善,复查皮质醇水平正常,术后随访结果见表 34-2。

表 34-2　术后随访结果

	诊室血压 (mmHg)	家庭血压 (mmHg)	动态血压 (mmHg)	血钾 (mmol/L)	醛固酮 (pg/ml)	肾素 (uU/ml)	醛固酮/肾素 比(ARR)	服药情况
术前	156/92	160/105	-	3.28	170.0	0.10	1700	硝苯地平控释片 30mg,每日 1 次;厄贝沙坦氢氯噻嗪 162.5mg,每日 1 次;美托洛尔缓释片 47.5mg,每日 1 次
术后 3 个月	120/87	130/90	128/89	4.32	77.0	2.65	29	硝苯地平控释片 30mg,每日 1 次
术后 6 个月	135/95	125/90	124/88	4.15	91.3	3.58	26	硝苯地平控释片 30mg,每日 1 次

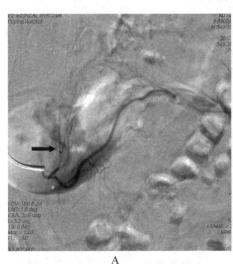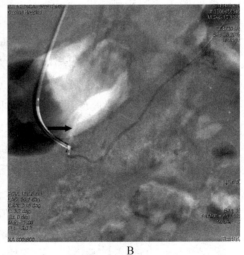

图 34-2　肾上腺动脉栓塞术治疗前后造影情况

A. 箭头示左侧肾上腺下动脉显影;B. 箭头示栓塞术后左侧肾上腺下动脉未见明显显影

五、病例讨论及临床思维

原发性醛固酮增多症(primary hyperaldosteronism)是继发性高血压最常见的原因之一,流行病学调查显示其在普通高血压中约占 6%,在难治性高血压中高达 17%~20%。与原发性高血压相比,原发性醛固酮增多症患者更易发生心肌梗死、脑卒中和心房颤动等。目前研究显示,肾素-血管紧张素-醛固酮系统(renin-angiotensin-aldosterone system,RAAS) 的激活及中枢或局部组织交感神经活性的过度增高是高血压及其心、脑、肾、血管等靶器官损害的关键机制。

高血压伴低钾血症曾被认为是原发性醛固酮增多症最典型的临床表现,但一些研究表明,只有9%~37% 的原发性醛固酮增多症患者存在低钾血症。由于其敏感性和特异性较低,国内的专家共识建议对以下人群进行原发性醛固酮增多症筛查:①持续性血压 >160/100 mmHg;难治性高血压(联合使用 3 种降压药物,其中包括利尿药,血压>140/90 mmHg;联合使用 4 种及以上降压药物,血压<140/90 mmHg)。②高血压合并自发性或利尿药所致的低钾血症。③高血压合并肾上腺意外瘤。④早发性高血压家族史或早发(<40 岁)脑血管意外家族史的高血压患者。⑤原发性醛固酮增多症患者中存在高血压的一级亲属。⑥高血压合并阻塞性呼吸睡眠暂停。

筛查主要选用醛固酮/肾素比值(ARR)。绝大多数降压药物及血钾均可能影响 ARR 比值,应在检查前尽量停用影响 ARR 的药物足够时间及纠正低钾血症,但实际临床工作很多患者低钾较难纠正或停用影响 ARR 降压药物后血压过高。ARR 切点各中心根据检验结果差异较大,ARR 作为原发性醛固酮增多症筛查试验有一定假阳性,筛查试验阳性患者应进一步选择一种或几种确诊试验。目前主要有 4 种确诊试验,包括口服高钠饮食、氟氢可的松试验、生理盐水输注试验及卡托普利试验。口服高钠饮食及氟氢可的松试验由于操作烦琐,准备时间较长,国内无药等原因,目前临床很少开展;生理盐水试验的敏感度和特异度分别达到 95.4% 及 93.9%,但由于血容量急剧增加,有可能诱发高血压危象及心功能衰竭,对于那些血压难以控制、心功能不全及严重低钾血症的患者不应进行此项检查;卡托普利试验是一项操作简单、安全性较高的确诊试验,但此试验存在一定的假阴性,部分特发性醛固酮增多症患者血醛固酮水平可被抑制。

原发性醛固酮增多症最常见的病因是特发性醛固酮增多症(双侧肾上腺增生和单侧肾上腺增生)和醛固酮腺瘤,分别约占 65% 和 30%。既往的研究多局限于原发性醛固酮增多症的诊断,在治疗上无较大突破。经典的原发性醛固酮增多症诊断方法主要依赖外周静脉血醛固酮水平测定,仅能完成功能诊断,难以进行精确的定位诊断。回顾本例患者外院切除右侧肾上腺后血压改善不明显,术后 2 年发现血压仍高且合并血钾偏低,卡托普利抑制试验原发性醛固酮增多症诊断明确,说明既往右侧肾上腺腺瘤可能为无功能瘤。所以笔者建议所有有条件的原发性醛固酮增多症患者均应行分侧肾上腺静脉采血术(adrenal venous sampling,AVS)以明确肾上腺功能定位。AVS 技术目前被认为是原发性醛固酮增多症分型、定位的"金标准",有助于为患者选择更精准的药物或手术治疗方法。AVS 技术在判别肾上腺优势分泌的灵敏度和特异度可达 95% 和 100%,该技术采用微创介入技术,将导管分别插入双侧肾上腺中心静脉处分段采血,可以达到直接、准确地测定醛固酮、肾素等肾上腺局部激素水平,根据采血结果可精准选择治疗方案。本例患者因右侧肾上腺已手术切除,故未行 AVS 检查。另一方面,目前国内外指南推荐的原发性醛固酮增多症的治疗方法主要为手术治疗和醛固酮抑制药治疗,仅有约 35% 的醛固酮瘤和少部分单侧肾上腺增生可通过手术治疗,超过 60%的特发性醛固酮增多症及双侧肾上腺增生仅靠长期药物治疗。然而,长期醛固酮抑制药治疗又可能带来高钾血症和男性乳房增生、女性毛发增多等不良反应,同时高醛固酮血症仍未得到纠正,导致原发性醛固酮增多症患者即使血压和血钾控制正常,其心血管疾病风险仍高于其他高血压患者。

鉴于上述原因,临床医师一直在探索新的治疗措施。随着介入影像学的迅速发展和介入器械的不断改进,经皮动脉栓塞术已广泛用于治疗肾上腺转移性癌、肾细胞癌、甲状腺癌、子宫肌瘤等疾病。经皮超选择性肾上腺动脉栓塞可直接选择性毁坏病变的肾上腺,从而阻断醛固酮的产生。Inoue等在1997年首次报道肾上腺动脉栓塞治疗醛固酮腺瘤的可行性;国内有10余例小规模的研究,表明该方法治疗醛固酮腺瘤近、中期降压的疗效确切,并发症少,但远期随访仍有复发。本例患者因既往已手术切除右侧肾上腺,外科手术切除左侧肾上腺后可能导致严重并发症,结合患者情况选择肾上腺动脉栓塞后疗效满意。

总之,原发性醛固酮增多症是一种并不少见的高血压病因,对于前文提及的人群应选用ARR作为筛查指标,并进一步行抑制试验明确诊断。AVS是原发性醛固酮增多症分型定位的金标准,对原发性醛固酮增多症治疗方案的选择有较高的临床价值,针对无法外科手术切除又不能耐受醛固酮受体拮抗药不良反应的患者,经皮超选择性肾上腺动脉栓塞可作为一个有效的治疗手段,对肾上腺消融的远期疗效尚有待更多的临床证据。

国家级继续医学教育项目教材

学习培训及学分申请办法

一、《国家级继续医学教育项目教材》经国家卫生和计划生育委员会（现更名为国家卫生健康委员会）科教司、全国继续医学教育委员会批准，由全国继续医学教育委员会、中华医学会联合主办，中华医学电子音像出版社编辑出版，面向全国医学领域不同学科、不同专业的临床医生，专门用于继续医学教育培训。

二、学员学习教材后，在规定时间（自出版日期起1年）内可向本教材编委会申请继续医学教育Ⅱ类学分证书，具体办法如下：

方法一：PC机激活

1. 访问"中华医学教育在线"网站 cmeonline.cma-cmc.com.cn，注册、登录。
2. 点击首页右侧"图书答题"按钮，或个人中心"线下图书"按钮。
3. 刮开本书封底防伪标涂层，输入序号激活图书。
4. 在个人中心"我的课程"栏目下，找到本书，按步骤进行考核，成绩必须合格。
5. 在"我的课程"-"已经完成"，或"我的学分"栏目下，申请证书。

方法二：手机激活

1. 微信扫描二维码 关注并进入"中华医学教育在线"官方微信号。
2. 点开首页"图书答题"，刮开本书封底防伪标涂层，输入序号激活图书。
3. 在个人中心"我的课程"栏目下，找到本书，按步骤进行考核，成绩必须合格。
4. 登录PC端网站，在"我的课程"-"已经完成"，或"我的学分"栏目下，申请证书。

《国家级继续医学教育项目教材》编委会